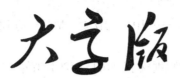

大字版

生活中的宜忌全书

李忠轩　主编

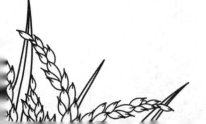
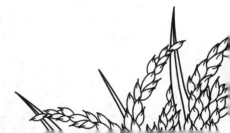

吉林出版集团
吉林科学技术出版社

图书在版编目（ＣＩＰ）数据

生活中的宜忌全书 / 李忠轩主编. -- 长春 ：吉林
科学技术出版社， 2011.10
ISBN 978-7-5384-5503-8

Ⅰ. ①生… Ⅱ. ①李… Ⅲ. ①饮食－禁忌－基本知识
Ⅳ. ①R155

中国版本图书馆CIP数据核字（2011）第204037号

生活中的宜忌全书

主　　编　李忠轩
出 版 人　李　梁
责任编辑　孟　波　杨超然
封面设计　欢唱图文制作室　吴风泽
制　　版　欢唱图文制作室　吴风泽
开　　本　720mm×990mm　1/16
字　　数　500 千字
印　　张　34.5
印　　数　1—8 000 册
版　　次　2013 年 5 月第 1 版
印　　次　2022 年 1 月第 2 次印刷

出　　版　吉林出版集团
　　　　　吉林科学技术出版社
发　　行　吉林科学技术出版社
地　　址　长春市人民大街 4646 号
邮　　编　130021
发行部电话 / 传真　0431-85677817　85635177　85651759
　　　　　　　　　　85651628　85600611　85670016

储运部电话　0431-84612872
编辑部电话　0431-85619083
网　　址　www.jlstp.net
印　　刷　唐山才智印刷有限公司

书　　号　ISBN 978-7-5384-5503-8
定　　价　58.00 元

前言/PREFACE

养生在于平时的一点一滴

每个人都热爱生命，而让生命更加多姿多彩的是健康。不是有那么一句名言吗？"健康是'1'，财富、权利、爱情等等都是'0'，如果'1'不存在了，再多的'0'也没有意义。"所以，越来越多的人开始重视健康，开始追求"养生"。

可惜事与愿违。看看我们身边的人，虽然现代人的平均寿命提高了，但是很多人才到壮年就患上了高血压、糖尿病等疾病，并且持续到生命的结束。甚至青年人也开始受到颈椎病、腰椎病的困扰，年纪轻轻就要忍受病痛的折磨。这是为什么呢？

看看我们现在的生活方式吧！饮食多是精致的白米白面、多油多盐的饭店伙食、高热量的快餐食品……长时间的工作，缺少放松，每天背负着巨大的精神压力……越来越少到大自然中去，出门有车代步，健身也是在健身房里……这样的生活方式怎么可能带来健康呢？还有很多人盲目跟从那些所谓的"养生权威"、"健康大师"，把似是而非的"秘方"当法宝，结果受骗上当，与"追求健康"的初衷南辕北辙。

有人说"养生很难"，其实不然。养生其实并不是多么困难的一件事。说它难，是因为要坚持，要贯彻到每日的行动中去。饮食有节、运动有法、起居有常、房事有度，如果做到了这些，每日的生活就变成了养生。养生是一门学问，但是并非想象的那么艰深，关键还在于每天的一点一滴，在于你是否将养生变成了习惯。

为了让更多的人掌握养生的细节和方法，我们特别编纂了此本图书，希望可以将健康知识和养生方法传播开去，让更多的人受益。书中包含了大量的生活起居细节、饮食或运动方面的建议、常见疾病治疗的指导，还有丰富的养生方法可供读者选择。我们的目的是将这本图书制作成可参考、可借鉴的家庭健康百科，希望它可以在你的家庭书架上占据一席之地。

在追求内容丰富、信息量大、知识科学准确的同时，为了方便中老年读者和长期用眼导致视力疲劳的读者阅读，我们特别采用了"大字号"这一特殊的版式，以期带来轻松的阅读感觉。希望我们的努力可以从"放松眼睛"开始，为各位读者带来不一样的健康阅读体验。

由于编者能力有限，书中难免出现疏漏之处，还请各位读者多多谅解，也欢迎各位同行批评指正。

编　者

2012年8月

目录

第一篇
常用食材的饮食宜忌

第二篇

日常饮食习惯中的宜忌

第一章
日常饮食搭配宜忌/203

第三章
养成良好的
饮食习惯/261

第三篇

养生保健宜忌

第一章
四季养生宜忌/293

第二章
四季运动宜忌/369

一、春季运动宜忌/370

第三章
四季两性生活宜忌/413

第四篇

疾病用药宜忌

第一篇

常用食材的饮食宜忌

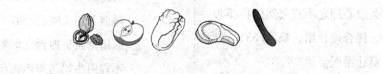

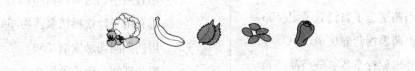

第一章

滋阴类食物

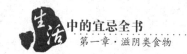
一、芝　麻

❀ 养生功效

◆ 芝麻中含有的芝麻素具有优良的抗氧化作用，有保肝护心、延缓衰老的功效。

◆ 芝麻具有良好的抗癌功能。

◆ 经常食用芝麻不仅对调整偏食厌食有积极的作用，还能纠正和预防缺铁性贫血。

◆ 芝麻中含有大量的油脂，有很好的润肠通便功能。

◆ 黑芝麻对身体虚弱、早衰而导致的脱发疗效最好，对药物性脱发、某些疾病引起的脱发也大有裨益。

❀ 适应证

芝麻有补血明目、祛风润肠、生津通乳、益肝养发、抗衰老之功效；适用于身体虚弱、头晕耳鸣、高血压、高血脂、咳嗽、头发早白、津液不足、大便燥结、乳少、尿血等症。

❀ 饮食宜忌

·适宜人群

一般人群均可食用。尤其适宜肝肾不足所致的眩晕、眼花、视物不清、腰酸腿软、耳鸣耳聋、发枯发落、头发早白之人食用；适宜妇女产后乳汁缺乏者食用；适宜身体虚弱、贫血、高脂血症、高血压病、老年哮喘、肺结核，以及荨麻疹、习惯性便秘者食用；适宜糖尿病、慢性神经炎、末梢神经麻痹、痔疮以及出血性素质者食用。

• 禁忌人群

慢性肠炎、腹泻者，男子有阳痿、遗精症状者忌食。

• 食物相克

芝麻与鸡肉同食易中毒

芝麻不宜与鸡肉同食，否则容易中毒，严重者会有生命危险，用甘草水煎服可缓解中毒症状。

• 温馨提示

芝麻和海带同食，具有美容、抗衰老的功效。因为芝麻能改善血液循环，促进新陈代谢，降低胆固醇。海带中含丰富的碘和钙，能够对血液起到净化的作用，促进甲状腺素的合成。

选购、储存及食用

• 选购

优质芝麻一般颗粒饱满，色泽鲜亮而纯净，有纯正的芝麻香味；若颗粒不饱满，色泽昏暗发乌呈棕黑色，且有霉味、哈喇味等异味的则为劣质芝麻。

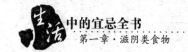
· 储存

宜存放在阴凉干燥处。也可用锅将芝麻迅速翻炒两下，除去水汽，取出后放入干燥的玻璃瓶里保存。在瓶盖中如果铺一层油纸，能起到防潮的作用。

· 食用

芝麻仁外面有一层稍硬的膜，把它碾碎后才能使人体吸收到营养，所以整粒的芝麻应加工后再食用。在日常生活中，人们吃得较多的是芝麻制品——芝麻酱和香油。我国的"小磨香油"就是用芝麻榨成的，这种油色黄透亮，香气四溢，是上等的调味品。

二、苹　果

苹果的营养价值和医疗价值都很高，被越来越多的人称为"大夫第一药"。许多美国人把苹果作为瘦身必备，每周节食一天，这一天只吃苹果，号称"苹果日"。经常吃苹果的人远比不吃或少吃苹果的人感冒几率要低。所以，有科学家和医生把苹果称为"全方位的健康水果"或称为"全科医生"。

养生功效

◆ 苹果中的胶质和微量元素铬能保持血糖的稳定，还能有效地降低胆固醇。

◆ 在空气污染的环境中，多吃苹果可改善呼吸系统和肺功能，保护肺部免受污染和烟尘的影响。

◆ 苹果中含的多酚及黄酮类天然化学抗氧化物质，可以减少肺癌的危险，预防铅中毒。

◆ 苹果特有的香味可以缓解压力过大造成的不良情绪，还有提神醒脑的功效。

◆ 苹果中富含粗纤维，可促进肠胃蠕动，协助人体顺利排出废物，减少有害物质对皮肤的危害。

◆ 苹果不含饱和脂肪、胆固醇和钠，是心血管的保护神，心脏病患者的健康水果。

◆ 苹果中含有大量的镁、硫、铁，铜、碘、锰、锌等微量元素，可使皮肤细腻、润滑、红润有光泽。

适应证

苹果具有生津、润肺、除烦、解暑、开胃、醒酒、止泻的功效；适用于中气不足、消化不良、气壅不通、轻度腹泻、便秘、烦热口渴、饮酒过度、高血压等症。

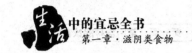
饮食宜忌

• 适宜人群

一般人群均可食用。尤其适宜慢性胃炎、消化不良、气滞不通者，便秘、慢性腹泻、神经性结肠炎、高血压、高血脂和肥胖患者，癌症患者、贫血和维生素缺乏者。准妈妈每天吃一个苹果可以减轻孕期反应。

• 禁忌人群

肾炎和糖尿病患者不宜多食。

• 食物相克

苹果不宜与水产品同食

因为水产品中含有丰富的蛋白质，与苹果中的鞣酸化合而成鞣酸蛋白，导致便秘，增加对肠内有毒物质的吸收，容易出现腹痛、恶心、呕吐等现象。

苹果不宜与胡萝卜同食

因为胡萝卜中含有一种叫做抗坏血酸酵酶的物质，它能破坏苹果中的维生素C，从而使苹果的营养价值大打折扣。

• 温馨提示

苹果的营养非常丰富。吃苹果的时候要细嚼慢咽，这样不仅有利于消化，更重要的是对减少人体疾病大有好处。但是不要在饭前食用，以免影响正常进食及消化。苹果含糖丰富，糖尿病患者切忌多食。

选购、储存及妙用

• 选购

新鲜苹果结实、松脆、色泽美观；成熟的苹果有一定的香味、质地紧密；未成熟的苹果表面无光泽、无香味，若储藏一段时间后外形可能皱缩。

• 储存

水缸储存法

把水缸洗净晾干，放在阴凉处，缸底放一个盛满净水的罐头瓶，瓶不加盖子。在早晨低温时，将包好的苹果层层装入缸内，装满后，用厚塑料膜封闭缸口。贮存4~5个月，好果率可达90%以上。也可在水缸内放上半瓶75%的酒精，酒瓶开口，缸内装满苹果后，用棉絮盖严缸口，再蒙上一层塑料布，将缸口封闭，食用时随取随盖。

纸箱或木箱贮存法

要求箱子清洁无味，箱底和四周放两层纸。将包好的苹果，每5~10个装一小塑料袋。早晨低温时，将装满苹果的袋子，两袋对口挤放在箱内，逐层将箱装满，上面先盖2~3层软纸，再覆上一层塑料布，然后封盖。放在阴凉处，一般可储存半年以上。

• 妙用

除柿子涩味

在一袋柿子中放入一至两个苹果，密封。一个星期以后，柿子只剩清甜味道而涩味全无。

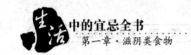
催熟香蕉

将未熟的香蕉与苹果（不要太熟）各半，放入同一容器中，密封。3～4个小时之后，发现绿香蕉已经被催熟而变黄。

擦亮铝锅

铝锅用的时间长了，锅内会变黑。这时可将新鲜的苹果皮放入锅中，加入适量的水，煮沸之后小火再煮15分钟，然后用清水冲洗，铝锅就会变得光亮如新了。

三、番　茄

番茄又叫番茄，原产于中美洲和南美洲，大约在明朝传入中国。番茄中含有丰富的胡萝卜素、柠檬酸、维生素C、葡萄糖、抗坏血酸氧化等，能清热解毒、降血压、健胃消滞及凉血平肝等。平时可做蔬菜或水果食用，也可制成罐头食品。

❀ 养生功效

◆ 番茄中的柠檬酸、苹果酸和糖类，有促进消化作用，番茄素对多种细菌有抑制作用，同时也具有帮助消化的功能。

◆ 番茄中含有胡萝卜素，可保护皮肤弹性，还可以防治小儿佝偻病、夜盲症和眼干燥症。

◆ 人体胆固醇产生的生物盐可与番茄纤维相联结，通过消化系统排出体外。由于人体需要生物盐分解肠内脂肪，而人体生物盐需要用胆固醇补充，这样可使血中胆固醇含量减少，起到防治动脉粥样硬化的作用。

◆ 番茄内含有一种谷胱甘肽的物质，这种物质在体内含量上升时，癌症发病率则明显下降。此外，这种物质可抑制酪氨酸酶的活性，使沉着的色素减退消失，雀斑减少，达到美容的效果。

◆ 番茄中所含的维生素B_1有利于大脑发育，缓解脑细胞疲劳；所含的氯化汞，对肝脏疾病有辅助治疗的作用。

❁ 适应证

具有生津止渴、健胃消食、清热解毒、凉血平肝、补血养血和增进食欲的功效；适用于口渴、食欲缺乏等症。

❁ 饮食宜忌

• 禁忌人群

1.服用肝素、双香豆素等抗凝血药物的患者不宜过多食用番茄或番茄制品。

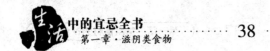
2.患有急性胃肠炎、急性细菌性痢疾的病人不宜吃番茄，否则会加重病情。

• 适宜人群

一般人群皆可食用。

• 食物相克

番茄不宜和黄瓜同时食用

黄瓜中含有一种维生素C分解酶，会破坏番茄中的维生素C。

空腹时不宜食用

番茄含有大量可溶性收敛剂等成分，与胃酸发生反应，可凝结成不溶解的块状物，这些硬块可能将胃的出口幽门堵塞，引起胃肠胀满、疼痛等不适症状。

不宜长久加热烹制后食用

长久加热烹制后就失去了原有的营养与味道，如果吃了已经变质的番茄还会导致食物中毒。

不宜食用未成熟的番茄

未成熟的番茄里含有龙葵碱，食后会使口腔苦涩，胃部不适，吃多了可导致中毒。

选购、储存及妙用

• 选购

从外观上来分辨

自然成熟的番茄常有红绿色相间的果蒂，果实整体圆滑；经过催熟的番茄果实着色特别均匀，整个果实均为红色，果蒂部很少看到绿色。

从果实内部观察

将番茄掰开后，自然成熟的番茄籽呈土黄色，果肉红色，而且多汁；催熟的番茄往往无籽或籽呈绿色，果肉少汁。

口感的区别

自然成熟的吃起来酸甜适中，有"沙"的感觉；催熟的番茄食而无味，口感发涩。

• 储存

库藏

夏秋季节可利用地窖、通风库、地下室等阴凉场所贮藏番茄。筐或箱存时，应内衬干净纸或垫上用0.5%漂白粉消毒的薄膜，防果实碰伤。

冷藏

夏季高温季节用冷藏库贮藏，贮藏效果更好。绿熟果贮藏的适宜温度为12℃～13℃，红熟果贮藏的适宜温度为1℃～2℃，贮藏期一般可延长到30～45天。

塑料薄膜袋小包装贮藏法

将番茄放入0.06毫米厚的聚乙烯薄膜袋中，扎紧袋口，放入冷库中，每隔两三天，开袋放风，果实转红后，袋口不必扎紧，每袋5千克左右。

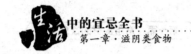
·妙用

治疗真菌、感染性皮肤病

将熟透的番茄去皮和籽后捣烂敷于患处，每日2～3次。

美容

将鲜熟番茄捣烂取汁加少许白糖，每天用其涂面，能使皮肤
细腻光滑。

四、鸡 蛋

　　鸡蛋是一种营养丰富的食品，鸡蛋蛋白质的氨基酸比例很适
合人体生理需要，易被人体所吸收，利用率高达98％以上，营养价
值很高。

　　鸡蛋中钙、磷、铁和维生素A含量很高，B族维生素也很丰
富，还含有其他许多种人体必需的维生素和微量元素，被人们称作
"理想的营养库"，营养学家称之为"完全蛋白质模式"，是小
儿、老人、产妇以及肝炎、结核、贫血患者、手术后恢复期病人的
良好补品。

养生功效

◆ 鸡蛋适用于气血不足、热病烦渴、胎动不安者，是扶助正气的常用食品。蛋白还具有清热解毒、利咽润肺、滋养肌肤的功能，可用于咽喉肿痛、中耳炎、外感风热所致声音嘶哑、某些药物中毒等。

◆ 鸡蛋中含有丰富的DHA和卵磷脂等，对神经系统和身体发育有很大的帮助，能健脑益智，避免老年人智力衰退，并可改善各个年龄组的记忆力。

◆ 鸡蛋可用来防治动脉粥样硬化。

◆ 鸡蛋中含有较多的维生素B_2，它可以分解和氧化人体内的致癌物质，鸡蛋中的微量元素也都具有防癌的作用。

◆ 鸡蛋所含的蛋白质对肝脏组织损伤有修复作用，蛋黄中的卵磷脂可促进肝细胞的再生。

适应证

具有养心安神、补血、滋阴润燥之功效，适用于虚劳吐血、热病惊厥、心烦不得眠、胎漏下血等症。

饮食宜忌

• 适宜人群

一般人群均可食用。尤其适宜体质虚弱，营养不良，贫血及

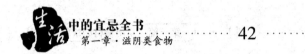

妇女产后、病后的调养；非常适宜发育期婴幼儿的食用。

·禁忌人群

1.患高热、腹泻、肝炎、肾炎、胆囊炎患者忌食。

2.老年高血压、高血脂、冠心病人吃鸡蛋不宜过多，以每日不超过1个为宜。

·食物相克

鸡蛋不宜与兔肉同食

《本草纲目》中记载："鸡蛋同兔肉食成泻痢。"兔肉性味甘寒酸冷，鸡蛋甘平微寒，二者都含有一些生物活性物质，共食会发生反应，刺激肠胃道，引起腹泻。

鸡蛋不宜与白糖同煮

鸡蛋和白糖同煮，会使鸡蛋蛋白质中的氨基酸形成果糖基赖氨酸的结合物。这种物质不易被人体吸收，对健康也会产生不良的作用。

鸡蛋不宜与豆浆同食

豆浆中有一种特殊物质叫胰蛋白酶，与蛋清中的卵松蛋白相结合，会造成营养成分的损失，降低二者的营养价值。

·温馨提示

吃蛋必须煮熟，不要生吃；打蛋时也须提防沾染到蛋壳上的杂菌。婴幼儿、老人、病人吃鸡蛋应以煮、卧、蒸、甩为好。毛蛋、臭蛋不能吃。

鸡蛋不宜多食，在一般情况下，老年人每天吃1～2个比较适合。对于青年和中年人，每天吃2个鸡蛋较为适宜；少年和儿童，由于长身体，代谢快，每天也可吃2～3个。

❀ 选购、储存及妙用

• 选购

蛋壳鉴别

良质鲜蛋，蛋壳清洁、完整、粗糙无光泽，壳上有一层白霜，色泽鲜明；劣质鲜蛋，蛋壳有裂纹、破损、蛋清外溢或壳外有轻度霉斑等。

耳听鉴别

把蛋拿在手上，轻轻抖动。良质鲜蛋蛋与蛋相互碰击时声音清脆，手握蛋摇动无声。劣质鲜蛋蛋与蛋碰击发出哑声（裂纹蛋），手摇动时内容物有流动感，手握蛋摇动时内容物是晃荡声。

鼻嗅鉴别

用嘴向蛋壳上轻轻哈一口热气，然后用鼻子嗅其气味。良质鲜蛋有轻微的生石灰味，劣质鲜蛋有不良气味。

• 储存

谷壳窝藏法

取干净的木桶或瓷坛，洗净、擦干。在容器底部均匀铺垫1层干燥谷壳，厚1～2厘米。其上排放1层鲜蛋，大头朝下，小头朝上，蛋与蛋之间稍稍分开，并用谷壳填塞间隙。然后，加盖1层谷壳（厚约0.5厘米），铺1层鸡蛋，如此交替重复，共可放10～15

层，顶上再盖1～2厘米厚的干燥谷壳封顶即成。盖上桶盖，存放到室内阴凉干燥避光处，一般可保存半年不坏。也可用干净的柴灰、草灰、锯木屑代替谷壳，保鲜效果相同。

松针铺垫法

方法和原理同上，一般可保鲜3～4个月。松针可释放出生物杀菌素杀死周围的腐败细菌。使用此法保存的鲜蛋，食用时常带有松针清香，初食者可能不习惯，多食几次后可增进食欲。

豆子、小米窝藏法

用干燥的红豆、绿豆、黄豆代替谷壳窝藏，方法和原理与以上两法大体相同。其保鲜效果比谷壳、柴（草）灰窝藏更好，一般可保鲜7～8个月。

· 妙用

清洁物品

1.鸡蛋的蛋清是镀金物品良好的清洁剂。取一块质地细腻的绒布沾蛋清涂在镀金制品上细细擦拭，即可光亮如新。如果物品表面已发暗，则可用蛋清（2～3只蛋的蛋清）和漂白粉（1汤匙）的混合液来擦拭。

2.瓶子里或热水瓶胆脏了，可放蛋壳（打碎成细片）和食盐一匙，加些清水用力摇晃，很快能将内部污垢除去，然后再用清水洗净即可。

3.把蛋壳敲碎，用来洗陶瓷、玻璃器皿等物，比用肥皂洗更为光亮。

4.面盆、痰盂脏了，可用蛋壳炭灰来反复擦拭，效力和去污粉一样大。

5.蛋壳可以用来漂白衣服。所用蛋壳数量，按所洗的衣服件数而增减。一般七八件衣服可用5只蛋壳。其方法是先把蛋壳捣碎，装在一个薄布袋中，把袋口缝扎起来，放在盆中，先浇上所需水量1/3的热水，把要洗的衣服浸5分钟，然后再倒入全部所需的热水，用肥皂粉搅起泡沫后揉洗，这样就可以把衣物洗得洁白干净。

6.用蛋清来擦皮革制品，不但能去污还会有光泽，使之恢复原有的模样。

7.把蛋壳用火煨煅之后，撒在地上墙角，可防蚂蚁。

五、鸭　肉

鸭肉蛋白质含量丰富，比畜肉含量高得多，脂肪含量适中且分布较均匀。并且鸭肉中的脂肪酸熔点低，易于消化。所含B族维生素和维生素E较其他肉类多，能有效抵抗脚气病、神经炎和多种炎症，还能抗衰老。鸭肉中含有较为丰富的烟酸，它是构成人体内两种重要辅酶的成分之一，对心肌梗死等心脏疾病患者有保护作用。鸭肉营养丰富，特别适宜夏秋季节食用，既能补充过度消耗的营养，又可祛除暑热给人体带来的不适。

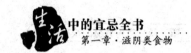
养生功效

◆ 鸭肉中的脂肪酸熔点低，易于消化。所含B族维生素和维生素E的量较其他肉类多，能有效抵抗脚气病、神经炎和多种炎症，还能抗衰老。

◆ 鸭肉中含有较为丰富的烟酸，它是构成人体内两种重要辅酶的成分之一，对心肌梗死等心脏疾病患者有保护作用。

适应证

具有大补虚劳、滋五脏之阴、清虚劳之热、补血行水、养胃生津、止咳自惊、消螺蛳积、清热健脾、虚弱水肿等功效；适用于身体虚弱、病后体虚、营养不良性水肿等症。

饮食宜忌

·适宜人群

一般人群均可食用。尤其适用于体内有热、易上火的人食用；发低热、体质虚弱、食欲缺乏、大便干燥和水肿的人，食之更佳；适宜营养不良、产后病后体虚、盗汗、遗精、妇女月经少、咽干口渴者食用；还适宜癌症患者及放疗化疗后、糖尿病、肝硬化腹水、肺结核、慢性肾炎水肿者食用。

·禁忌人群

身体虚寒，受凉引起的不思饮食，胃部冷痛，腹泻清稀，腰痛及寒性痛经以及肥胖、动脉硬化、慢性肠炎者应少食；感冒患者不宜食用。

• 食物相克

鸭肉不宜与鳖同食

鸭肉亦属凉性，鳖肉甘平无毒，鳖甲咸平，长期食用容易令人阴盛阳虚，水肿泄泻。

野鸭肉不宜与淡水鱼同食

淡水鱼属甘温，性热，下气利水；而野鸭肉甘酸微寒，补中、益气、健脾，性味功能皆不相合。另外，野鸭肉与鱼肉中皆含酶类及各种氨基酸、金属微量元素，两者同食，容易产生复杂的生化反应，对人体健康不利。

• 温馨提示

宰杀鸭前，先给鸭灌上两汤匙白醋或白酒，5～10分钟后，鸭毛孔即变得胀松，这时宰杀，用热水烫，鸭毛就很容易拔除。

❈ 选购、储存及食用

• 选购

注过水的鸭肉，翅膀下一般有红针点或乌黑色，其皮层有打滑的现象，肉质也特别有弹性，用手轻轻拍一下，会发出"噗噗"的声音。最快捷的识别方法是：用手指在鸭腔内膜上轻轻抠几下，如果是注过水的鸭，就会从肉里流出水来。

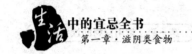
• 储存

先将鸭肉冻好，再使用真空封装冷藏－5℃，可以保存30天以上。

• 食用

鸭肉与竹笋共炖食，可治疗老年人痔疮下血。因此，民间认为鸭是"补虚劳的圣药"。肥鸭还治老年性肺结核、糖尿病、脾虚水肿、慢性支气管炎、大便燥结、慢性肾炎、水肿；雄鸭治肺结核、糖尿病。

六、猪　肉

猪又名豕、豚。因饲养简易，又具有骨细筋少肉多的特点，为日常食用最多的一种肉类。猪肉纤维较为细软，结缔组织较少，肌肉组织中含有较多的肌间脂肪。猪肉中除含有丰富的蛋白质之外，还含有丰富的磷和铁，猪肉中结合的铁容易被人体吸收；其他微量元素如铬、钴、铜、锌、锰、硒、硅、氟等也都含有，特别是在某些内脏中，含量较多。含有的维生素中主要是脂溶性维生素，如维生素A、维生素D、维生素E、维生素K等，基本不含水溶性维生素，但含有维生素B_6和维生素B_{12}。猪肉中所含的锌和铜都是少年儿童智力发育所不可缺少的元素。

养生功效

◆ 猪皮

性平，富含动物胶质，可加工熬炼成动物胶，有活血、止血、润肌肤的功效，可治妇女血枯、月经不调等。

◆ 猪脑髓

性寒，益虚劳、补骨髓、健脑，可治神经衰弱、头晕、老人目眩。

◆ 猪胆

性寒，有清热、凉肝火、通便结、除烦渴的功效，可治目疾、咽喉肿痛、百日咳等。

◆ 猪肺

性微寒，可补肺，治虚寒久咳、肺虚痰喘。

◆ 猪肝

性温，可补肝明目，治妇女干血痨、夜盲、贫血、目雾昏花、小儿疳积等。

◆ 猪胃

补胃健胃，可治胃弱、食欲缺乏等。

◆ 猪肾

性冷，补肾气，通膀胱，可治肾虚腰疼、遗精盗汗等。

◆ 猪心

性平，有镇静、补心作用，可治心悸和精神分裂症。

◆ 猪骨

性平，适用于肺结核、胸膜炎等。

◆ 猪蹄

性平，有生乳益气作用，可用于催乳。

适应证

具有补肾养血、滋阴润燥之功效；适用于热病伤津、消渴羸瘦、肾虚体弱、产后血虚、燥咳、便秘、补虚、滋阴、润燥、滋肝阴、润肌肤、利二便、止消渴等。

饮食宜忌

·适宜人群

一般人群均可食用。

·禁忌人群

湿热痰滞内蕴者及外感病人不宜食用；肥胖、血脂较高、高血压者不宜多食。

·食物相克

猪肉不宜与虾同食

海虾性味甘咸温，可温肾壮阳、兴奋性机能；而淡水虾性味甘温，有补肾壮阳、通乳之功效。猪肉助湿热而动火，如果两者同食，则会耗人阴精，导致阴虚火旺。

猪肉不宜与羊肝同食

羊肝气味苦寒，有补肝、明目、治肝风虚热之功效；而猪肉滋腻，进入肠胃后产生湿热。两者同食，容易导致气滞胸闷。

猪肉不宜与茶同食

因为茶中含有的鞣酸容易与猪肉中的蛋白质合成具有收敛性的鞣酸蛋白质，容易导致便秘。同时，还增加了人体对有毒物质和致癌物质的吸收。所以，食用猪肉的时候，不宜大量饮茶。

猪肉不宜与大豆同食

两者同食容易导致气塞气滞，造成腹胀。

猪肉不宜与香菜同食

因为香菜性辛温发散，耗气伤神；而猪肉滋腻，助湿热而生痰。两者同食，对人体健康不利。

• **温馨提示**

1.食用时应剔除猪脖子等处灰色、黄色或暗红色的肉疙瘩，即俗称为"肉枣"的东西，因为这些地方含有很多病菌和病毒，若食用则易感染疾病。

2.猪肉应煮熟食用，因为猪肉中有时会有寄生虫。如果生吃或料理不完全时，可能会在肝脏或脑部寄生有钩绦虫。

选购、储存及妙用

• **选购**

看颜色选好肉

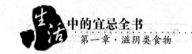
在肉铺中往往有上肉、中肉的分别标示，此时只要看肉的颜色，即可看出其柔软度。同样的猪肉，其肉色较红者，表示肉较老，此种肉质既粗又硬，最好不要购买；而颜色呈淡红色者，肉质较柔软，品质也较优良。

通过按压来辨别

具有光泽且按压时具有弹性者，即是新鲜的肉；肉质不坚实，且颜色不新鲜者，其包含在肉中的脂肪无论如何烹调也不会好吃，并且脂肪一旦被氧化之后，便容易引起胃部的不适。

巧识含"瘦肉精"的猪肉

喂过"瘦肉精"的瘦肉外观鲜红，纤维疏松，时有少量水分渗出；而正常的瘦猪肉是淡红色，肉质弹性好，没有"出汗"现象。另外，要看该猪肉是否具有脂肪，如该猪肉在皮下就是瘦肉或仅有少量脂肪，则该猪肉可能含有"瘦肉精"。

· 储存

1.将肉切成肉片，放入塑料盒里，喷上一层料酒，盖上盖，放入冰箱的冷藏室，可贮藏1天不变味。

2.将肉切成肉片，在锅内加油炒至肉片转色，盛出，凉后放进冰箱冷藏，可保存1周不变质。

3.将肉切成片，然后将肉片平摊在金属盆中，置冷冻室冷冻，再用塑料薄膜将肉片逐层包裹起来，置冰箱冷冻室贮存，可1个月不变质。

·妙用

1.炖老鸭时,可取猪胰一块切碎同煮,鸭肉易烂,且汤汁鲜美。

2.铁锅漏了,可用生猪肝加黏土,捣成泥状,补在漏洞处抹平,越烧越牢。

3.长时间不穿的皮鞋,在鞋面上涂一点猪油,存放在阴凉干燥处,不仅可以保持皮鞋的光洁度,还可以使皮鞋更加柔软。

七、甲　鱼

甲鱼又称鳖或团鱼,是一种卵生两栖爬行动物。其头像龟,但背甲没有乌龟般的条纹,边缘呈柔软状裙边,颜色墨绿,是人们喜爱的滋补水产佳肴。它无论蒸煮、清炖,还是烧卤、煎炸,都风味香浓、营养丰富,具有较高的药用食疗价值,是不可多得的滋补品。

🌸 养生功效

◆ 甲鱼肉及其提取物能有效地预防和抑制肝癌、胃癌、急性淋巴性白血病,并用于防治因放疗、化疗引起的虚弱、贫血、白细胞减少等症。

◆ 甲鱼有较好的净血作用,常食者可降低血胆固醇,因而对高

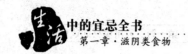

血压、冠心病患者有益。

◆ 甲鱼还能"补劳伤，壮阳气，大补阴之不足"。

◆ 食甲鱼对肺结核、贫血、体质虚弱等多种病患亦有一定的辅助疗效。

◆ 甲鱼的背壳具有滋阴补阳、散结平肝之功效，可医治咳嗽、盗汗、肾亏、闭经等症。

◆ 甲鱼胆可治高血压，卵能治久泻久痢。

◆ 甲鱼血能治小儿疳积。

适应证

甲鱼具有滋阴凉血、补益调中、补肾健骨、散结消痞等功效；适用于防治身虚体弱、肝脾肿大、肺结核等症。

饮食宜忌

·适宜人群

一般人群均可食用。尤其适宜体质衰弱、肝肾阴虚、骨蒸劳热、营养不良之人食用；适宜肺结核及肺外结核低热不退之人食用；适宜慢性肝炎、肝硬化腹水、肝脾肿大、糖尿病、以及肾炎水肿之人食用；适宜各种类型的癌症患者及放疗、化疗后食用；适宜干燥综合症患者食用；适宜高血脂、动脉硬化、冠心病、高血压患者食用；适宜低蛋白血症患者食用。

- **禁忌人群**

肠胃功能虚弱、消化不良的人应慎吃，尤其是患有肠胃炎、胃溃疡、胆囊炎等消化系统疾病患者不宜食用。

失眠、孕妇及产后泄泻者也不宜食用，以免吃后引发胃肠不适等症或产生其他副作用。时下盛行的生甲鱼血和胆汁配酒，会使饮用者中毒或罹患严重贫血症。

- **食物相克**

甲鱼不宜与猪肉、鸭蛋、鸭肉、鸡肉、黄鳝、鸡蛋、兔肉、薄荷、芹菜、芥末一同食用。

- **温馨提示**

1.甲鱼的周身均可食用，特别是甲鱼四周下垂的柔软部分，称为"鳖裙"，其味道鲜美无比，别具一格，是甲鱼周身最鲜、最嫩、最好吃的部分。甲鱼肉极易被人体消化吸收，产生热量较高，营养极为丰富，一般多做成"甲鱼汤"饮用。

2.鳖甲在煎煮的过程中已有大量的营养素流失，所以煎煮过的鳖甲已经没有药用价值了。

❁ 选购、储存及食用

- **选购**

察看

凡外形完整、无伤无病、肌肉肥厚、腹甲有光泽、背胛肋骨

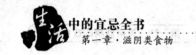
模糊、裙厚而上翘、四腿粗而有劲、动作敏捷的为优等甲鱼；反之为劣等甲鱼。

手抓

抓住甲鱼的反腿腋窝处，如活动迅速、四脚乱蹬、凶猛有力的为优等甲鱼；如活动不灵活、四脚微动甚至不动的为劣等甲鱼。

检查

检查甲鱼颈部有无钩、针。有钩、针的甲鱼，不能久养和长途运输。检查的方法：可用一硬竹筷刺激甲鱼头部，让它咬住，再一手拉筷子，以拉长它的颈部，另一手在颈部细摸。

翻试

把甲鱼仰翻过来平放在地面上，如能很快翻转过来，且逃跑迅速、行动灵活的为优等甲鱼；如翻转缓慢、行动迟钝的则为劣等甲鱼。

·储存

死甲鱼、变质的甲鱼不能吃，人吃了对身体极为有害。所以，甲鱼应吃活的，现吃现宰。

·食用

甲鱼肉的腥味较难除掉，光靠洗或加葱、姜、酒等调料，都不能完全去除其腥味，可以在宰杀甲鱼时，从甲鱼的内脏中捡出胆囊，取出胆汁，待将甲鱼洗涤后，将甲鱼胆汁加些水，涂抹于甲鱼全身，稍待片刻，用清水漂洗干净，就可以去除腥味了。甲鱼胆汁不苦，不用担心会使甲鱼肉变苦。

八、牡　蛎

在西方，牡蛎被称为"海中牛奶"，在我国则有"海中养味"之美称。牡蛎营养丰富，含有丰富的蛋白质、脂肪、钾、钠、钙、镁、铁、铜、磷以及维生素A、维生素B_1、维生素B_2及其他微量元素。其含碘量比牛奶和蛋黄高出 200倍；其含锌量之高，可为其他食物之冠。

养生功效

◆ 牡蛎中含有海洋生物特有的多种活性物质及多种氨基酸，其中牛石磺酸具有降血脂、抑制血小板聚集、改善高血糖症状、提高人体免疫力、促进新陈代谢等功能。

因此，在动脉硬化、冠心病、心绞痛、高血脂、心律不齐，糖尿病、慢性肝炎以及免疫力下降等疾病治疗中，都有较好的疗效。

◆ 牡蛎对男性有生精强壮作用，对因精子过少引起的男性不育症有辅助治疗的作用。

◆ 牡蛎的提取物还对妇女更年期综合症、青春期子宫功能性出血、产前或产后虚弱均有明显疗效。

◆ 牡蛎中含有的维生素 C及维生素B_2等，具有清肺补心、滋阴养血、补肾益气、镇静安神等功效。

◆ 牡蛎对抗癌和防止癌细胞扩散也有一定效果。

适应证

1.益阴潜阳：适用于阴虚阳亢引起的烦躁、失眠、头晕头痛、耳鸣目眩、潮热盗汗症。

2.软坚散结：适用于结肿、包块、痰火瘰疬症。

3.收敛固涩：适用于虚汗、滞下、遗精症。

饮食宜忌

•适宜人群

一般人群均可食用。适宜体质虚弱的儿童及肺门淋巴结核、颈淋巴结核、瘰疬、阴虚烦热失眠、心神不安、癌症和放疗、化疗后的患者食用，是一种不可多得的抗癌海产品；适宜作为美容食品食用；适宜糖尿病人、干燥综合征、高血压、动脉硬化、高脂血症之人食用。

•禁忌人群

患有急慢性皮肤病者忌食；脾胃虚寒、滑精、慢性腹泻、便溏者不宜多食。

•食物相克

牡蛎不宜与高纤维食品同食

牡蛎中锌的含量很高，不宜与蚕豆、玉米制品或黑面包同食，因为后者是高纤维食品，两者同食会影响人体对锌的吸收。

· 温馨提示

牡蛎不宜生吃，因为牡蛎体内的副溶血性弧菌、粪大肠菌群一旦超标，副溶血性弧菌进入人体后会产生大量的肠毒素。患者会出现剧烈腹痛、腹泻、呕吐和发热症状，大多数患者会中度脱水。如果抢救不及时，患者会因严重脱水而有生命危险。而粪大肠菌群则会导致感染性腹泻、急性肠胃炎、痢疾等疾病。所以，牡蛎最好加热杀菌后食用。另外，在食用时可以适量配一些醋，可以起到杀菌的功效。

选购、储存及食用

· 选购

用眼看

选择牡蛎应以体大而肥、颜色淡黄、色泽光鲜、大小均匀者为上品。

用手摇

用手轻轻地摇动，如感觉沉甸甸的，没有动静，则是活的，属优质牡蛎；如感觉里面空洞，有动静，则表明牡蛎是死的。

· 储存

去壳洗净，放入冰箱里冷藏。新鲜牡蛎在0℃以下时，可以多存活5～10天，但口感会降低，尽量现买现吃。

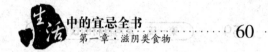

·食用

若食用软炸牡蛎，可将牡蛎加入少许黄酒略腌，再抹上面糊，在油锅内炸至金黄色时取出，蘸醋、酱油佐餐食用。

九、银 耳

银耳又名白木耳，质量上乘者称作雪耳。它被人们誉为"菌中之冠"，既是名贵的营养滋补佳品，又是扶正强壮之补药。历代皇家贵族都将银耳看做是"延年益寿之品"、"长生不老良药"。

✿ 养生功效

◆ 银耳能提高肝脏的解毒能力，保护肝脏功能。它不但能增强人体抗肿瘤的免疫能力，还能增强肿瘤患者对放疗、化疗的耐受力。

◆ 银耳是一味滋补良药，具有补脾开胃、益气清肠、安眠健胃、补脑、养阴清热、润燥之功。

◆ 银耳富有天然特性胶质，加上它的滋阴作用，长期服用可以润肤，并有祛除脸部黄褐斑、雀斑的功效。

◆ 银耳是良好的减肥食品，它的膳食纤维有助于胃肠蠕动，减少人体对脂肪的吸收。

适应证

有强精、补肾、润肠、益胃、补气、和血、强心、滋阴、润肺、生津、壮身、补脑、提神、美容、嫩肤、延年益寿之功效；适用于治肺热咳嗽、肺燥干咳、妇女月经不调、胃炎、大便秘结等病症。

饮食宜忌

• 适宜人群

一般人群均可食用。尤其适宜阴虚火旺、老年慢性支气管炎、肺源性心脏病、免疫力低下、体质虚弱、内火旺盛、虚痨、癌症、肺热咳嗽、肺燥干咳、妇女月经不调、胃炎、大便秘结患者食用。

• 禁忌人群

银耳能清肺热，故外感风寒、出血症、糖尿病患者慎用。

• 温馨提示

熟银耳忌久放，变质银耳不可食用，以防中毒。

选购、储存及食用

• 选购

看外形

优质的银耳色泽鲜白微黄，耳内微厚，耳花松放，带头无黑点和杂质，朵形圆整，大而美观。

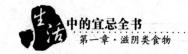
闻味道

新鲜银耳无酸无臭无异味，若闻到酸臭或霉味，则是变质银耳。

·储存

置于冰箱或于阴凉干燥处保存。

·食用

银耳宜用开水泡发，泡发后应去掉未发开的部分，特别是那些呈淡黄色的东西；炖好的甜品放入冰箱冰镇后饮用，味道更佳。

第二章

壮阳类食物

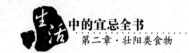

一、核 桃

核桃又名胡桃、羌桃，它性温、味甘、无毒，有健胃、补血、润肺、养神等功效，是一种营养价值很高的食疗佳果。在国际市场上它与扁桃、腰果、榛子一起，并列为世界四大干果。核桃在国外，人称"大力士食品"、"营养丰富的坚果"、"益智果"；在国内享有"万岁子"、"长寿果"、"养人之宝"的美称。

❀ 养生功效

◆ 核桃的脂肪中，71%是亚油酸，12%是亚麻酸，这些不饱和脂肪酸能净化血液，清除血管壁杂质，消耗体内积蓄的饱和脂肪，因此能有效防止心脑血管疾病。

◆ 核桃有治疗胆结石和尿结石的作用。

◆ 核桃中所含维生素E，可使细胞免受自由基的氧化损害，是医学界公认的抗衰老的物质。

◆ 核桃可滋养血脉、增进食欲、乌须生发，对大脑神经有益，是治疗神经衰弱的辅助剂，能延缓记忆力衰退，具有补脑增智之功效。

适应证

1.破血祛淤。适用于血滞经闭、血淤腹痛、蓄血发狂、跌打淤伤等病症。

2.润燥滑肠。适用于肠燥便秘患者。

饮食宜忌

•适宜人群

一般人群均可食用。适合神经衰弱、身体消瘦、动脉硬化、高血压和冠心病患者以及脑力工作者食用。

•禁忌人群

痰火喘咳、泻痢、腹胀及感冒风寒者忌食。

•食物相克

核桃不宜与酒同食

因为核桃性热，白酒甘性大热，两者同食容易导致血热、咯血等症。

•温馨提示

核桃肉不宜多食，因为核桃肉含油脂多，多食令人恶心、呕吐、伤肺、动风、咯血。有的人喜欢将核桃仁表面的褐色薄皮剥掉，这样会损失掉一部分营养，所以食用时不要剥掉这层薄皮。

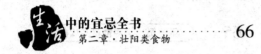
选购、储存及食用

·选购

看外壳

核桃个头要均匀，缝合线紧密，外壳白而光洁。发黑、泛油的多数为变质的坏果。

掂重量

拿一个核桃掂掂重量，轻飘飘的没有分量，多数为空果、坏果。

闻气味

拿几个核桃放鼻子底下闻一闻。陈果、坏果有明显的哈喇味。如果把核桃敲开闻，哈喇味更明显。

·储存

1.可把核桃晒干或晾干，有利于保存。

2.可将核桃装在衬有铅皮的储藏箱内，这样能减少核桃与空气的接触，避免返潮。

·食用

巧取核桃仁

将核桃上蒸笼，用大火蒸8分钟取出，立即倒入冷水中浸泡3分钟，捞出后逐个破壳，即可取出完整核桃仁。

二、羊　肉

羊肉有山羊肉、绵羊肉、野羊肉之分。羊肉的肉质较猪肉细嫩，脂肪、胆固醇含量较猪肉和牛肉的都要少。它既能御风寒，又可补身体，对一般风寒咳嗽、慢性气管炎、虚寒哮喘、肾亏阳痿、腹部冷痛、体虚怕冷、腰膝酸软、面黄肌瘦、气血两亏、病后或产后身体虚亏等一切虚症均有治疗和补益效果，最适宜于冬季食用，故被称为冬令补品，深受人们欢迎。

养生功效

◆ 寒冬常吃羊肉可益气补虚，促进血液循环，增强御寒能力。

◆ 羊肉还可增加消化酶，保护胃壁，帮助消化。

◆ 羊肉还有补肾壮阳的作用，男士适合经常食用。

◆ 羊肉还有补益产妇、通乳治带之功效。

适应证

1 .温补脾胃。适用于治疗脾胃虚寒所致的反胃、身体瘦弱、畏寒等症。

2.温补肝肾。适用于治疗肾阳虚所致的腰膝酸软、阳痿等症。

3.补血温经。适用于产后血虚经寒所致的腹冷痛。

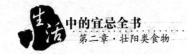

🏵 饮食宜忌

• 适宜人群

一般人群都可以食用。尤其适用于体虚胃寒者。

• 禁忌人群

羊肉属大热之品，凡有发热、牙痛、口舌生疮、咳吐黄痰等上火症状者都不宜食用。患有肝病、高血压、急性肠炎或其他感染性疾病及发热期间都不宜食用。

• 食物相克

羊肉不宜与醋同食

酸味的醋具有收敛作用，不利于体内阳气的生发，与羊肉同吃会让它的温补作用大打折扣。

羊肉不宜与西瓜同食

中医认为，吃羊肉后进食西瓜容易"伤元气"。这是因为羊肉性味甘热，而西瓜性寒，属生冷之品，进食后不仅大大降低了羊肉的温补作用，且有碍脾胃。对于患有阳虚或脾虚的患者，极易引起脾胃功能失调。因此，吃完羊肉后不宜大量进食西瓜、黄瓜等寒性食物。

羊肉不宜与茶同食

茶水是羊肉的"克星"。这是因为羊肉中蛋白质含量丰富，而茶叶中含有较多的鞣酸，吃羊肉时喝茶，会产生鞣酸蛋白质，使肠的蠕动减弱，大便水分减少，进而诱发便秘。

羊肉不宜与南瓜同食

因为羊肉与南瓜都是温热食物，如果放在一起食用，极易"上火"。同样的道理，在烹调羊肉时也应少放点辣椒、胡椒、生姜、丁香、茴香等辛温燥热的调味品，特别是阴虚火旺的人更应格外注意。

· 温馨提示

羊肉温热而助阳，食用时一次不要吃得太多，最好同时吃些白菜、粉丝等。

❀ 选购、储存及食用

· 选购

新鲜羊肉

肉色鲜红而且均匀，有光泽，肉细而紧密，有弹性，外表略干，气味新鲜，无其他异味。

不新鲜羊肉

肉色深暗，外表无光泽，肉质松弛无弹性，有异味。

老羊肉

肉色较深红，肉质略粗，不易煮熟，新鲜老羊肉气味正常。

小羊肉

肉色浅红，肉质坚而细，富有弹性。

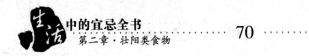
·储存

新鲜羊肉要及时进行冷却或冷藏，使肉温降到5℃以下，这样可以减少细菌污染，延长保鲜期。

·食用

羊肉除膻法

1.将萝卜扎上几个洞，和羊肉同煮，然后捞出羊肉，再进行烹制，膻味即除。

2.每1 000克羊肉放入5克绿豆，煮沸10分钟后，将水和绿豆倒掉，羊肉膻味即除。

3.煮羊肉时，每500克羊肉加入剖开的甘蔗100克，可除去羊肉的膻味，增加鲜味。

4.把羊肉切块放入开水锅中加点米醋，煮沸后，捞出羊肉烹调，膻味即除。

三、虾

虾的种类有很多，包括青虾、河虾、草虾、小龙虾、对虾、明虾、基围虾、琵琶虾、龙虾等。不管何种虾，都含有丰富的蛋白质，营养价值很高，其肉质和鱼一样松软，易消化，但又无腥味和骨刺，老幼皆宜，备受青睐。同时虾还含有丰富的钙、磷、铁等矿物质，对人类的健康极有裨益。虾肉历来被认为既是美味，又是滋补壮阳之佳品。

✿ 养生功效

◆ 虾能增强人体的免疫力和性功能，补肾壮阳，抗早衰。

◆ 虾中含有丰富的镁，镁对心脏活动具有重要的调节作用，能很好地保护心血管系统，它可减少血液中胆固醇含量，防止动脉硬化，同时还能扩张冠状动脉，有利于预防高血压及心肌梗死。

◆ 虾的通乳作用较强，并且富含磷、钙，对小儿、孕妇尤有补益功效。

◆ 虾皮有镇静作用，常用来治疗神经衰弱、自主神经功能紊乱等症。

◆ 老年人常食虾皮，可预防自身因缺钙所致的骨质疏松症。

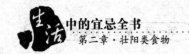
适应证

虾有补肾壮阳、健胃之功效，适用于肾虚阳痿、遗精早泄、乳汁不通、筋骨疼痛、手足抽搐、全身瘙痒、皮肤溃疡、身体虚弱和神经衰弱等症。

饮食宜忌

· 适宜人群

一般人群均可食用。中老年人、孕妇、心血管病患者、肾虚阳痿、男性不育症、腰脚无力之人更适合食用；同时适宜于中老年人缺钙所致的小腿抽筋等症。

· 禁忌人群

宿疾者、正值上火之时不宜食虾；患过敏性鼻炎、支气管炎、反复发作性过敏性皮炎的老年人不宜吃虾；虾为动风发物，患有皮肤疥癣者忌食。

· 食物相克

虾不宜与某些水果同食，虾含有比较丰富的蛋白质和钙等营养物质。如果把它们与含有鞣酸的水果，如葡萄、石榴、山楂、柿子等同食，不仅会降低蛋白质的营养价值，而且鞣酸和钙离子结合形成不溶性结合物刺激肠胃，引起身体不适，会出现呕吐、头晕、恶心和腹痛腹泻等症状。与这些水果同吃至少应间隔2小时。

·温馨提示

取一只大虾从背部剪开，我们会看到在虾的背部有一条黑线，这条黑线就是虾线，把它去掉就可以了。虾的头部有一根长刺，把它剪掉，虾包就在里面，把它挑出来就可以了。去除虾线和虾包，我们吃虾时就不会觉得牙碜了。

选购、储存及食用

·选购

买虾的时候，要挑选虾体完整、甲壳密集、外壳清晰鲜明、肌肉紧实、身体有弹性，并且体表干燥洁净的。至于肉质疏松、颜色泛红、闻之有腥味的，则是不够新鲜的虾，不宜选购。一般来说，头部与身体连接紧密的，就比较新鲜。

·储存

虾要长期存放，一定要保持干燥，含水量高的不能久藏。水分过高的虾存放时应先晾晒，待干燥后，再装进塑料袋或者密封的容器中，存放在干燥阴凉处。

·食用

在烹制虾仁之前，先把料酒、葱、姜与虾仁一起浸泡；在用滚水烫煮虾仁时，在水中放一根肉桂棒，既可以去虾仁腥味，又不影响虾仁的鲜味。

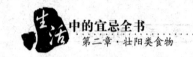

四、海 参

海参又名刺参、土肉、海鼠、海瓜皮等。海参是一种名贵海产动物，因补益作用类似人参而得名。海参肉质软嫩，营养丰富，是典型的高蛋白、低脂肪食物，滋味腴美，风味高雅，是久负盛名的名馔佳肴，是海味"八珍"之一，与燕窝、鲍鱼、鱼翅齐名。

❀ 养生功效

◆ 延缓衰老、提高免疫力、增强大脑记忆能力，具有抗疲劳的功能。

◆ 对人体生长发育、治愈创伤、抗炎和预防各种组织老化有特殊作用。

◆ 能使手术后刀口愈合加快，体力和精力能迅速恢复。

◆ 使陈旧性心肌梗死和脑血栓恢复期有所改善，具有清血、预防高血压、脑血管疾病的作用，能改善贫血病的血色素。

◆ 预防各种肠胃疾病和各种肝脏疾病。

◆ 具有美容效果，减少皮肤皱纹，变得润泽而富有弹性。

◆ 抑制肿瘤，诱发新生血管形成，能增强肿瘤患者免疫力，起抗癌作用；对放、化疗的患者有增加白细胞的作用，抑制癌细胞的生长。

◆ 增强性激素分泌能力、提高性功能，从而起到延缓衰老的作用。

◆ 有清洗脑血管的作用，对心脑血管的硬化及炎症有所改善。增强心脑血管的弹性，解除心脑血管痉挛，舒张心脑血管，促进侧肢循环的建立。

❋ 适应证

1.肾精亏虚：适用于阳痿、遗精、小便频数、腰酸乏力等，多见于性功能疾病、慢性前列腺炎等。

2.阴血亏虚：适用于形体消瘦、潮热、咳嗽、咯血、消渴、大便秘结等，多见于肺结核、贫血、糖尿病、老年或产后便秘等。

❋ 饮食宜忌

• 适宜人群

一般人群皆可食用。适宜虚劳羸弱、气血不足、营养不良、病后产后体虚之人食用；适宜肾阳不足、阳痿遗精、小便频数之人食用；适宜高血压病、高脂血症、冠心病、动脉硬化之人食用；适宜癌症病人及放疗、化疗、手术后食用；适宜肝炎、肾炎、糖尿病患者及肝硬化腹水和神经衰弱者食用。

• 禁忌人群

患急性肠炎、菌痢、感冒、咳痰、气喘及大便溏薄、出血兼有淤滞及湿邪阻滞的患者忌食。

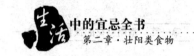

•食物相克

海参不宜与醋同食

因为醋性酸温，海参味甘、咸，性温。海参就其成分与结构而言，属于胶原蛋白，并由胶原纤维形成复杂的空间结构，遇到酸会影响蛋白质的两性分子，从而破坏其空间结构，蛋白质的性质随之改变。如果烹制海参时加醋，会使海参蛋白质的空间构型发生变化，从而影响海参的色味和营养价值。

海参不宜与含鞣酸多的水果同食

海参中含有丰富的蛋白质和钙等营养成分，而葡萄、柿子、山楂、石榴、青果等水果含有较多的鞣酸，海参中的蛋白质与水果中的鞣酸可以结合成鞣酸蛋白，从而使蛋白质的营养价值降低。

•温馨提示

除海参苦涩味可将泡发好的海参切成所需要的形状，每5 000克发好的海参，配250克醋加500克开水，然后倒在海参内搅匀。海参蘸醋后即收缩变硬，海参中的灰粒（碱性物质）和醋中和，并溶于水中。随后将海参放入自来水中，浸泡2～3小时，至海参还原变软，无酸味和苦涩味即可。

选购、储存及食用

•选购

优质海参参体为黑褐色、鲜亮、呈半透明状，参体内外膨胀均匀，呈圆形状，肌肉薄厚均匀，内部无硬心，手持参的一头颤动有弹性，肉刺完整。劣质海参参体发红，参体枯瘦、肉薄、坑陷大，肉刺倒伏，尖而不直。

·储存

发好的海参不能久存，最好不超过3天，存放期间用凉水浸泡，每天换水2～3次，不要沾油，可放入不结冰的冰箱中；如是干货保存，最好放在密封的木箱中，防潮。

·食用

1.涨发好的海参应反复冲洗以除掉残留化学成分，否则容易对人体健康产生不利影响。

2.海参发好后适合于红烧、葱烧、烩等烹调方法。

五、韭　菜

韭菜属百合科植物韭的叶，多年生宿根蔬菜。韭菜具有较高的营养价值，不仅富含胡萝卜素、B族维生素、维生素C和钙、磷、铁等矿物质，而且含有较多的挥发油和有机硫化物，使其具有特殊的芳香和辣味以及抗菌性能。

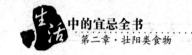
韭菜为辛温补阳之品，含有一定量的锌元素，能温补肝肾，因此在药典上有"起阳草"之称，可与现今的"伟哥"媲美。

养生功效

◆ 补肾温阳：韭菜性温，味辛，具有补肾起阳的作用，故可用于治疗阳痿、遗精、早泄等病症。

◆ 益肝健胃：韭菜含有挥发性精油及硫化物等特殊成分，散发出一种独特的辛香气味，有助于疏调肝气，增进食欲，增强消化功能。

◆ 行气理血：韭菜的辛辣气味有散淤活血、行气导滞的作用，适用于跌打损伤、反胃、肠炎、吐血、胸痛等症。

◆ 润肠通便：韭菜含有大量维生素和粗纤维，能增进胃肠蠕动，治疗便秘，预防肠癌。

适应证

韭菜叶味甘、辛、咸，性温，入肝、胃、肾经。温中行气，散淤解毒。韭菜种子味辛、咸，性温，入肝、肾经。补肝肾，暖腰膝，壮阳固精。全韭补肾益胃，充肺气，散淤行滞，安五脏，行气血，止汗固涩，止呃逆。

主治阳痿、早泄、遗精、多尿、腹中冷痛、胃中虚热、泄泻、白浊、经闭、白带、腰膝痛和产后出血等病症。

饮食宜忌

• 适宜人群

一般人群均可食用。尤其适宜便秘、产后乳汁不足、寒性体质者食用。

• 禁忌人群

多食会上火且不易消化，因此阴虚火旺、有眼病和胃肠虚弱的人不宜多食。

• 食物相克

韭菜不宜与酒同食

韭菜不宜与白酒同食，《饮膳正要》中有记载："韭不可与酒同食"。白酒甘辛微苦，性大热，含乙醇约60 %左右，1克乙醇在体内燃烧，产热29 678焦。乙醇在肝内代谢，嗜酒者可引起酒精中毒性肝炎、脂肪肝及肝硬化。酒性辛热，有刺激性，能扩张血管，使血流加快，又可引起胃炎和胃肠道溃疡复发。韭菜性亦属辛温，能壮阳活血，食生韭饮白酒，就像火上加油，久食动血，有出血性疾病的患者更要加倍注意。

韭菜不宜与牛奶同食

韭菜中含大量草酸，同牛奶食用会阻碍人体对钙质的吸收。

• 温馨提示

隔夜的熟韭菜不宜食用，因为熟韭菜会将菜中的硝酸盐转化为亚硝酸盐，亚硝酸盐是强致癌物，因此隔夜的熟韭菜不宜再食。

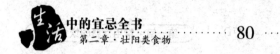
选购、储存及食用

· 选购

购买韭菜时，最好挑选叶肉肥厚，叶色深绿而有光泽，不带烂叶、黄叶、干尖、紫根、泥土、无斑点、中心不抽花苔的为上品。

· 储存

买来的韭菜吃不完时可用鲜大白菜叶包住捆好，放阴凉处，能保鲜数天，但注意切勿沾水。

· 妙用

1.外痔患者，每晚用韭菜煎水洗患处，可使患部逐渐收敛、痊愈。

2.虫子爬进耳朵，可用韭菜和葱根一起捣成汁滴入耳中，虫子就会自己退出来。

3.久呃不止，可取韭菜榨碎取汁饮下，或生食韭菜适量，即可止呃。

4.韭菜叶捣烂外擦，可治水田皮炎。

5.韭菜切碎，加盐少许共捣，取汁，每次一小杯，每日1～2次，用童子尿冲服，可治倒经。

第三章

补气类食物

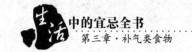

一、粳　米

粳米是粳稻的种仁，又称大米。粳米所含人体必需氨基酸、脂肪、钙、磷、铁及B族维生素等多种营养成分，其味甘淡，其性平和，每日食用，百吃不厌，是天下第一补人之物。粳米在我国主要有做成米饭和米粥的两种吃法，米饭是补充营养的主食，米粥是治疗虚症的食疗佳品。

养生功效

◆ 粳米米糠层的粗纤维分子，有助胃肠蠕动，对胃病、便秘、痔疮等疗效很好。

◆ 粳米能提高人体免疫功能，促进血液循环，从而减少高血压的患病几率。

◆ 粳米可预防过敏性疾病，因粳米所供养的红细胞生命力强，又无异体蛋白进入血液晶显示，故能防止一些过敏性皮肤病的发生。

◆ 粳米中的蛋白质、脂肪、维生素含量都比较多，经常食用能降低胆固醇，减少心脏病发作和中风的几率。

◆ 粳米能预防糖尿病、脚气病、老年斑和便秘等疾病。

❋ 适应证

1.脾气虚弱：适用于纳谷不香、便溏或泄泻、口渴思饮等，多见于慢性胃炎、慢性肠炎、过敏性结肠炎、慢性咽炎、慢性喉炎及久病体虚等。

2.胃阴津伤：适用于热病后胃口不开、呕吐、心烦口渴、小便不利等，多见于急性肠胃炎后期、细菌性痢疾中后期、多种感染性疾病恢复期等。

❋ 饮食宜忌

• 适宜人群

一般人群均可食用。尤其适宜体虚之人、高热之人、久病初愈、妇女产后、老年人、婴幼儿和消化功能弱者食用。

• 禁忌人群

糖尿病患者不宜多食。

• 食物相克

粳米不宜与马肉、苍耳同食。

• 温馨提示

粳米在加工成精米时会损坏大量的营养，长期食用会导致营养缺乏，所以应粗细结合，平时也应食用一些糙米，这样才能均衡营养。

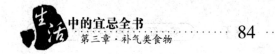
选购、储存及食用

·选购

优质粳米颗粒整齐，富有光泽，比较干燥，无米虫，无沙粒，米灰极少，碎米极少，闻之有股清香味，无霉变味；质量差的粳米，颜色发暗，碎米多，米灰重，潮湿而有霉味。

·储存

无氧保存法

先将要存放的粳米放在通风处摊开晾吹（切忌在太阳下曝晒）干透，然后将大米装入透气性较小的无毒塑料口袋内（宜装满），扎紧袋口，放在阴凉干燥处，这样粳米可以保存较长时间。

花椒防虫保存法

将20～30粒花椒放在锅内，加适量水（以能湿透盛米口袋为宜）置炉火上煮出花椒香味后端锅离火，将盛米口袋放入花椒水中湿透后取出晾干，然后将大米倒入口袋内。另用纱布包几小包花椒，分放在米袋的上、中、底部，扎紧袋口，将米袋放在阴凉通风处，即可防止粳米生虫。

·食用

1.制作米粥时千万不要放碱，因为米是人体维生素B_1的重要来源，碱能破坏米中的维生素B_1，会导致B_1缺乏，出现"脚气病"。

2.制作米饭时一定要"蒸"，不要"捞"，因为捞饭会损失掉大量的维生素。

二、糯　米

糯米又叫江米，是家庭经常食用的粮食之一。因其香糯黏滑，风味独特，常被用以制成风味小吃，深受大家喜爱。逢年过节很多地方都有吃年糕的习俗。

养生功效

◆ 糯米营养丰富，为温补强壮食品，具有补中益气、健脾养胃、止虚汗之功效，对食欲不佳、腹胀、腹泻有一定缓解作用。

◆ 糯米有收涩作用，对尿频、盗汗有较好的食疗效果。

适应证

1 .脾胃虚寒： 适用于反胃、食少、泄泻等。多见于慢性胃炎、消化性溃疡、慢性肠炎、慢性菌痢及婴幼儿腹泻等症。

2.胃表不固：适用于自汗、多汗等。多见于易患感冒和年老体弱者。

饮食宜忌

• 适宜人群

一般人群均可食用。适宜于体虚自汗、盗汗、多汗、血虚、

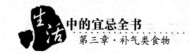
头晕眼花、脾虚腹泻之人食用；也适宜肺结核、神经衰弱、病后产后之人食用。

· 禁忌人群

湿热痰火偏盛者、发热、咳嗽痰黄、黄疸、腹胀者以及糖尿病患者不宜食用。另外，由于糯米极柔黏，难以消化，脾胃虚弱者以及老人、小孩或病人更应慎用。

· 食物相克

糯米不宜与鸡肉同食，否则容易导致身体的不适和异常。

· 温馨提示

1.糯米在蒸煮前先在净水中浸泡1～2个小时，特别要控制好蒸煮的时间，如果煮过头，糯米会失去其香气原味，时间不够则会过于生硬，无法下咽。

2.不宜食用冷糯米食品，因为其过硬，不仅影响口感，还不利于消化。

❀ 选购、储存及妙用

· 选购

宜选择呈瓷白色、米粒完整、无异味的糯米；最好是放置3～4个月的米为佳，因为新鲜糯米不易煮烂，也难以吸收调料的香味。

· 储存

将糯米放置在干燥处，防止其受潮；在米袋内放置几颗大蒜头，可以起到防虫的作用。

· 妙用

腰痛时，可用糯米1～2升，炒极热，放入长袋中，再将长袋敷于痛处，细研八角茴香9克，以盐酒随时送服，效果显著。

三、扁 豆

扁豆又名白扁豆、树豆、藤豆等。扁豆的营养价值较高，含有丰富的蛋白质、钙、磷、铁、锌、硫胺素、B族维生素、维生素C及烟酸等物质，味道鲜美可口，被人们誉为"蔬菜中的肉类"。扁豆含热量偏低，且含有很高的钾元素，是上好的高钾食品。

❀ 养生功效

◆ 扁豆可以提供蛋白质和能够降低胆固醇的可溶纤维，它的含铁量是其他豆类的两倍。

◆ 扁豆中B族维生素和叶酸的含量也较高，叶酸对女性非常重要，可以有效降低胎儿畸形率。

◆ 深色扁豆里的色素有抗氧化剂的作用，可以预防心脏病和癌症。

适应证

适用于饮食乏味、便溏或久泻、口干欲饮、气少倦怠等，多用于急性传染病恢复期、慢性肝炎、胃下垂、慢性肠炎、神经衰弱、营养不良等。

饮食宜忌

·适宜人群

一般人群均可食用。

·禁忌人群

腹胀和脾胃虚寒者不宜食用。

·温馨提示

扁豆中含有大量的皂苷和血球凝集素，食用时如果没有熟透，则会发生中毒。所以扁豆在烹调前可用沸水焯或用热油煸炒，直至变色熟透，方可安全食用。

选购、储存及妙用

·选购

购买时宜选择嫩的宽扁豆，吃的时候要把含有毒素较多的两端和荚丝摘掉。

·储存

扁豆宜在0～5℃的低温储存，但储存时间不宜过长，因为随着储藏时间的加长，扁豆中亚硝酸盐的含量也会增加，容易引起中毒。

·妙用

用扁豆粉擦患处，能解毒生肌，治疗痘毒引起的全身糜烂。

四、豇　豆

豇豆分为长豇豆和饭豇豆两种。长豇豆一般作为蔬菜食用，既可热炒，又可焯水后凉拌。李时珍称豇豆："此豆可菜、可果、可谷，备用最好，乃豆中之上品。"

养生功效

◆ 豇豆提供了易于消化吸收的优质蛋白质，适量的碳水化合物及多种维生素、微量元素等，是补充人体能量的招牌营养素。

◆ 豇豆所含B族维生素能维持正常的消化腺分泌和胃肠道蠕动的功能，抑制胆碱酶活性，可帮助消化，增进食欲。

◆ 豇豆中所含维生素C能促进抗体的合成，提高人体抗病毒的作用。

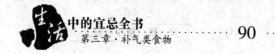

◆ 豇豆的磷脂有促进胰岛素分泌、参与糖代谢的作用，是糖尿病人的理想食品。

适应证

1.脾胃气虚：适用于呃逆、纳少、大便溏泻、腹胀等。多见于慢性肾炎、慢性肝炎、慢性肠炎、婴幼儿腹泻等。

2.肾虚不固：适用于遗精、白带、小便频数等。多见于前列腺炎、精囊炎、阴道炎、宫颈炎、附件炎、慢性肾炎、遗尿症等。

饮食宜忌

·适宜人群

一般人群均可食用。尤其适宜糖尿病、肾虚、尿频、遗精及一些妇科功能性疾病患者多食。

·禁忌人群

气滞便结者应慎食豇豆。

·温馨提示

使用豇豆时，一次不宜食用过多，否则容易产生胀气。

选购、储存及妙用

·选购

宜挑选饱满、无虫蛀、无霉变的豇豆。

• **储存**

豇豆不宜久存，买回后应尽快食用。若想长期储存，可以制
成豇豆泡菜慢慢享用。

• **妙用**

豇豆鲜品捣烂后外敷可治疗蛇毒伤。

五、枣

　　枣自古以来就被列为"五果"（桃、李、梅、杏、枣）之
一，历史悠久。大枣最突出的特点是维生素含量高。国外的一项临
床研究显示：连续吃大枣的病人，恢复健康比单纯吃维生素药剂快
3倍以上。因此，大枣有"天然维生素丸"的美誉。除此之外，枣
有补中益气、补益脾胃、滋养阴血、养心安神、缓和药性的功效。
在我国，枣历来被视为重要滋补品。

养生功效

　　◆ 枣中富含钙和铁，它们对防治骨质疏松、贫血有重要作

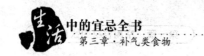

用，是骨质疏松、贫血患者的理想的食品。

◆ 枣有提高人体免疫力，抑制癌细胞的特殊功效。

◆ 鲜枣中含有丰富的维生素C，可使体内多余的胆固醇转变为胆汁酸。胆固醇少了，结石形成的概率也就随之减少，所以经常食用鲜枣可减少患胆结石的几率。

◆ 枣所含的芦丁，是一种使血管软化，从而使血压降低的物质，对高血压病有防治功效。

◆ 枣还有抗过敏、除腥臭怪味、宁心安神、益智健脑、增强食欲的作用。

◆ 枣对病后体虚的人也有良好的滋补作用。

适应证

1.心血虚亏：适用于心悸怔忡、面色萎黄、神志不安、精神恍惚、虚烦失眠等。多见于贫血、血小板减少、神经官能症、心律失常等。

2.脾胃虚弱： 适用于饮食减少、大便溏薄、皮肤紫斑、月经过多等。多见于慢性胃炎、慢性肠炎、胃下垂、过敏性紫癜等。

饮食宜忌

·适宜人群

一般人群均可食用。尤其适合中老年人、青少年以及女性食用。

• 食物相克

红枣不宜与虾同食，否则容易引起中毒。

• 温馨提示

红枣可以经常食用，但不可过量，否则会有损消化功能， 引起便秘等症。此外， 红枣糖分丰富，尤其是制成零食的红枣，不适合糖尿病患者食用，以免血糖增高，使并病情恶化。

选购、储存及食用

• 选购

好的红枣皮色紫红，颗粒大而均匀，果形短壮圆整，皱纹少，痕迹浅；如果皱纹多，痕迹深，果形凹瘪，则属于肉质差和未成熟的鲜枣制成的干品；如果红枣蒂端有穿孔或有咖啡色、深褐色粉末，说明已被虫蛀。

• 储存

宜放置于阴凉干燥处，或将枣平铺晒干，保存时间更长久。

• 食用

枣皮富有营养，炖汤时应连皮一起烹调，但生吃时，最好先将枣皮去掉再食用，因为生枣皮易滞留在人的肠道中而不易排出。

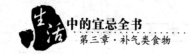
六、香 菇

　　香菇是我国传统的食用菌类之一，在世界上最早被人工栽培，因其含有一种特有的香味物质——香菇精，能形成独特的菇香，所以被称为"香菇"。由于营养丰富，香气沁脾，味道鲜美，素有"菇中之王"、"蘑菇皇后"、"蔬菜之冠"的美称，为"山珍"之一。

养生功效

　　◆ 香菇多糖可提高人体腹腔巨噬细胞的吞噬功能，还可促进T淋巴细胞的产生，并提高T淋巴细胞的杀伤活性。

　　◆ 香菇的水提取物对过氧化氢有清除作用，对体内的过氧化氢有一定的消除作用。

　　◆ 香菇菌盖部分含有双链结构的核糖核酸，进入人体后，会产生具有抗癌作用的干扰素。

　　◆ 香菇中含有嘌呤、胆碱、酪氨酸、氧化酶以及某些核酸物质，能起到降血压、降胆固醇、降血脂的作用，又可预防动脉硬化、肝硬化等疾病。

　　◆ 香菇对糖尿病、肺结核、传染性肝炎、神经炎等有治疗作用，又可用于缓解消化不良、便秘等症。

适应证

1.脾胃气虚：适用于纳少便溏、不耐劳累、平素易感冒等。多见于慢性胃炎、胃下垂、神经衰弱、过敏性鼻炎、病毒性肝炎、子宫脱垂等。

2.气血两虚：适用于少气乏力、头晕眼花、夜寐欠佳等。多见于高血压病、贫血、动脉硬化、高脂血症等。

饮食宜忌

·适宜人群

一般人群均可食用。尤其适宜贫血者、抵抗力低下者、高血脂患者、高血压患者、动脉硬化患者、糖尿病患者、癌症患者、肾炎患者食用。

·禁忌人群

脾胃寒湿、气滞或皮肤瘙痒病患者不宜食用。

·食物相克

香菇不宜与鹌鹑肉、鹌鹑蛋同食，鹌鹑肉性味甘平，香菇性凉、味甘，二者同食，面部易生黑斑，同时也易长痔疮。

·温馨提示

长得特别大的鲜香菇不要吃，因为它们多是用激素催肥的，大量食用可对人体造成不良的影响。

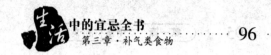
选购、储存及食用

· 选购

以菇香浓，菇肉厚实，菇面平滑，大小均匀，色泽黄褐或黑褐，菇面稍带白霜，菇褶紧实细白，菇柄短而粗壮，干燥，不霉，不碎的为优质香菇。

· 储存

发好的香菇要放在冰箱里冷藏才不会损失其营养。

· 食用

1.泡发香菇的水不要丢弃，很多营养物质都溶在水中。

2.把香菇泡在水里，用筷子轻轻敲打，泥沙就会掉入水中。

3.如果香菇比较干净，则只要用清水冲净即可，这样可以保存香菇的鲜味。

七、土　豆

土豆，学名马铃薯，与稻谷、小麦、玉米、高粱一起被称为全球五大农作物。土豆营养素齐全，而且易为人体消化吸收，在欧美享有"第二面包"的养誉。在法国，土豆被称做"地下苹果"。

❀ 养生功效

◆ 土豆含有大量淀粉以及蛋白质、B族维生素、维生素C等，能促进脾胃的消化功能。

◆ 土豆含有大量膳食纤维，能宽肠通便，帮助人体及时排泄代谢毒素，防止便秘，预防肠道疾病的发生。

◆ 土豆能供给人体大量有特殊保护作用的蛋白液，能促持消化道、呼吸道以及关节腔、浆膜腔的润滑，可预防心血管系统的脂肪沉积，保持血管的弹性，有利于预防动脉粥样硬化的发生。

◆ 土豆是一种碱性蔬菜，有利于体内酸碱平衡，中和体内代谢后产生的酸性物质，从而有一定的美容、抗衰老作用。

◆ 土豆含有丰富的维生素及钙、钾等微量元素，且易于消化吸收，土豆所含的钾能取代体内的钠，同时能将钠排出体外。所以土豆有补充营养、利水消肿的作用，是高血压和肾炎水肿患者的理想食品。

❀ 饮食宜忌

• 适宜人群

一般人群均可食用。尤其适宜中老年人、青少年以及更年期女性食用。

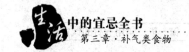
• **食物相克**

1.土豆不宜与番茄同食

土豆和番茄不宜同时食用，因为土豆会在人的肠胃中产生大量的盐酸，而番茄在酸性环境里会产生不溶于水的沉淀，从而导致消化不良。

2.土豆不宜与雀肉同食

雀肉里含多种生物活性物质，与土豆同食会使面部生斑或产生色素沉着。

• **温馨提示**

1.土豆切开后容易氧化变黑，属正常现象，不会造成危害。

2．人们经常把切好的土豆片、土豆丝放入水中，去掉太多的淀粉以便烹调。但注意不要泡得太久而致使水溶性维生素等营养流失。

选购、储存及妙用

• **选购**

土豆以体大、形正、整齐均匀、皮面光滑而不过厚、芽眼较浅者为佳；凡腐烂、霉烂或生芽较多的土豆，因含过量龙葵素，极易引起中毒，一律不能食用。

• **储存**

存放于干燥、通风和避光的地方。

• **妙用**

去除银器污渍

将生土豆片放在苏打水中煎煮片刻，然后用来擦拭银器，可恢复其原有光泽。

去除铝壶水垢

把3～5个土豆放在壶里煮几小时，壶里的水垢就会成片脱落，效果明显又不会损坏铝壶。

洁净镜框

金属镜框生锈后，用土豆皮擦拭，可恢复明亮。

治疗烫伤

干净的土豆皮剥下后，将之敷在烫伤处，并用消毒纱布固定，一般烫伤后3～4天即可痊愈，且不留疤痕。

美容

将土豆榨成汁敷脸，可去除皱纹，并有很好的美白效果。

治疗湿疹

以土豆洗净去皮，捣碎如泥敷于湿疹患处，每隔一小时换一次，约10次即能治愈。

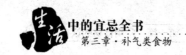

八、红　薯

红薯，又叫甘薯。红薯味道甜美，营养丰富，又易于消化，是粮食和蔬菜中的佼佼者。红薯含有人体需要的多种营养成分，特别是丰富的赖氨酸，而大米、面粉恰恰缺乏赖氨酸，故红薯与米面混吃正好可发挥蛋白质的互补作用，提高营养价值。

在国外，红薯有很高的声誉，前苏联科学家说它是未来的"宇航食品"；法国人称它是当之无愧的"高级保健食品"。

❀ 养生功效

◆ 红薯营养十分丰富，含有大量的糖、蛋白质、脂肪和各种维生素及矿物质，能有效地为人体所吸收，防治营养不良症，且能补中益气，对中焦脾胃亏虚、小儿疳积等病症有益。

◆ 红薯经过蒸煮后，部分淀粉发生变化，与生食相比可增加40%左右的食物纤维，能有效刺激肠道的蠕动，促进排便。

◆ 红薯含有大量黏液蛋白，能够防止肝脏和肾脏结缔组织萎缩，提高人体免疫力，预防胶原病的发生。

◆ 红薯中含有一种抗癌物质，能够防治结肠癌和乳腺癌。

◆ 红薯中所含的黏液蛋白能保持血管壁的弹性，防止动脉粥样硬化的发生；红薯中的绿原酸，可抑制黑色素的产生，防止雀斑和老人斑的出现；红薯还能抑制肌肤老化，保持肌肤弹性，减缓人体的衰老进程。

❀ 适应证

补脾益胃，生津止渴，通利大便，益气生津，润肺滑肠。

❀ 饮食宜忌

• 适宜人群

一般人群均可食用。

• 禁忌人群

胃溃疡、胃酸过多、糖尿病人不宜食用。

• 食物相克

红薯不宜与柿子同食，如果两者同食，红薯中的糖分在胃内发酵，会使胃酸分泌增多，和柿子中的鞣质、果胶反应，发生沉淀凝聚，产生硬块，量多严重时可使肠胃出血或造成胃溃疡。所以，两者食用应该至少相隔5个小时以上。

• 温馨提示

红薯含有"气化酶"，吃后有时会发生胃灼热、吐酸水、肚胀排气等现象。只要一次不吃得过多，而且和米面搭配着吃，并配以咸菜或喝点菜汤即可避免。

❀ 选购、储存及妙用

• 选购

外表干净、光滑发亮、形状好、坚硬者为优质红薯；带有黑斑的烂红薯和发芽的红薯可使人中毒，不可食用。

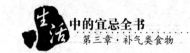
· 储存

刚收获的红薯经过处理，可更好地保存。所谓处理是把红薯保持在温度约为30℃和相对湿度约为85%的设备中，这些条件能促进红薯小伤口的愈合。即便小心进行愈伤处理，储藏7个月以后，红薯的损坏幅度也会从20%左右上升至80%左右，因此我们不宜一次购买大量的红薯，以免变质。

· 妙用

生的红薯叶 捣烂后贴于腹脐，可治大小便不畅。

九、山 药

山药，别名淮山药、怀山药、山菇。因其营养丰富，自古以来就被视为物美价廉的补虚佳品，既可作主食，又可作蔬菜，还可以制成冰糖葫芦之类的多种小吃。

《本草纲目》中山药的五大功能为："益肾气，健脾胃，止泻痢，化痰涎，润皮肤"。山药中含有淀粉酶、多酚氧化酶等物质，有利于脾胃的消化吸收功能，是一味平补脾胃的良品。

养生功效

◆ 山药含有多种营养素，有强健人体、滋肾益精的作用。对肾亏遗精，妇女白带多、小便频数等症有良效。

◆ 山药含有皂苷，有润滑、滋润的作用，故可益肺气，养肺阴，治疗肺虚、痰嗽、久咳之症。

◆ 山药含有黏液蛋白，有降低血糖的作用，是糖尿病人的食疗佳品。

◆ 山药具有镇静作用，可抗肝性脑病。

适应证

具有健脾补肺、益胃补肾、固肾益精、聪耳明目、助五脏、强筋骨、长志安神、延年益寿的功效；主治脾胃虚弱、倦怠无力、食欲缺乏、久泄久痢、肺气虚燥、痰喘咳嗽、肾气亏耗、腰膝酸软、下肢痿弱、消渴尿频、遗精早泄、带下白浊、皮肤赤肿、肥胖等病症。

饮食宜忌

· 适宜人群

一般人群均可食用。尤其适宜糖尿病患者、腹胀、病后虚弱者、慢性肾炎患者、长期腹泻者食用。

· 禁忌人群

大便燥结者不宜食用。

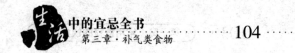

· 食物相克

山药忌与鲤鱼、甘遂同食。

· 温馨提示

1.山药切片后需立即浸泡在盐水中，以防止氧化发黑。

2.新鲜山药切开时会有黏液，可以先用清水加少许醋清洗，这样可减少黏液。

❀ 选购、储存及妙用

· 选购

宜选择茎干笔直、粗壮，外皮无伤，带黏液，断层雪白，水分少的山药为佳。

· 储存

如果山药尚未切开，可放在阴凉通风处保存；如果已经切开，则要盖上湿布保湿，放入冰箱冷藏室保鲜。

· 妙用

将山药皮放在水中煮10分钟左右，然后将煮过山药皮的水喷洒在屋角、排水口周围和垃圾箱里，可以去除难闻的异味。

十、栗　子

栗子是碳水化合物含量较高的干果品种，能供给人体较多的热能，并能帮助脂肪代谢。栗子不仅含有大量的淀粉，而且含有蛋白质、维生素等多种招牌营养素，素有"干果之王"的美称。栗子可代粮，与枣、柿子并称为"铁杆庄稼"、"木本粮食"。栗子对人体的滋补功能，可与人参、黄芪、当归等媲美，对肾虚有良好的疗效，故又称为"肾之果"，特别是老年肾虚、大便溏泻者更为适宜，经常食用能愈病强身，是一种价廉物美、富有营养的滋补品及补养的良药。

❀ 养生功效

◆ 栗子中所含的丰富的不饱和脂肪酸和维生素、矿物质，能防治高血压病、冠心病、动脉硬化、骨质疏等疾病，是抗衰老、延年益寿的滋补佳品。

◆ 栗子含有核黄素，常吃栗子对日久难愈的小儿口舌生疮和成人口腔溃疡有益。

◆ 栗子是碳水化合物含量较高的干果品种，能供给人体较多的热能，并能帮助脂肪代谢，具有益气健脾、厚补胃肠的作用。

◆ 栗子含有丰富的维生素C，能够维持牙齿、骨骼、血管肌

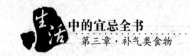

肉的正常功能，可以预防和治疗骨质疏松、腰腿酸软、筋骨疼痛、乏力等，延缓人体衰老，是老年人理想的保健果品。

✿ 适应证

养胃健脾，补肾强精，活血止血；适用于反胃不食、泄泻痢疾、咯血、便血、筋伤骨折淤肿、疼痛、瘰疬肿毒等病症。

✿ 饮食宜忌

· 适宜人群

一般人群均可食用。尤其适宜老人、肾虚者食用，对中老年人腰酸腰痛、腿脚无力、小便频多、气管炎咳喘、内寒泄泻者尤为适合。

· 禁忌人群

婴幼儿、脾胃虚弱、消化不良者、患有风湿病的人不宜多食；糖尿病人忌食。

· 食物相克

栗子不宜与鸭肉同食，否则容易引起中毒。

· 温馨提示

生板栗巧去皮：用刀将板栗切成两瓣，去掉外壳后放入盆里，加上开水浸泡一会儿后用筷子搅拌，板栗皮就会脱去，但应注意浸泡时间不宜过长，以免营养丢失。

选购、储存及妙用

·选购

新鲜的栗子外表呈褐色，内部呈淡黄色，口感脆甜。因此宜选择外表呈褐色或深褐色的半圆形且质地坚硬、表面光滑、无虫眼、无杂斑的栗子。

·储存

1.储存前的栗子不能晒，晒后的栗子容易坏，不能长期保存。

2.新鲜栗子容易霉烂，宜放置在干燥且阴凉通风处。

3.如果栗子已经剥开，最好放在保鲜袋中放入冰箱内，零下2℃保存。

·妙用

1.生栗子捣烂研细如泥，敷患处，治跌打伤、筋骨肿痛。

2.弹片、铁、竹、木刺等物不慎刺入肉中，将生栗子捣烂如泥，敷患处，有止痛止血、吸出脓毒与异物的作用。

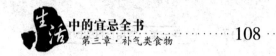

十一、鸡　肉

鸡肉肉质细嫩，滋味鲜美，由于其味较淡，可应用于各种料理中。鸡肉的蛋白质含量居肉类之首，易被人体吸收利用，属于高蛋白低脂肪的食品。鸡肉中含有对人体生长发育有重要作用的磷脂类，是中国人膳食结构中脂肪和磷脂的重要来源之一。

我国医学认为，鸡肉有温中益气、补虚填精、健脾胃、活血脉、强筋骨的功效。

养生功效

◆ 鸡肉蛋白质的含量比例较高，种类多，而且消化率高，很容易被人体吸收利用，有增强体力、强壮身体的作用。

◆ 鸡肉含有对人体生长发育有重要作用的磷脂类，是中国人膳食结构中脂肪和磷脂的重要来源之一。

◆ 鸡肉对营养不良、畏寒怕冷、乏力疲劳、月经不调、贫血、虚弱等有很好的食疗作用。

适应证

鸡肉温中益气，补精添髓；适用于治疗虚劳瘦弱、中虚食少、泄泻头晕心悸、月经不调、产后乳少、消渴、水肿、小便数频、遗精、耳聋耳鸣等。

饮食宜忌

• 适宜人群

一般人群均可食用，老人、病人、体弱者更宜食用。

• 禁忌人群

1.感冒发热、内火偏旺、痰湿偏重之人，肥胖症、患有热毒疖肿之人，高血压、血脂偏高、胆囊炎、胆石症的人忌食。

2.鸡肉性温，助火，肝阳上亢及口腔糜烂、皮肤疖肿、大便秘结者不宜食用。

3.动脉硬化、冠心病和高血脂患者忌饮鸡汤；感冒伴有头痛、乏力、发热的人忌食。

• 食物相克

鸡肉不宜与鲤鱼同食

鸡肉甘温，补中助阳；鲤鱼甘平，下气利水。鱼类皆含有丰富的蛋白质、微量元素、酶类、各种生物活性物质。鸡肉成分也极复杂。两者同食容易发生一些不利于人体健康的反应。

鸡肉不宜与大蒜同食

大蒜，其性辛温有毒，主下气消谷，除风，杀毒。而鸡肉甘酸温补，二者功用相左，不宜同食。

鸡肉不宜与芥末同食

芥末是热性之物，其味辛辣，能刺激皮肤、黏膜，扩张毛细血管；而鸡肉是温补之品，两者同食，易助火热，耗伤元气，对人体健康不利。

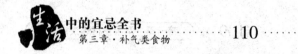

· 温馨提示

鸡的肉质内含有谷氨酸钠，可以说是"自带味精"。烹调鸡肉时只需放油、精盐、葱、姜、酱油等，味道就很鲜美。如果再放入花椒、大料等调料，反而会把鸡的鲜味驱走或掩盖。但买回的冻光鸡由于没有开膛，常有一股恶味儿，做时可以适当放些花椒、大料，有助于驱除恶味儿。鸡屁股是淋巴最为集中的地方，也是储存病菌、病毒和致癌物的仓库，应弃掉不要。

选购、储存

· 选购

1.鸡肉表面如果具有光泽且有弹性，即表示肉质新鲜。失去新鲜度时便会分泌出肉汁，肉会变得较软。

2.识别注水鸡：注过水的鸡，翅膀下一般有红针点或乌黑色，其皮层有打滑的现象，肉质也特别有弹性，用手轻轻拍一下，会发出"噗噗"的声音。最快捷的识别方法是：用手指在鸡腔内膜上轻轻抠几下，如果是注过水的鸡，就会从肉里流出水来。

· 储存

鸡肉容易变质，购买之后要立即放进冰箱保存，且在2天内食用为宜。

十二、兔 肉

兔肉包括家兔肉和野兔肉两种，家兔肉又称为菜兔肉。兔肉性凉味甘，在国际市场上享有盛名，被称之为"保健肉"、"荤中之素"、"美容肉"、"百味肉"等等。兔肉属高蛋白质、低脂肪、少胆固醇的肉类，质地细嫩，味道鲜美，营养丰富，与其他肉类相比较，具有很高的消化率（可达85%）。兔肉中所含的脂肪和胆固醇，低于所有其他肉类，而且脂肪又多为不饱和脂肪酸，常吃兔肉，可强身健体，但不会增肥，是肥胖患者理想的选择。

养生功效

◆ 兔肉富含大脑和其他器官发育不可缺少的卵磷脂，有健脑益智的功效。

◆ 经常食用兔肉可保护血管壁，阻止血栓形成，对高血压、冠心病、糖尿病患者有益处。

◆ 增强体质，健美肌肉，还能保护皮肤细胞活性，维护皮肤弹性，具有养颜、美容之功效。

◆ 兔肉中含有多种维生素和8种人体所必需的氨基酸，含有较多人体最易缺乏的赖氨酸、色氨酸，因此，常食兔肉可以有效防止有害物质沉积于身体内。

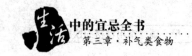
适应证

补中益气、凉血解毒、清热止渴；适用于热气湿痹、止渴健脾、凉血、解热毒、利大肠等症。

饮食宜忌

·适宜人群

一般人群均可食用。尤其适宜老人、妇女食用，也适宜肥胖者和肝病、心血管病、糖尿病患者食用。

·禁忌人群

孕妇及经期女性、脾胃虚寒者不宜食用。

·食物相克

兔肉不宜与鸡蛋同食

《本草纲目》记载："鸡蛋同兔肉食成泄痢。"二者都含有一些活性物质，一起进食会发生反应，刺激肠胃道，引起腹泻。

兔肉不宜与鸡肉同食

鸡肉属温热之性，兔肉属于凉性，二者同食容易导致腹泻。另外，鸡肉与兔肉都含激素和酶类，两者同食，进入体内容易产生不利于人体的生化反应，对人体不利。

兔肉不宜与橘子同食

二者皆属性味寒凉的食物，同食会使脾胃虚寒，尤其是身体阳虚的人更易引起腹泻。

兔肉不宜与芥末同食

芥末性温，具有温中利窍、通肺豁痰、利膈开胃之功效，其味辛辣，能刺激皮肤、黏膜，扩张毛细血管，大量使用会影响心脏功能；而兔肉与芥末性味相反，不宜同食。

兔肉不宜与鸭肉同食

二者皆属寒凉之物，两者同食容易导致腹泻。

· 温馨提示

兔肉肉质细嫩，几乎没有筋络，必须顺着纤维纹路切，这样加热后，才能保持菜肴的形态整齐美观，肉味更加鲜嫩；若切法不当，兔肉加热后会变成粒屑状，而且不易煮烂。

选购、储存及食用

· 选购

宜挑选肌肉有光泽、红色均匀、脂肪洁白或黄色、具有正常气味、用手按压能够恢复原状的兔肉；肌肉色稍暗、脂肪缺乏光泽、稍有酸味及异味、按压凹陷不能恢复原状的兔肉不宜挑选。

· 储存

可冷冻储存，温度越低，保藏期越长。

· 食用

在烹制兔肉时，在烧兔肉的汤中加3汤匙咖啡，可使菜的味道更鲜美。

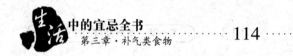
十三、泥　鳅

　　泥鳅肉质鲜美，营养丰富，所含蛋白质、脂肪、钙、磷及维生素等成分，均超过一般鱼类的含量，且肉质细嫩鲜美，味甘性平，具有暖中益气、解毒收痔之功效，被誉为"水中人参"，是人们所喜爱的水产佳品。

🌸 养生功效

　　泥鳅所含脂肪成分较低，胆固醇更少，属高蛋白低脂肪食品，且含一种类似甘碳戊烯酸的不饱和脂肪酸，有利于人体抗血管衰老，故有益于老年人及心血管病人食用。

🌸 适应证

　　1.脾胃气虚：适用于饮食减少、大便稀溏、体倦乏力等，多见于慢性肝炎、慢性肠炎、神经衰弱、小儿营养不良、微量元素锌缺乏症。

　　2.肾气虚弱：适用于阳痿、早泄、小便频数而清，遗尿或尿后余沥不尽、夜尿频多等。多见于性功能障碍、前列腺炎、慢性肾炎、尿失禁、小儿遗尿等。

❀ 饮食宜忌

· 适宜人群

一般人群均可食用。尤其适宜身体虚弱、脾胃虚寒、营养不良、小儿体虚盗汗者食用，有助于生长发育；同时适宜老年人及有心血管疾病、癌症患者及放疗、化疗后、急慢性肝炎及黄疸之人食用，尤其是急性黄疸型肝炎患者更适宜，可促进黄疸和转氨酶下降；同时适宜阳痿、痔疮、皮肤疥癣瘙痒之人食用。

· 食物相克

泥鳅不宜与狗肉同食。

· 温馨提示

泥鳅在食用前，要先去掉体内的粪便。可将泥鳅养在清水中，滴入几滴植物油，天天换清水，让泥鳅吃进油和清水后，排去肠内的粪便。然后用温水洗净，剖杀，除去内脏，以供进一步加工食用。

❀ 储存

买来的泥鳅，用清水漂一下，放在装有少量水的塑料袋中，扎紧口，放在冰箱中冷冻，泥鳅长时间都不会死掉，只是呈冬眠状态。烧制时，取出泥鳅，倒在一个冷水盆内，待冰块化冻时，泥鳅就会复活。

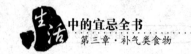
十四、蜂 蜜

蜂蜜是蜜蜂采集植物蜜腺分泌的汁液酿造而成的，是一种天然食品。味道香甜，所含的单糖不需要经消化就可以被人体吸收，主要作为营养滋补品、药用和加工蜜饯食品及酿造蜜酒之用，也可以代替食糖作调味品。对妇、幼特别是老年人更具有良好的保健作用，因而被称为"老人的牛奶"。

养生功效

◆ 蜂蜜能改善血液的成分，促进心脑和血管功能，常服对于心血管病人很有好处。

◆ 蜂蜜对肝脏有保护作用，能促使肝细胞再生，对脂肪肝的形成有一定的抑制作用。

◆ 食用蜂蜜能迅速补充体力，消除疲劳，增强人体对疾病的抵抗能力。

◆ 蜂蜜能治疗中度的皮肤伤害，特别是烫伤，将蜂蜜当做皮肤伤口敷料时，细菌无法生长。

◆ 蜂蜜有杀菌的作用，经常食用不仅对牙齿无妨碍，还能在口腔内起到杀菌消毒的作用。

◆ 蜂蜜还有润肠、通便的作用。

适应证

补中润燥，止痛，解毒；适用于体虚、肺燥咳嗽、肠燥便秘、胃脘疼痛、鼻出血、口疮、汤火烫伤，解乌头毒等症。

饮食宜忌

·适宜人群

一般人群均可食用。尤其适宜老人、小孩、便秘患者、高血压患者、支气管哮喘患者食用。

·禁忌人群

糖尿病患者、脾虚泻泄及湿阻中焦的脘腹胀满、苔厚腻者不宜食用。

·食物相克

蜂蜜不宜与葱同食，蜂蜜的营养成分比较复杂，葱蜜同食后，蜂蜜中的有机酸、酶类遇上葱中的含硫氨基酸等，会发生有害的生化反应，或产生有毒物质，刺激肠胃道而导致腹泻。

选购、储存

·选购

蜂蜜以稠如凝脂、味甜纯正、清洁无杂质、不发酵者为佳。质量较次的蜂蜜常常带有苦味、涩味、酸味或臭味。

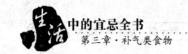
· 储存

1.蜂蜜保存宜放在低温避光处。

2.蜂蜜属于弱酸性的液体，能与金属起化学反应，在贮存过程中接触到铅、锌、铁等金属后，会发生化学反应。因此，应采用非金属容器如陶瓷、玻璃瓶、无毒塑料桶等容器来贮存蜂蜜。

3.蜂蜜在贮存过程中还应防止串味、潮湿、发酵、污染等。为了避免串味和污染，不得与有异味物品（如汽油、酒精、大蒜等）、腐蚀性的物品（如化肥、农药、石灰、碱、硝等）或不卫生的物品（如废品、畜产品等）同储存。

4.目前国家规定瓶装蜜保质期18个月。但封盖成熟浓度高的蜂也能保质多年。以吃新鲜蜂蜜为好，因新鲜蜜一般色、香、味口感较俱佳。

第四章

养血类食物

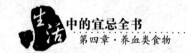
一、菠　菜

　　菠菜营养丰富，茎叶柔软滑嫩、味美色鲜，含有丰富的维生素C、胡萝卜素、蛋白质，以及铁、钙、磷等矿物质，素有"蔬菜之王"之称。另外，由于菠菜性甘凉，利于清理人体肠胃的热毒，能养血、止血、敛阴、润燥，使人容光焕发，因此菠菜被推崇为"十大养颜美肤食物"之一。

❋ 养生功效

　　◆ 菠菜含有大量的植物粗纤维，具有促进肠道蠕动的作用，利于排便，且能促进胰腺分泌，帮助消化。对于痔疮、慢性胰腺炎、便秘、肛裂等病症有治疗作用。

　　◆ 菠菜中所含的胡萝卜素，在人体内能转变成维生素A，可维护正常视力和上皮细胞的健康，增强预防传染病的能力，促进儿童生长发育。

　　◆ 菠菜中含有丰富的胡萝卜素、维生素C、钙、磷及一定量的铁、维生素E等营养成分，能供给人体多种营养物质；其所含铁质，对缺铁性贫血有较好的辅助治疗作用。

　　◆ 菠菜中所含微量元素物质，能促进人体新陈代谢，增进身体免疫力。大量食用菠菜，可降低脑卒中的危险。

◆ 菠菜提取物具有促进培养细胞增殖的作用，既能抗衰老又能增强青春活力。

适应证

补血止血，利五脏，通肠胃，调中气，活血脉，止渴润肠，敛阴润燥，滋阴平肝，助消化；适用于高血压、头痛、目眩、风火赤眼、糖尿病、便秘、消化不良、跌打损伤、衄血、便血、坏血病、大便涩滞等症。

饮食宜忌

·适宜人群

一般人群均可食用。尤其适宜老、幼、病、弱者以及电脑工作者、糖尿病人（尤其Ⅱ型糖尿病人）、高血压、便秘、贫血、坏血病、皮肤粗糙等患者食用。

·禁忌人群

肾炎患者、肾结石患者以及脾虚便溏者不宜多食。

·食物相克

菠菜与豆腐不宜同食

因为菠菜中含有草酸，而豆腐里含有氯化镁、硫酸钙这两种物质，两种食物遇到一起可生成草酸镁和草酸钙的凝结物，从而阻碍人体对菠菜中的铁质和豆腐中蛋白的吸收。

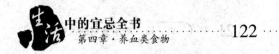
菠菜不宜与瘦肉同食

因为菠菜含铜，而瘦肉含锌。铜是制造红细胞的重要物质之一，又为钙、铁、脂肪代谢所必需。如果把它和含锌较高的食物混合食用，则该类食物析出的铜会大量减少。

菠菜不宜与乳酪同食

因为菠菜含丰富的钙质，乳酪所含的化学成分会影响人体对钙的消化吸收。

菠菜不宜与鳝鱼同食

鳝鱼的食物药性味甘大温，可补中益气，除腹中冷气。而菠菜性甘冷而滑，下气润燥，据《本草纲目》记载，可以"通肠胃热"，由此可见，二者食物药性的性味功能皆不相协调。而且鳝鱼油煎多脂，菠菜冷滑，同食也容易导致腹泻，所以二者不宜同食。

• 温馨提示

菠菜含草酸较多，有碍人体对钙的吸收，所以在烹调菠菜时宜先用沸水烫软，捞出再炒。

选购、储存及妙用

• 选购

色泽浓绿、根为红色、不着水、茎叶不老、无抽薹开花、不带黄烂叶者为佳。

• 储存

去掉烂叶、黄叶，用湿纸包好后装入塑料袋或用保鲜膜包好，放入冰箱内保存，但为了菠菜的新鲜，应尽快在2天内食用。

• **妙用**

菠菜捣烂取汁，每周洗脸数次，连续使用一段时间，可清洁皮肤毛孔，减少皱纹及色素斑，保持皮肤光洁。

二、龙　眼

龙眼俗称"桂圆"，是我国热带名贵特产。龙眼营养丰富，果实除鲜食外，还可制成罐头、酒、膏、酱等，亦可加工成干肉。龙眼还是珍贵的滋养强化剂，有壮阳益气、补益心脾、养血安神、润肤美容等多种功效，因而备受人们喜爱，历史上有"南桂圆北人参"之称。

养生功效

◆ 龙眼含有多种营养物质，有补血安神、健脑益智、补养心脾的功效。

◆ 龙眼对子宫癌细胞的抑制率超过90%，妇女更年期是妇科肿

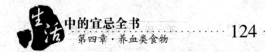
瘤多发的阶段，适当吃些龙眼有利健康。

◆ 龙眼有补益作用，对病后需要调养及体质虚弱的人有辅助疗效。

◆ 龙眼对黄素蛋白有较强的抑制作用，从而具有延缓衰老的作用。

◆ 龙眼中含有大量的铁、钾等元素，能促进血红蛋白的再生，可治疗因为贫血而造成的心悸、心慌、失眠、健忘，起到增强记忆、消除疲劳的作用。

适应证

开胃益脾、养血安神、补虚长智；适用于治疗贫血和因缺乏烟酸造成的皮炎、腹泻、痴呆、甚至精神失常，同时对癌细胞有一定的抑制作用。

饮食宜忌

• 适宜人群

一般人群均可食用。尤其适宜体质虚弱的老年人、记忆力低下者、头晕失眠者、妇女食用。

• 禁忌人群

有上火发炎症状时不宜食用，孕妇不宜过多食用。

• 温馨提示

市场上常有不法商贩将疯人果当龙眼出售，购买时应严格区分。疯人果又叫龙荔，有毒，它的外壳较龙眼平滑，没有真龙眼的鳞斑状外壳，果肉黏手，不易剥离，也没有龙眼肉有韧性，仅有点儿带苦涩的甜味。

选购、储存及妙用

• 选购

挑选鲜龙眼的标准是要求新鲜，成熟适度，果大肉厚，皮薄核小，味香多汁，果壳完整，色泽不减。

观颜色

果壳黄褐，略带青色，为成熟适度；若果壳大部分呈青色，则成熟度不够。

用手捏

用3个手指捏果，若果壳坚硬，则为生果；如柔软而有弹性，是成熟的特征；软而无弹性，则成熟过度，并即将变质。

看果核

剥去果壳，若肉质莹白，容易离核，果核乌黑，说明成熟适度；果肉不易剥离，果核带红色，表明果实偏生，风味较淡。

• 储存

龙眼容易变质，购买后应尽快食用。若要储存则切勿清洗，直接放入冰箱中，可存放2～3天。

• 妙用

龙眼核去皮，将其仁研细，涂擦疮口，有镇痛止血的作用。

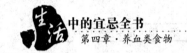
三、荔枝

荔枝营养丰富，含有丰富的糖分、蛋白质、多种维生素、脂肪、柠檬酸、果胶以及磷、铁等，不仅甘甜多汁，而且具有一定的药效和滋补作用。果实除鲜食外，还可加工成荔枝干、糖水荔枝罐头、荔枝汁、速冻荔枝、荔枝酒等。

养生功效

◆ 荔枝所含丰富的糖分具有补充能量、增加营养的作用，对大脑组织有补养作用，能明显改善失眠、健忘、神疲等症。

◆ 荔枝肉含丰富的维生素C和蛋白质，有助于增强人体免疫功能，提高抗病能力。

◆ 荔枝中含有一种有降血糖作用的物质，对糖尿病患者十分有帮助。

◆ 荔枝有消肿解毒、止血、止痛作用。

◆ 荔枝拥有丰富的维生素，可促进微细血管的血液循环，防止雀斑的发生，令皮肤更加光滑。

适应证

荔枝的果肉有补脾益肝、理气补血、温中止痛、补心安神的功效；核具有理气、散结、止痛的功效；可止呃逆，止腹泻，是顽固性呃逆及五更泻者的食疗佳品，同时有补脑健身、开胃益脾、促进食欲之功效。

饮食宜忌

· 适宜人群

一般人群均可食用。尤其适宜产妇、老人、体质虚弱者、病后调养者以及贫血、胃寒和口臭者食用。

· 禁忌人群

患有阴虚火旺以及阴虚所致的咽喉干疼、牙龈肿痛、鼻出血等症者不宜食用。

· 食物相克

荔枝不宜与胡萝卜及黄瓜同食

荔枝含有维生素C，与胡萝卜及黄瓜同食容易破坏维生素C，使营养价值的吸收率大大降低。

荔枝不宜与动物肝脏同食

荔枝中含有大量的果糖，果糖经胃肠道黏膜的毛细血管很快吸收入血后，必须由肝脏内转化酶将果糖转化为葡萄糖，才能直接为人体所利用。若荔枝与动物肝脏同时食用，会降低肝脏营养的吸收率。

· 温馨提示

荔枝食用不宜过量，因为大量食用鲜荔枝，会导致人体血糖下降、口渴、出汗、头晕、腹泻，甚至出现昏迷和循环衰竭等症，医学上称为"荔枝病"，即血糖症。

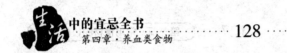
选购、储存及妙用

· 选购

用手捏

放在手里轻轻捏一下，手感发紧且弹性较好的荔枝较为新鲜，感觉松软的不宜选购。

看外观

果皮新鲜、颜色呈暗红色或稍带绿色、果柄鲜活不萎、果肉发白的为新鲜果实；若果皮为黑褐或黑色、汁液外渗、果肉发红则不新鲜。

看头部

如果荔枝头部比较尖， 表皮上的"钉"密集程度比较高的话，那就说明荔枝还不够成熟，反之就是一颗成熟的荔枝。

· 储存

常温下可用塑料袋密封后放在阴凉处，一般能保存6天左右；放在冰箱内零下18℃以下保存，可保鲜1个月左右。

· 妙用

1.可把荔枝的叶片捣烂后，敷治脚部溃烂，效果良好。

2.荔枝核焙干研末，调以白酒，涂擦腋窝部，可治疗狐臭。

四、葡 萄

葡萄有"水果皇后"之美誉，尤其外观美、颗粒大、口味甜的优质葡萄，更是果中珍品。葡萄在全世界的水果生产量中几乎占四分之一，其果品可酿酒、食用、做调味品等，用处极为广泛。

养生功效

◆ 葡萄中的糖主要是葡萄糖，能很快被人体吸收。当人体出现低血糖时，若及时饮用葡萄汁，可很快使症状缓解。

◆ 葡萄能比阿司匹林更好地阻止血栓形成，并且能降低人体血清胆固醇水平，降低血小板的凝聚力，对预防心脑血管病有一定的作用。

◆ 葡萄中含有一种抗癌微量元素，可以防止健康细胞癌变，阻止癌细胞扩散。葡萄汁可以帮助器官移植手术患者减少排异反应，促进早日康复。

适应证

补气益血，滋阴生津，强筋健骨，通利小便；适用于气血虚弱、肺虚久咳、肝肾阴虚、心悸盗汗、腰腿酸痛、筋骨无力、风湿痹痛、面肢水肿、小便不利等症。

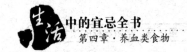
🏵 饮食宜忌

• 适宜人群

一般人群均可食用。尤其适宜肾炎、高血压、水肿患者，儿童，孕妇，贫血患者，神经衰弱、过度疲劳、体倦乏力、未老先衰，肺虚咳嗽、盗汗、风湿性关节炎、四肢筋骨疼痛、癌症患者食用。

• 禁忌人群

糖尿病、便秘及脾胃虚寒者不宜多食。

• 食物相克

葡萄不宜与海鲜食物同食，海味食物如鱼、虾、蟹、海参、海藻等，含有丰富的蛋白质和钙等营养物质，若与含果酸较多的葡萄同时食用，不仅会降低蛋白质的营养价值，且容易使海味中的钙质和果酸结合成新的不易消化的物质，刺激胃肠道，出现腹痛、恶心、呕吐等症状。

• 温馨提示

葡萄清洗

葡萄去蒂放在水盆里，加入适量面粉，用手轻搅几下，然后将浑浊的面粉水倒掉，用清水冲净即可。

🏵 选购、储存及食用

• 选购

葡萄一般以穗为单位，穗重达250克以上，果粒大小一致，着色均匀，肉质变软，没有病果、虫害和破伤果的为佳品。

• 储存

买回家后用纸包好，放入冰箱内可以保持1～2天。

• 食用

每天饮用适量葡萄酒对心脏有好处，但葡萄酒中含有酒精，不如食用鲜葡萄。专家提示，食用鲜葡萄每天以12克为好，过量会提高血糖和甘油三酯含量，特别是那些糖尿病患者更要慎用。

五、花　生

花生又名落花生。花生长于滋养补益，有助于延年益寿，所以民间又称为"长生果"，并且和黄豆一样被誉为"植物肉"、"素中之荤"。

花生的营养价值比粮食类高，可与鸡蛋、牛奶、肉类等一些动物性食物媲美。它含有大量的蛋白质和脂肪，特别是不饱和脂肪酸的含量很高，适宜制作各种营养食品。

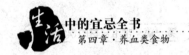

养生功效

◆ 花生中的维生素K有止血作用。花生红衣的止血作用比花生高出50倍，对多种出血性疾病都有良好的止血功效。

◆ 花生含有维生素E和一定量的锌，能增强记忆，抗老化，延缓脑功能衰退，滋润皮肤。

◆ 花生含有的维生素C有降低胆固醇的作用，有助于防治动脉硬化、高血压和冠心病。

◆ 花生中的微量元素硒和另一种生物活性物质白藜芒醇可以防治肿瘤类疾病，同时也是降低血小板聚合、预防和治疗动脉粥样硬化、心脑血管疾病的化学预防剂。

◆ 花生纤维组织中的可溶性纤维被人体消化吸收时，会像海绵一样吸收液体和其他物质，然后膨胀成胶体随粪便排出体外，从而降低有害物质在体内的积存和所产生的毒性作用，可减少肠癌发生的机会。

适应证

花生有润肺、和胃、补脾之功效；适用于燥咳、反胃、水肿、脚气、乳妇奶少、润肺化痰、滋养调气、清咽止咳等，多见于营养不良、食少体弱、燥咳少痰、咯血、齿衄、鼻出血、皮肤紫等病症。

饮食宜忌

• 适宜人群

一般人群均可食用。病后体虚、手术病人恢复期以及妇女孕期产后进食花生均有补养效果；尤其适宜儿童、青少年及老年人食用，能提高儿童记忆力，有助于老人滋补保健。

• 禁忌人群

胆病患者、血黏度高或有血栓的患者、体寒湿滞及肠滑便泄者不宜服食；内热上火者以及跌打损伤者也不宜食用。

• 食物相克

花生不宜与黄瓜、螃蟹同食，否则易导致腹泻。

• 温馨提示

花生很容易受潮变霉，产生致癌性很强的黄曲霉菌毒素。黄曲霉菌毒素可引起中毒性肝炎、肝硬化、肝癌。这种毒素耐高温，煎、炒、煮、炸等烹调方法都分解不了它，所以一定要注意，不可吃发霉的花生米。

选购、储存及食用

• 选购

挑选花生以果荚呈土黄色或白色，色泽分布均匀一致为宜；果仁饱满、形态完整、大小均匀、肥厚而有光泽、无杂质的为优质

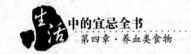
花生；优质花生具有正常的气味，有霉味、哈喇味等不良气味者为
劣质花生。

·储存

采用低温（20℃以下）、缺氧方法贮存，以减少酶的活性。
具体方法是：花生先晒干，后摊凉，装塑料袋密封贮存，并加入1
小包花椒、大料、茴香子，最后置于干燥、低温、通风、避光处可
长期贮存。

·食用

在花生的诸多吃法中以炖吃为最佳。这样既避免了招牌营养
素的破坏，又具有了不温不火、口感潮润、入口好烂、易于消化的
特点，老少皆宜。

第五章

消食类食物

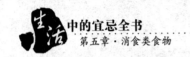

一、大　麦

大麦属禾本科植物，是我国的古老粮种之一，已有几千年的种植历史。大麦富含多种微量元素及维生素，还含有超氧化物歧化酶、细胞色素氧化酶等活动性酶类，具有"三高二低"的特点，即高蛋白、高膳食纤维、高维生素、低脂肪、低糖，是一种理想的保健食品。

❀ 养生功效

◆ 大麦可以消暑热，能起到辅助治疗胃炎及十二指肠球部溃疡等病的效果。

◆ 大麦的可溶性膳食纤维含量高于小麦和燕麦，所以降脂效果更好，能有效降低人体的胆固醇含量。

❀ 适应证

益气宽中、消渴除热、并且有回乳的功效；对滋补虚劳、强脉益肤、充实五脏、消化谷食、止泻、宽肠利水、小便淋痛、消化不良、饱闷腹胀有明显疗效。

✿ 饮食宜忌

• 适宜人群

一般人群均可食用。尤其适宜胃气虚弱、消化不良者食用；凡肝病、食欲缺乏、伤食后胃满腹胀者、妇女回乳时乳房胀痛者宜食大麦芽。

• 禁忌人群

因为大麦芽可回乳或减少乳汁，所以妇女在怀孕期间和哺乳期内不宜食用。

• 温馨提示

若用大麦芽回乳，必须注意：用量过小或萌芽过短者，均可影响疗效。未长出芽之大麦，服后不但无回乳的功效，反而可增加乳汁。

✿ 选购、储存

• 选购

挑选颗粒饱满、没有虫蛀和霉变的大麦为宜。

• 储存

适宜放置在阴凉通风处保存。

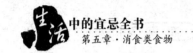

二、香　菜

香菜别名为芫荽、盐荽、胡荽、满天星等。性味辛、温，微毒不可多食。香菜是由西汉时张骞出使西域时引入的。它的嫩茎和鲜叶有种特殊的香味，常被用作菜肴的点缀、提味之品，是人们喜欢食用的佳蔬之一。

❀ 养生功效

◆ 香菜中含有许多挥发油，其特殊的香气就是挥发油散发出来的。它能祛除肉类的腥膻味，因此在一些菜肴中加些香菜，即能起到祛腥膻、增味道的独特功效。

◆ 香菜提取液具有显著的发汗清热透疹的功能，其特殊香味能刺激汗腺分泌，促使人体发汗，透疹。

◆ 香菜辛香升散，能促进胃肠蠕动，具有开胃醒脾的作用。

❀ 适应证

1.发汗透疹，消食下气，醒脾和中：主治麻疹初期、透出不畅及食物积滞、胃口不开、脱肛等病症。

2.芳香健胃，祛风解毒：促进血液循环，有解表治感冒、利大肠、利尿等功能。

✿ 饮食宜忌

· 适宜人群

一般人群均可食用。尤其适宜患风寒外感者、脱肛及食欲缺乏者、小儿出麻疹者食用。

· 禁忌人群

患口臭、狐臭、严重龋齿、胃溃疡、生疮者少吃香菜；另外香菜性温，麻疹已透或虽未透出而热毒壅滞者不宜食用。

· 食物相克

服用补药和中药白术、丹皮时，不宜服用香菜，以免降低补药的疗效。

· 温馨提示

腐烂、发黄的香菜不要食用，因为这样的香菜已经没有了香气，根本没有上述作用，而且可能会产生毒素。

✿ 选购、储存及食用

· 选购

以色泽青绿，香气浓郁，质地脆嫩，无黄叶、烂叶者为佳。

· 储存

将香菜根部切除，择去黄叶，摊开晾晒一两天，编成香肠一般粗细的长辫子，挂在阴凉通风处晾干，或选带根的香菜，将黄叶摘掉，洗净后把香菜挂在细绳上晾干，然后将香菜取下放在容器内

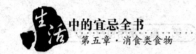

贮藏。食用前用温水把香菜浸泡一会儿。

·食用

香菜富含香精油，香气浓郁，但香精油极易挥发，且经不起长时间加热，香菜最好在食用前加入，以保留其香气。

三、大　蒜

大蒜是餐桌菜肴中一种最常见的食物，既可以生吃，也可以调味，又能防病健身，被人们誉为"天然抗生素"。

养生功效

◆ 调节胰岛素：大蒜中含硒较多，对人体的胰岛素合成下降有调节作用，所以糖尿病患者多食大蒜有助于减轻病情。

◆ 抗癌防癌：大蒜能保护肝脏，诱导肝细胞脱毒酶的活性，可以阻断亚硝胺致癌物质的合成，从而预防癌症的发生。同时大蒜中的锗和硒等元素还有良好的抑制癌瘤或抗癌作用。

◆ 降低血脂、防止血栓：大蒜有效成分具有明显的降血脂及预防冠心病和动脉硬化的作用，并可防止血栓的形成。

◆ 延缓衰老、预防铅中毒：常食大蒜能延缓衰老，它的抗氧化性优于人参，经常接触铅或有铅中毒倾向的人食用大蒜，能有效地预防铅中毒。

◆ 预防关节炎：大蒜能"除风湿，破冷风"，对风寒湿类关节炎有抑制作用。

◆ 防止癌肿：大蒜素及其同系物能有效地抑制癌细胞活性，使之不能正常生长代谢，最终导致癌细胞死亡，并且大蒜素还能激活巨噬细胞的吞噬能力，增强人体免疫功能，预防癌症的发生，大蒜素能阻断亚硝酸盐致癌物质的合成而防治癌肿。

◆ 抗炎灭菌： 紫皮大蒜挥发油中所含的大蒜辣素等具有明显的抗炎灭菌作用，尤其对上呼吸道和消化道感染、真菌性角膜炎、隐孢子菌感染有显著的功效。另据研究表明大蒜中含有一种叫"硫化丙烯"的辣素，其杀菌能力可达到青霉素的十分之一，对病原菌和寄生虫都有良好的杀灭作用，可以起到预防流感、防止伤口感染、治疗感染性疾病和驱虫的功效。

适应证

具有温中消食、行滞气、暖脾胃、消积、解毒、杀虫的功效；主治饮食积滞、脘腹冷痛、水肿胀满、泄泻、痢疾、疟疾、百日咳、痈疽肿毒、白秃癣疮、蛇虫咬伤以及钩虫、蛲虫等病症。

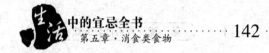 饮食宜忌

·适宜人群

一般人群均可食用。尤其适宜肺结核、癌症、高血压、动脉硬化患者食用。

·禁忌人群

大蒜辛温，多食生热，且对局部有刺激，阴虚火旺、目口舌有疾者忌食；患有胃溃疡、十二指肠溃疡、肝病以及阴虚火旺者忌用；眼病患者在治疗期间，应当禁食蒜，否则将影响疗效；同时大蒜不宜食用过多，容易引起动火，耗血，有碍视力。

·食物相克

大蒜不宜与狗肉同食，《本草纲目》中记载："狗肉同蒜食，损人。"大蒜辛温，有杀菌作用，并能刺激肠胃黏膜，引起胃液增加，蠕动增强。狗肉温补，大蒜熏烈，同食助火，容易损人。大蒜不宜与蜂蜜同食，古人吴谦在《医宗金鉴》中说："葱蒜皆不可共蜜食。若共食令人利下。"大蒜辛温小毒，性热，其所含辣素与葱相近，其性质亦与蜜相反，两者同食对人体健康无益。

·温馨提示

1.在菜肴成熟起锅前，放入一些蒜末，可增加菜肴美味。

2.在烧鱼、煮肉时加入一些蒜块，可解腥、去除异味。

3.发芽的大蒜食疗效果甚微，腌制大蒜不宜时间过长，以免破坏有效成分。

4. 辣素怕热，遇热后很快分解，其杀菌作用降低。因此，预防和治疗感染性疾病应该生食大蒜。

❀ 选购、储存及妙用

· 选购

蒜瓣以外皮干净、带光泽、无损伤和烂瓣的为上品；皮色发暗、根糟朽或烂瓣、肉质松软发糠、瓣形不整齐的品质次。

· 储存

大蒜宜编辫放置于阴凉通风处，可储藏4个月左右。

· 妙用

1.旅游出发前，切一小片大蒜贴在肚脐上，再用胶布或伤湿止痛膏固定，能使晕船、晕车、晕机现象减轻或消失。

2.如果发生中暑，可将大蒜头捣成汁用冷开水稀释后滴鼻，有醒脑益神之效。

3.因饮食不洁引起腹泻、肠炎、痢疾等疾病时，可取大蒜头一枚捣烂加温开水服用，对大肠杆菌、伤寒杆菌、痢疾杆菌有很强的杀灭或抑制作用。

4.不慎吃了有毒食物时，可内服大蒜3～5瓣，有一定的解毒作用。大蒜捣成泥状混与蜂蜜，开水送服，对呕吐有良好效果。

5.不慎被蚊虫、蜈蚣叮咬，一时又找不到解毒药时，可将蒜头咬碎敷患处，有解毒、消肿、止痛的作用。

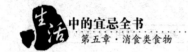
6.流鼻血时，将大蒜头捣成泥状敷在足心涌泉穴，能够加快止血。此法对于各种原因引起的咯血、呕血也有疗效。

7.牙疼时，取大蒜与黑枣肉砸成泥，贴在患处，使口水流出，止疼效果好。

四、白萝卜

萝卜的品种多，有白、红、青，但以白萝卜最为普遍。白萝卜是一种常见的蔬菜，生食熟食均可，其味略带辛辣味。现代研究认为，白萝卜含芥子油、淀粉酶和粗纤维，具有促进消化、增强食欲、加快胃肠蠕动和止咳化痰的作用。中医理论也认为该品味辛甘，性凉，入肺、胃经，为食疗佳品，种子、鲜根、叶均可入药，可下气消积。

❀ 养生功效

◆ 增强人体免疫的功能：萝卜含丰富的维生素C和微量元素锌，有助于增强人体的免疫功能，提高抗病能力。

◆ 帮助消化：萝卜中的芥子油能促进胃肠蠕动，增加食欲，帮助消化。

◆ 帮助营养物质的吸收：萝卜中的淀粉酶能分解食物中的淀粉、脂肪，使之得到充分的吸收。

◆ 防癌抗癌：萝卜含有木质素，能提高巨噬细胞的活力，吞噬癌细胞。此外，萝卜所含的多种酶，能分解致癌的亚硝酸胺，具有防癌作用。

适应证

具有清热生津、凉血止血、下气宽中、消食化滞、开胃健脾、顺气化痰的功效；主要用于腹胀停食、腹痛、咳嗽、痰多等症。

饮食宜忌

•适宜人群

一般人群均可食用。

•禁忌人群

萝卜性偏寒凉而利肠，脾虚泄泻者慎食或少食；胃溃疡、十二指肠溃疡、慢性胃炎、单纯甲状腺肿、先兆流产、子宫脱垂等患者忌食。

•食物相克

白萝卜不宜和胡萝卜同食

白萝卜主泻、胡萝卜为补，所以二者最好不要同食。

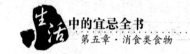
白萝卜不宜与人参、西洋参同食

同食会影响人体对人参、西洋参营养的吸收效果。

·温馨提示

1.萝卜种类繁多，生吃以汁多辣味少者为好，平时不爱吃凉性食物者以熟食为宜。

2.白萝卜宜生食，但要注意吃后半小时内不能进食，以防其有效成分被稀释。

选购、储存及妙用

·选购

可将整根萝卜倒立着拿，以一只手托其头部梗处，再用另一只手轻轻弹敲萝卜的身体，如果声音听起来厚实清脆，则说明萝卜新鲜。

·储存

将萝卜买回家后放入冰箱内保存。

·妙用

1.白萝卜生切片，烘热涂擦患处，每日睡前擦一次，擦至患处皮肤发红为止，连续数日，治冻疮。

2.白萝卜煮浓汁，热洗，治脚气。

3.白萝卜500克，生捣汁，每次服60克，一日两次，治食物中毒、煤气中毒。

第六章

理气类食物

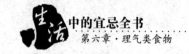
一、荞 麦

　　荞麦又名乌麦、荍麦、甜荞、荞子。食味清香，在我国东北、华北、西北、西南以及日本、朝鲜、前苏联都是很受欢迎的食品。荞米常用来做荞米饭、荞米粥和荞麦片。荞麦粉与其他面粉一样，可制成面条、烙饼、面包、糕点、荞酥、凉粉、血粑和灌肠等民间风味食品。

❁ 养生功效

　　◆ 荞麦蛋白质中含有丰富的赖氨酸成分，铁、锰、锌等微量元素比一般谷物丰富，而且含有丰富的膳食纤维，具有很好的营养保健作用。

　　◆ 荞麦含有丰富的维生素E和可溶性膳食纤维，同时还含有烟酸和芦丁（芸香苷），芦丁有降低人体血脂和胆固醇、软化血管、保护视力和预防脑血管出血的作用。

　　◆ 荞麦含有的烟酸成分能促进人体的新陈代谢，增强解毒能力，还具有扩张小血管和降低血液胆固醇的作用。

　　◆ 荞麦含有丰富的镁，能促进人体纤维蛋白溶解，使血管扩张，抑制凝血块的形成，具有抗栓塞的作用，也有利于降低血清胆固醇。

◆ 荞麦中的某些黄酮成分还具有抗菌、消炎、止咳、平喘、祛痰的作用，因此，荞麦还有"消炎粮食"的美称；另外，这些成分还具有降低血糖的功效。

适应证

荞麦有健脾益气、开胃宽肠、消食化滞、除湿下气的功效；适用于白带、白浊、泄痢、痘疮、溃疡、气盛湿热等症。

饮食宜忌

• 适宜人群

一般人群均可食用。尤其适宜食欲缺乏、饮食不香、肠胃积滞、慢性泄泻之人食用；同时适宜出黄汗之人和夏季痧症者、糖尿病人多食。

• 禁忌人群

脾胃虚寒、消化功能不佳、经常腹泻、体质较为敏感之人不宜食用。

• 食物相克

荞麦不宜与黄鱼同食

《食疗本草》一书中说"荞麦难消，动热风，不宜多食"，指的是荞麦面气味甘平而寒。医圣孙思邈曾说过"荞麦面酸，微寒，食之难消，久食动风，不可合黄鱼食"的话。

由此可见，荞麦性寒，黄鱼多脂，都是不易消化的食物，所

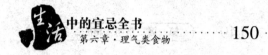

以尽量避免荞麦与黄鱼同食。

· 温馨提示

荞麦含有大量蛋白质及其他致敏物质，故可以引起或加重过敏者的过敏反应，故体质敏感之人食之宜慎；荞麦内含红色荧光色素，食后可致对光敏感症，出现耳、鼻、咽喉、支气管、眼部黏膜发炎及肠道、尿路的刺激症状。

选购、储存及食用

· 选购

挑选大小均匀、颗粒饱满、有光泽的荞麦为宜。

· 储存

荞麦宜放置在常温、干燥、通风的环境中储存。

· 食用

1.荞麦具有清理肠道的作用，因此民间称之为"净肠草"。

2.平时在食用细粮的同时搭配食用一些荞麦对身体很有好处。

二、豌　豆

豌豆属豆科植物，在我国已有2000多年的栽培历史。豌豆既可作蔬菜炒食，子实成熟后又可磨成豌豆面粉食用。因豌豆豆粒圆润鲜绿，十分好看，也常被用来作为配菜，以增加菜肴的色彩，促进食欲。豆苗是豌豆萌发出2～4个子叶的幼苗，鲜嫩清香，最适宜做汤。它们的营养价值与豌豆大致相同。

养生功效

◆ 增强人体免疫功能：豌豆中富含人体所需的各种营养物质，尤其是优质蛋白质，可提高人体的抗病能力和康复能力。

◆ 防癌治癌：豌豆中富含胡萝卜素，食用后可防止人体致癌物质的合成，从而减少癌细胞的形成，降低人体癌症的发病率。

◆ 通利大肠：豌豆中富含粗纤维，能促进大肠蠕动，保持大便通畅，起到清洁大肠的作用。

适应证

具有益中气、止泻痢、利小便、消痈肿、解乳石毒之功效；主治脚气、痈肿、乳汁不通、脾胃不适、呃逆呕吐、心腹胀痛、口渴泄痢等病症。

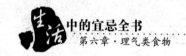

饮食宜忌

·适宜人群

一般人群均可食用。

·温馨提示

1.许多优质粉丝是用豌豆等豆类淀粉制成的，在加工时往往会加入明矾，经常大量食用会使体内的铝增加，影响健康。

2.炒熟的干豌豆尤其不易消化，过食可引起消化不良、腹胀等。

3.应用于消渴：豌豆适量，淡煮常吃。

选购、储存及食用

·选购

鲜豌豆以嫩、软、甜为上品。吃带荚的豌豆，应选择鲜嫩、呈均匀淡绿色和豆粒饱满的。未成熟的豌豆豆荚是扁的，呈深绿色，并有枯萎状。熟过头的豆荚是鼓胀的，颜色浅或有灰色的斑纹，所含豆粒是硬的。

·储存

豌豆容易生虫，难以长时间保存。可将豌豆倒入沸水中，搅拌半分钟，使豆子表面的虫子和虫卵被杀死，然后立即倒入冷水中，再将豆子放在阳光下曝晒干透，装入罐中，在表面放几瓣大蒜。经过这样处理的豌豆，发芽力和食用均不受到影响，而且存放时间也大大延长。

· 食用

1.新鲜豌豆，可作为蔬菜炒吃或做汤。鲜豌豆的豆荚与茎、嫩梢，鲜嫩清香，最适宜炒吃或做汤。

2.成熟的干豌豆可同粳米、糯米一同煮饭；还可磨成粉，与面粉一起，做成点心、面条和各种风味小吃。

3.豌豆能同肉类、蔬菜和谷物搭配，在砂锅、沙拉、汤、炒菜、粥食中使用，不仅味美可口，还提高了饭菜的营养价值。

三、橘　子

橘子常与柑子一起被统称为柑橘，颜色鲜艳，酸甜可口，是日常生活中最常见的水果之一。

养生功效

◆ 橘子富含维生素C与柠檬酸，前者具有美容作用，后者则具有消除疲劳的作用。

◆ 橘子内侧薄皮含有膳食纤维及果胶，可以促进通便，并且

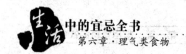

可以降低胆固醇。

◆ 橘皮苷可以加强毛细血管的韧性，降血压，扩张心脏的冠状动脉，故橘子是预防冠心病和动脉硬化的食品，研究证实，食用柑橘可以降低沉积在动脉血管中的胆固醇。

◆ 在鲜柑橘汁中，有一种抗癌活性很强的物质"诺米灵"，它能使致癌化学物质分解，抑制和阻断癌细胞的生长，能使人体内除毒酶的活性成倍提高，阻止致癌物对细胞核的损伤，保护基因的完好。

✿ 适应证

具有开胃理气、止咳润肺的功效；主治胸膈结气、呕逆少食、胃阴不足、口中干渴、肺热咳嗽及饮酒过度。

✿ 饮食宜忌

· 适宜人群
一般人群均可食用。

· 禁忌人群
风寒咳嗽、痰饮咳嗽者不宜食用。

· 食物相克
柑橘不宜与蛤类同食

因为蛤类属海产品，大多性寒，而柑橘为聚痰类食品，两者同食对人体健康不利。此外，蛤类营养丰富，味道鲜美，与柑橘同食，其中的营养成分会被破坏。

柑橘不宜与动物肝脏同食

因为柑橘中含有丰富的维生素C，动物肝脏富含铁、铜等离子，若两者同食，铁、铜离子会将柑橘中的维生素C氧化，从而使食物的营养价值降低。

柑橘不宜与牛奶同食

因为柑橘中含有的果酸会使牛奶中的蛋白质凝固，从而影响人体吸收，甚至还会出现腹胀、腹痛、腹泻等症状。

柑橘不宜与龙须菜同食

因为柑橘中含果酸，而龙须菜中含有丰富的蛋白质，两者同食，果酸会使蛋白质凝固，从而影响人体的消化吸收。

• 温馨提示

1.肠胃功能欠佳者，吃太多橘子，容易发生胃结石的困扰。

2.橘子含热量较多，如果一次食用过多，就会"上火"，引发口腔炎、牙周炎等症。

3.过多食用柑橘类水果会引起"橘子病"，出现皮肤变黄等症状。

❀ 选购、储存及妙用

• 选购

看外观

外观上要选择表皮颜色呈现闪亮色泽的黄色或深黄色的橘子，这表示是比较新鲜、成熟的橘子；应避免挑选过于成熟的苍黄

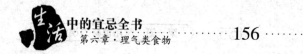

色或表示太涩的绿色及表皮上有孔的橘子。

用手捏

只要轻捏新鲜橘子的表皮，就会发现橘子皮上会冒出一些油；反之，则不新鲜。

闻香气

透过果皮，闻到阵阵香气，则是汁多味美的橘子；反之如果没有香味或有异味的，则不是新鲜橘子。

· 储存

大蒜保存法：将大蒜叶或大蒜头捣碎或切片，置于清水中，蒜水比例为1：10，浸泡12个小时后熬煎至沸点，待冷却至室温后，将经过严格挑选、未破皮、无病虫害的新鲜柑橘放入蒜水中浸泡10～15秒钟，取出晾干水后，便可按常规方法贮藏。这样可以使橘子保鲜4～5个月，好果率平均在95%左右。

· 妙用

美发

烧一壶热水，将橘皮泡入热水中，再用它来洗发，然后就会发现，洗后的头发光滑柔软，如同用了高质量的护发素。

防晕车

在上车前1小时，用新鲜的橘子皮，向内折成双层，对准鼻孔，用手指捏橘子皮，皮中就会喷射出无数股细小的橘香油雾并被吸入鼻孔。在上车后继续随时挤压吸入，可有效地预防晕车。

治冻疮

将橘皮用火烤焦，研成粉末，再用植物油调均匀，抹在患处，可有效防治冻疮。

解酒

用鲜橘皮30克，加盐少许煎汤饮服，醒酒效果颇佳。

治睡觉磨牙

睡觉前10分钟，口中含一块橘皮，然后入睡，最好不要将橘皮吐出，若感到不适时，再吐出。

治口臭

将一小块橘皮含在口中，或嚼一小块鲜橘皮，可治口臭。

解鱼蟹之毒

用适量的橘子皮煎汤饮服，可用于缓解食鱼、食蟹后的中毒现象。

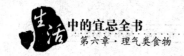
四、芥 菜

　　芥菜为十字花科植物，在我国栽培历史悠久，类型和品种很多，有芥子菜、叶用芥菜、茎用芥菜、薹用芥菜、芽用芥菜、根用芥菜等。平时所说的芥菜一般指叶用芥菜。叶用芥菜有大叶芥菜、小叶芥菜、雪里蕻、包心芥菜等，广东地区以大叶芥菜、小叶芥菜最常见。

养生功效

　　◆ 芥菜有开胃消食的作用，因为芥菜腌制后有一种特殊的鲜味和香味，能促进胃、肠消化功能，增进食欲，可用来开胃，帮助消化。

　　◆ 芥菜含有大量的维生素C，是活性很强的还原物质，参与人体重要的氧化还原过程，能增加大脑中的氧含量，激发大脑对氧的利用率，有提神醒脑、解除疲劳的作用。

　　◆ 芥菜有解毒消肿之功效，有抵抗感染和预防疾病的作用，可用于抑制细菌毒素的毒性，促进伤口愈合，用来辅助治疗感染性疾病。

　　◆ 芥菜组织较粗硬，含有胡萝卜素和大量食用纤维素，因此芥菜有明目利膈、宽肠通便之功效，可作为眼科患者的食疗佳品，也是防治便秘的食疗佳品，尤宜于老年人及习惯性便秘者食用。

❀ 适应证

有宣肺豁痰、利气温中、解毒消肿、开胃消食、温中利气、明目利膈的功效；主治咳嗽痰滞、胸膈满闷、便秘等病症。

❀ 饮食宜忌

• 适宜人群

一般人群均可食用。

• 禁忌人群

芥菜类蔬菜常被制成腌制品食用，因腌制后含有大量的盐分，故高血压、血管硬化的病人应注意少食以限制盐的摄入。另外内热偏盛及内患有热性咳嗽患者、疮疡、痔疮、便血及眼疾的人不宜食雪里蕻。

• 食物相克

芥菜不能与鲫鱼同食，《本草纲目》中记载："鲫鱼同芥菜食成肿疾。"因为芥菜与鲫鱼同食，生化反应中会产生某些刺激性物质，进入肺、肾，特别是肾，使二脏宣导失常，从而导致水肿，所以两者不宜同食。

• 温馨提示

1.芥菜不能生食，也不宜多食。

2.由于芥菜带有苦味，在炒芥菜前可用开水泡几分钟，然后用清水清洗，这样可减少苦味。

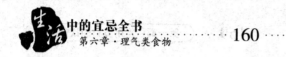
❀ 选购、储存及食用

·选购

买芥菜时，应挑选菜叶完整，菜梗明净、肥厚，而且菜梗用手轻轻一折便可折断的，才算鲜嫩。如菜叶有虫口、菜梗有黑点的则是变质的芥菜。

·储存

买回家后，放入冰箱内保存即可。

·食用

芥菜腌制方法：

1.先将芥菜洗干净，再将菜晾干，没有生水。将切菜刀、菜板、炒菜锅及锅铲洗干净晾干，没有生水。将芥菜切丝，切姜末、辣椒。

2.用油炒，油量可以比炒菜略多一些。油热后，放花椒出味、放大料翻炒后放姜末、辣椒出味，放盐、醋，放菜丝翻炒4～5分钟，出锅后趁热放入缸内。

3.将缸放置于阳台，当天不加盖，第二天密封好。一周后，即可食用。

五、圆白菜

圆白菜，又名卷心菜、包心菜、洋白菜、包菜、大头菜、结球等。圆白菜来自欧洲地中海地区，在西方是最为重要的蔬菜之一。圆白菜和大白菜一样产量高、耐储藏，是四季的佳蔬。德国人认为，圆白菜才是菜中之王，它能治百病。西方人用圆白菜治病的"偏方"，就像中国人用萝卜治病一样常见。

❀ 养生功效

◆ 圆白菜富含叶酸，这是甘蓝类蔬菜的一个优点。所以，怀孕的妇女、贫血患者应当多吃些圆白菜，圆白菜防衰老、抗氧化的效果颇佳。

◆ 圆白菜能提高人体免疫力，预防感冒，在抗癌蔬菜中，圆白菜排在第五位。

◆ 新鲜的圆白菜有杀菌消炎的作用，咽喉疼痛、外伤肿痛、蚊叮虫咬、胃痛牙痛之类，食用圆白菜都可达到很好的疗效。

◆ 圆白菜中含有某种"溃疡愈合因子"，对溃疡有着很好的治疗作用，能加速创面愈合，是胃溃疡患者的有效食品。

◆ 圆白菜可增进食欲，促进消化，预防便秘，是糖尿病和肥胖患者的理想食物。

适应证

可补骨髓、润脏腑、益心力、壮筋骨、利脏器、祛结气、清热止痛；主治睡眠不佳、多梦易睡、耳目不聪、关节屈伸不利、胃脘疼痛等病症。

饮食宜忌

·适宜人群

一般人群均可食用。尤其适宜动脉硬化、胆结石症患者、肥胖患者、孕妇及有消化道溃疡的患者食用。

·禁忌人群

皮肤瘙痒性疾病、眼部充血患者不宜食用；脾胃虚寒、泄泻以及小儿脾弱者不宜多食；另外，当腹腔和胸外科手术后、胃肠溃疡及其出血特别严重时、腹泻及肝病时不宜食用。

·温馨提示

1. 圆白菜中含有丰富的萝卜硫素。这种物质能刺激人体细胞产生对身体有益的酶，进而形成一层对抗外来致癌物侵蚀的保护膜。萝卜硫素是迄今为止所发现的蔬菜中最强的抗癌成分。

2. 购买时不宜多，以免搁放几天后，大量的维生素C被破坏，减少菜品本身应具有的营养成分。

第七章

清热类食物

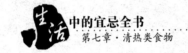
一、小　米

小米又名粟，古代叫禾，是一年生草本植物，属禾本科，我国北方通称谷子，去壳后叫小米。

小米是一种营养丰富的粮食，蛋白质含量高于大米和玉米，脂肪、热量、硫胺素和维生素E含量高于大米和小麦粉，用它煮饭或熬粥，色、香、味俱佳，并且容易被人体消化吸收，有"代参汤"之美称。

我国北方许多妇女在生育后，都有用小米加红糖来调养身体的传统，是孕妇及老年人、婴幼儿和病人较理想的食品。

❀ 养生功效

◆ 小米因富含维生素B_1、维生素B_{12}等，具有防止消化不良及口角生疮的功效。

◆ 小米具有防止反胃、呕吐的功效。

◆ 小米具有滋阴养血的功能，可以使产妇虚寒的体质得到调养，帮助她们恢复体力。

◆ 小米具有养颜美容的功效，有减轻皮肤皱纹、色斑、色素沉着等作用。

◆ 小米中色氨酸的含量为谷类之首，色氨酸有调节睡眠的作用。中医认为，小米味甘咸，有清热解渴、健胃除湿、和胃安眠等功效。用小米煮粥，睡前服用，易使人安然入睡。

✿ 适应证

有健脾和胃、补益虚损、和中益肾、除热、解毒之功效；主治脾胃虚热、反胃呕吐、消渴、泄泻等症。

✿ 饮食宜忌

• 适宜人群

一般人群均可食用。

• 禁忌人群

气滞者，体质虚寒、小便清长者不宜食用。

• 食物相克

小米不宜与杏仁同食。

• 温馨提示

1.淘米时不要用手搓，忌长时间浸泡或用热水淘米，否则容易造成营养流失。

2.小米的蛋白质营养价值并不比大米更好，因为小米蛋白质的氨基酸组成并不理想，赖氨酸过低而亮氨酸又过高，所以产后不能完全以小米为主食，应注意搭配，以免缺乏其他营养成分。

3.小米粥表面漂浮的一层"米油"营养极为丰富。

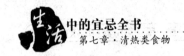
❀ 选购、储存及食用

· 选购

识别优质小米

色泽均匀一致、富有光泽、气味正常、不含杂质、碎米含量不超过6%的为优质小米；若色泽混杂、碎米和杂质多、则为劣质小米。

识别用姜黄粉染色的小米

用姜黄粉染色的小米，煮成粥后米烂如泥，汤清似水，失去了小米原有的风味和营养成分。要判断小米是否被染色，可用手拈几粒小米，沾点水在手心里搓一搓，凡用姜黄粉染过色的小米颜色由黄变灰暗，而手心会残留黄色粉状物。

· 储存

1.小米应放在阴凉、干燥、通风较好的地方保存。

2.小米易遭蛾类幼虫等危害,发现后可将生虫部分取出单独处理。

3.在容器内放1袋新鲜花椒可防虫。

· 食用

1.小米可蒸饭、煮粥，磨成粉后可单独或与其他面粉掺和制作饼、窝头、丝糕、发糕等，糯性小米也可酿酒、酿醋、制糖等。

2.小米宜与大豆或肉类食物混合食用,这是由于小米的氨基酸中缺乏赖氨酸,而大豆的氨基酸中富含赖氨酸,可以补充小米的不足。

二、绿 豆

绿豆是我国人民的传统豆类食物。绿豆中的多种维生素、钙、磷、铁等矿物质都比粳米多。因此，它不但具有良好的食用价值，还具有非常好的药用价值，有"济世之良谷"的说法。在炎炎夏日，绿豆汤更是老百姓最常喝的消暑饮料。

❀ 养生功效

◆ 绿豆对葡萄球菌以及某些病毒有抑制作用，有清热解毒之功效。

◆ 绿豆中所含有的蛋白质、磷脂均有兴奋神经、增进食欲的功效。

◆ 绿豆中含有一种球蛋白和多糖，能促进动物体内胆固醇在肝脏中分解成胆酸，加速胆汁中胆盐分泌并降低小肠对胆固醇的吸收率。

◆ 绿豆中的多糖成分能增强血清脂蛋白酶的活性，使脂蛋白中甘油三酯水解达到降血脂的疗效，从而可以防治冠心病、心绞痛等症。

◆ 绿豆含丰富的胰蛋白酶抑制剂，可以保护肝脏，减少蛋白分解，从而达到保护肾脏的作用。

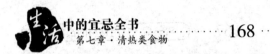
◆ 绿豆的有效成分具有抗过敏作用，可治疗荨麻疹等疾病。

适应证

具有清热解毒、利尿、消暑除烦、止渴健胃、利水消肿之功效；主治暑热烦渴、湿热泄泻、水肿腹胀、疮疡肿毒、丹毒疖肿、疟腮、痘疹等。

饮食宜忌

· 适宜人群

一般人群均可食用。尤其适宜眼病患者、高血压患者、水肿患者、红眼病患者食用。

· 禁忌人群

绿豆性寒凉，体质阳虚、脾胃虚寒、泄泻者不宜食用。

· 食物相克

绿豆不宜与狗肉同食，否则容易引起腹胀。

· 温馨提示

1.绿豆忌用铁锅煮。

2.绿豆不宜煮得过烂，以免使有机酸和维生素遭到破坏，降低清热解毒功效。

3.未煮烂的绿豆腥味强烈，食后易恶心、呕吐。

4.服温补药时不要吃绿豆食品，以免降低药效。

选购、储存及食用

· 选购

绿豆以色浓绿而富有光泽、粒大整齐、形圆、无霉烂、无虫口、无变质的为佳品。

· 储存

可将绿豆放在日光下曝晒5个小时，然后趁热密封保存，这样保存时间较久。

· 食用

1.夏天里，人们出汗多，水分损失很大，钾的流失量多，体内的电解质平衡遭到破坏。这时，用绿豆煮汤，饮用后能够起到清暑益气、止渴利尿的作用，不仅能补充水分，而且还能及时补充矿物质，对维持体内电解质平衡有着重要意义。

2.绿豆有解毒作用。如发生有机磷农药中毒、铅中毒、酒精中毒（醉酒）或吃错药等情况，在医院抢救前都可以先灌下一碗绿豆汤进行紧急处理；经常在有毒环境下工作或接触有毒物质的人，应经常食用绿豆来解毒保健。

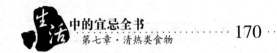

三、黄　豆

黄豆的营养价值较高，有"豆中之王"、"田中之肉"、"绿色牛乳"等美称，是最受营养学家推崇的食物。黄豆的发酵制品，包括豆豉、豆汁、黄酱及各种腐乳等，都是用黄豆或黄豆制品接种真菌发酵后制成的。黄豆及其制品经微生物作用后，消除了抑制营养的因子，产生多种具有香味的物质，因而更易被人体消化吸收，更重要的是增加了维生素B_{12}的含量。

养生功效

◆ 增强人体免疫功能：黄豆含有丰富的蛋白质，含有多种人体必需的氨基酸，可以提高人体免疫力。

◆ 防止血管硬化：黄豆中的卵磷脂可除掉附在血管壁上的胆固醇，防止血管硬化，预防心血管疾病，保护心脏。黄豆中的卵磷脂还具有防止肝脏内积存过多脂肪的作用，从而有效地防治因肥胖而引起的脂肪肝。

◆ 通导大便：黄豆中含有的可溶性纤维，既可通便，又能降低胆固醇含量。

◆ 降糖、降脂：黄豆中含有一种抑制胰酶的物质，对糖尿病有治疗作用。黄豆所含的皂甙有明显的降血脂作用。

◆ 黄豆异黄酮是一种结构与雌激素相似，具有雌激素活性的植物性雌激素，能够减轻女性更年期综合征症状、延迟女性细胞衰老、使皮肤保持弹性、养颜、减少钙丢失、促进骨骼生成、降血脂等功效。

✿ 适应证

具有健脾宽中，润燥消水、清热解毒、益气的功效；主治疳积泻痢、腹胀羸瘦、妊娠中毒、疮痈肿毒、外伤出血等，对咽炎、结膜炎、口腔炎、菌痢、肠炎也有一定的疗效。

✿ 饮食宜忌

• 适宜人群

一般人群均可食用。尤其适宜更年期妇女、糖尿病、心血管病患者、脑力工作者以及减肥者食用。

• 禁忌人群

黄豆在消化吸收过程中会产生过多的气体造成胀肚，故消化功能不良、有慢性消化道疾病的人不宜多食；患有严重肝病、肾病、痛风、消化性溃疡、低碘者不宜食用；患疮痘期间不宜食用黄豆及其制品。

• 食物相克

黄豆不宜与虾皮同食，否则会影响人体正常的消化吸收。

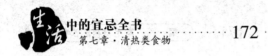
· 温馨提示

1.生黄豆含有不利健康的抗胰蛋白酶和凝血酶，所以黄豆不宜生食，夹生黄豆也不宜食用。

2.黄豆通常有一种豆腥味，很多人不喜欢。如在炒黄豆时，滴几滴黄酒，再放入少许盐，这样豆腥味会少得多。在炒黄豆之前用凉盐水洗一下，也可达到同样的效果。

3.食用时宜高温煮烂且不宜食用过多，以免引起因消化不良所导致的腹胀。

选购、储存及妙用

· 选购

宜选择颗粒饱满、大小均匀、颜色一致、无杂色、无霉烂、无虫蛀、无破皮的黄豆。

· 储存

可将黄豆晒干，置于阴凉处储存。

· 妙用

1.黄豆100克，细米糠60克，加水煎至黄豆熟烂，一天分2次吃，可治疗手足经常性抽筋疼痛。

2.烧烫伤治疗期间每天用黄豆适量煮汁服，可加快治愈，愈后无疤痕。

四、小　麦

小麦是世界上分布最广泛的粮食作物，其播种面积为各种粮食作物之首，是重要的粮食之一。小麦是我国北方人民的主食，自古就是滋养身体的重要食物。《本草拾遗》中提到："小麦面，补虚，实人肤体，厚肠胃，强气力。"小麦营养价值很高，所含的B族维生素和矿物质对人体健康很有益处。

养生功效

◆ 进食全麦可以降低血液循环中的雌激素的含量，从而达到防治乳腺癌的目的。

◆ 对于更年期女性来说，食用未精制的小麦还能缓解更年期综合征。

◆ 小麦含高膳食纤维，对高脂蛋白血症、糖尿病、动脉粥样硬化、痔疮、老年性便秘、结肠癌都有防治作用。

适应证

小麦具有养心除烦、健脾益肾、除热止渴等功效；主治脏躁、烦热、消渴、泄痢、痈肿、外伤出血及烫伤等。

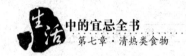
饮食宜忌

·适宜人群

一般人群均可食用。尤其适宜心血不足、失眠多梦、心悸不安、多呵欠，古称妇人脏燥者食用，也适宜妇人回乳时食用。

·禁忌人群

慢性肝病患者不宜食用。

·温馨提示

存放时间适当长些的面粉比新磨的面粉的品质好，民间有"麦吃陈，米吃新"的说法；面粉与大米搭配着吃最好。

选购、储存及妙用

·选购

应选择干净、无霉变、无虫蛀、颗粒饱满、圆润的小麦为宜。

·储存

放置于阴凉干燥处保存。

·妙用

麦麸可治疗瘟疫、热疮、汤火疮溃烂、跌打损伤、淤血等，用醋和麦麸炒后贴于患处，效果显著；用醋和麦麸炒后还可用来治疗手脚的风湿痹痛及寒湿脚气，效果显著。

五、香　蕉

香蕉是人们喜爱的水果之一，香蕉又被称为"智慧之果"，传说佛祖释迦牟尼就是因吃了香蕉而获得智慧的。欧洲人因它能解除忧郁而称它为"快乐水果"。香蕉还是女孩子们钟爱的减肥佳果。香蕉营养高、热量低，含有称为"智慧之盐"的磷，又有丰富的蛋白质、糖、钾、维生素A和维生素C，同时膳食纤维含量也很丰富，是相当好的营养食品。

养生功效

◆ 香蕉含有大量糖类物质及其他营养成分，可充饥、补充营养及能量。

◆ 香蕉性寒，能清肠热；味甘，能润肠通便，可治疗热病烦渴等症。

◆ 香蕉能缓和胃酸的刺激，保护胃黏膜。

◆ 香蕉中含有一种叫血管紧张素转化酶的抑制物质，可以抑制血压的升高。

◆ 香蕉中的果肉甲醇提取物对细菌、真菌有抑制作用，可消炎解毒。

◆ 香蕉中大量的碳水化合物、膳食纤维等有防癌的作用。

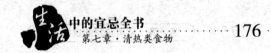

❀ 适应证

具有清热、生津止渴、润肺滑肠的功效；主治温热病、口烦渴、大便秘结、痔疮出血等症。

❀ 饮食宜忌

·适宜人群

一般人群均可食用。尤其适宜口干烦躁、咽干喉痛者，大便干燥、痔疮、大便带血者，上消化道溃疡者，饮酒过量而宿醉未解者，高血压、冠心病、动脉硬化者食用。

·禁忌人群

脾胃虚寒、便溏腹泻者不宜多食、生食，胃酸过多者不可食用，急慢性肾炎及肾功能不全者忌食。

·食物相克

香蕉不宜与牛奶同食

牛奶中含有丰富的蛋白质，香蕉中含有果酸，相遇会结合凝固，影响蛋白质的吸收，导致肠道消化不良。

香蕉不宜与芋头同食

二者同食会导致胃部不适，容易引起腹部胀痛。

·温馨提示

香蕉在储存和运输的过程中，香蕉表皮的细胞被破坏，里面的氧化霉素被空气中的氧气氧化，生成了一种黑色的物质，香蕉皮就变黑了。这是香蕉成熟的一个过程，并不影响本身营养。

选购、储存及妙用

• 选购

观颜色

皮色鲜黄光亮，两端带青的为成熟适度果；果皮全青的为过生果；果皮变黑的为过熟果。

用手捏

用两指轻轻捏果身，富有弹性的为成熟果；果肉硬结的为生果；剥皮附带果肉的为过熟果。

尝味道

入口柔软糯滑、甜香俱全的为成熟适度果；肉质硬实，缺少甜香的为过生果，涩味未脱的为夹生果，肉质软烂的为过熟果。

• 储存

香蕉宜放在室内阴凉、干燥、通风处，悬空挂起效果更好。冬天贮藏时，环境温度不能低于11℃，否则容易发生冻伤。

• 妙用

擦皮沙发

用香蕉皮的内侧摩擦沙发的皮面，能消除污垢，保持皮沙发的清洁。

擦皮鞋

用香蕉皮擦皮鞋，可使皮面洁净、光亮。

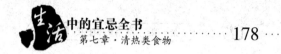

治手足皮肤皲裂

在每次用热水擦手、足后，用香蕉皮的内侧在手上进行摩擦，可防止手、足的皮肤皲裂。如果已经有裂口了，可将香蕉皮直接在裂口处摩擦，一般连用数次即可治愈。

治皮肤瘙痒症

香蕉皮中含有蕉皮素，它可抑制真菌。可精选新鲜的香蕉皮在皮肤瘙痒处反复摩擦，或用香蕉皮捣成泥涂抹，或用香蕉皮煎水洗涤，连用数日，即可奏效。

养颜美容

香蕉半个捣泥，加适量牛奶，调成糊状，敷在脸上。保持15～20分钟后用清水洗去。可使皮肤清爽滑润，并可祛除脸上痤疮及雀斑。

六、梨

梨肉多汁，酸甜可口，芳香优美，有"百果之宗"的美誉。因其鲜嫩多汁，酸甜适口，所以又有"天然矿泉水"之称。梨富含糖、蛋白质、脂肪、碳水化合物及多种维生素，对人体健康有重要作用。梨果还可以加工制作梨干、梨脯、梨膏、梨汁、梨罐头等，也可用来酿酒、制醋。

养生功效

◆ 梨性凉并能清热镇静，常食能使血压恢复正常，改善头晕目眩等症状。

◆ 梨中含有丰富的B族维生素，能保护心脏，减轻疲劳，增强心肌活力，降低血压。

◆ 梨含有较多的糖类物质和多种维生素，易被人体吸收，增进食欲，对肝脏具有保护作用。

◆ 梨所含的苷及鞣酸等成分，能祛痰止咳，对咽喉有很好的养护作用。

◆ 梨中的果胶含量很高，有助于消化、通利大便。

◆ 经常吃梨能防止动脉粥样硬化，抑制致癌物质亚硝胺的形成，从而达到防癌抗癌的效果。

适应证

具有生津、润燥、清热、化痰、解酒的作用；用于热病伤阴或阴虚所致的干咳、口渴、便秘等症，也可用于内热所致的烦渴、咳喘、痰黄等症。

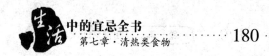
饮食宜忌

·适宜人群

一般人群均可食用。尤其适宜咳嗽痰稠或无痰、咽喉发痒干疼者，慢性支气管炎、肺结核患者，高血压、心脏病、肝炎、肝硬化患者，饮酒后或宿醉未醒者食用。

·禁忌人群

慢性肠炎、胃寒病、糖尿病患者不宜食用生梨。

·食物相克

梨不宜与螃蟹同食，以防引起腹泻。

·温馨提示

1.梨性寒凉，一次不要吃得过多。脾胃虚弱的人不宜吃生梨，可把梨切块煮水食用。

2.吃梨时喝热水、食油腻食品会导致腹泻。

3.梨可清喉降火。播音员、主持人、歌唱者经常食用煮好的熟梨，能增加口中的津液，起到保养嗓子的作用。

选购、储存及妙用

·选购

1.生梨下部突出，梨肉较少；熟梨下部旋圆，梨肉较多。

2.以果粒完整、无虫害、无压伤、坚实但不可太硬者为佳，避免买到皮皱皱的、或皮上有斑点的果实。

• 储存

1.可放置于屋内阴凉的角落，最好不要放入冰箱保存。

2.若一定要放入冰箱，则放前不要用水清洗，否则极易腐烂，可用纸袋包好，放入冰箱可保存2～3天。

• 妙用

去锅垢

炒菜锅里经常积聚着烧焦的油垢，把鲜梨的皮放在炒菜锅里煮一下，黑糊糊的锅垢很快就脱落了。

治烫伤

若不慎烫伤，用几片生梨片贴于烫伤之处，便能起到止痛的作用。

七、草　莓

草莓外观呈圆形或心形，鲜美红嫩，果肉多汁，酸甜可口，香味浓郁，是水果中难得的色、香、味俱佳者，因此常被人们誉为"果中皇后"。

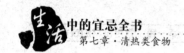
养生功效

◆ 草莓中所含的胡萝卜素是合成维生素A的重要物质，具有明目养肝作用。

◆ 草莓对胃肠道和贫血均有一定的滋补调理作用。

◆ 草莓除可以预防坏血病外，对防治动脉硬化、冠心病也有较好的疗效。

◆ 草莓是鞣酸含量丰富的植物，在体内可吸附和阻止致癌化学物质的吸收，具有防癌作用。

◆ 草莓中含有天冬氨酸，可以自然平和地清除体内的重金属离子。

适应证

具有润肺生津、健脾、消暑、解热、利尿、止渴的功效；主治风热咳嗽、口舌糜烂、咽喉肿毒、便秘、高血压等症。

饮食宜忌

·适宜人群

一般人群均可食用。尤其适宜风热咳嗽、咽喉肿痛、声音嘶哑者，夏季烦热口干或腹泻如水者，癌症，特别是鼻咽癌、肺癌患者食用。

- **禁忌人群**

痰湿内盛、肠滑便泻者，尿路结石病人不宜多食。

- **食物相克**

草莓不宜与胡萝卜同食

胡萝卜不宜与富含维生素C的水果同食，草莓富含维生素C，两者同食容易降低食物的营养成分。

草莓不宜与海味食品同食

草莓中含有丰富的鞣酸，与海味食品同食不仅会降低海味食品蛋白质的营养价值，还容易导致腹泻、恶心、呕吐等。

- **温馨提示**

草莓表面粗糙，不易洗净，用淡盐水或高锰酸钾水浸泡10分钟，既能杀菌又较易清洗。

选购、储存及妙用

- **选购**

草莓应尽量挑选色泽鲜亮、有光泽、有细小绒毛、结实、手感较硬的；太大或过于水灵的草莓不宜挑选。

- **储存**

可用盐水浸泡一下，然后用保鲜袋装好，放入冰箱内保存。

- **妙用**

酒后头昏不适时，可用鲜草莓100克，洗净服用，有助醒酒。

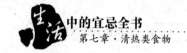

八、杏

杏肉黄软，香气扑鼻，酸甜多汁，营养丰富，含有多种有机成分和人体所必需的维生素及无机盐类，是一种营养价值较高的水果。杏仁的营养更丰富，含蛋白质、粗脂肪、糖类，还含有磷、铁、钾、钙等无机盐类及多种维生素，是滋补佳品。

养生功效

◆ 杏是维生素B_{17}含量最为丰富的果品，而维生素B_{17}又是极有效的抗癌物质，并且只对癌细胞有吞噬作用，对正常健康的细胞无任何毒害。

◆ 苦杏仁能止咳平喘，润肠通便，可治肺病、咳嗽等疾病。

◆ 杏仁还含有丰富的维生素C和多酚类成分，这种成分不但能够降低人体内胆固醇的含量，还能显著降低心脏病和很多慢性病的发病危险性。

◆ 未熟果实中含类黄酮较多，类黄酮有预防心脏病和减少心肌梗死的作用。

适应证

具有润肺、止咳定喘、生津止渴的功效；适用于胃阴不足、口渴咽干等症。

饮食宜忌

• 适宜人群

一般人群均可食用。尤其适宜急慢性气管炎咳嗽者，肺癌、鼻咽癌患者，癌症及术后放化疗患者，头发稀疏者食用。

• 禁忌人群

产妇、婴幼儿特别是糖尿病患者，不宜食杏或杏制品。

• 食物相克

杏不宜与小米同食，杏可生津止渴、润肺化痰，小米能健脾、和胃，有安眠作用；但二者若同食，容易使人呕吐、泄泻，尤其是气滞者应忌食。

• 温馨提示

杏不可多食，因为其中的苦杏仁苷的代谢产物会导致组织细胞窒息，严重者会抑制中枢，导致呼吸麻痹，甚至死亡。

选购、储存及食用

• 选购

1.不同品种的杏以果个大、色泽美、味甜汁多、纤维少、核小、有香味、无病虫害者为佳。

2.同一品种则要看其成熟度，过生的果实酸味浓，甜味不足；过熟的果实肉质酥软，缺乏水分。一般应以皮色黄中泛红，具有本品种特色的为佳品。

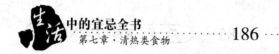

· 储存

可放置于干燥通风处，避免堆放。

· 食用

杏仁有止咳化痰的功用，但苦杏仁不可多食，否则会引起中毒。因为苦杏仁中含有一种苦杏仁苷（也叫氰苷）的化学物质，当苦杏仁在口内被咀嚼时，苦杏仁苷在唾液淀粉酶的作用下被水解，释放出氢氰酸。

氢氰酸是一种剧毒物质，进入体内以后，过多的氢氰酸与组织细胞含铁呼吸酶结合，可阻止呼吸酶递送氧，从而使组织细胞窒息，严重者会抑制延髓中枢，导致呼吸麻痹，甚至死亡。

九、西 瓜

西瓜堪称"瓜中之王"，因其在汉代从西域引入，故称"西瓜"，又称"寒瓜"、"夏瓜"、"水瓜"、"青登瓜"等。西瓜除不含脂肪和胆固醇外，含有大量的葡萄糖、苹果酸、果糖、精氨酸、番茄素及丰富的维生素C等物质，是一种富有营养、纯净、食用安全的食品。西瓜味道甘甜多汁，清爽解渴，是防暑降温的最佳果品。西瓜的含水量高达94%，在所有水果中天然营养汁含量居首位，因此，被称为"夏季水果之王"

养生功效

◆ 西瓜可清热解暑，除烦止渴，西瓜中含有大量的水分，在急性热病发热、口渴汗多、烦躁时，吃上一块西瓜，症状会马上得到改善。

◆ 新鲜的西瓜汁和鲜嫩的瓜皮能增加皮肤弹性，减少皱纹，增添光泽。

◆ 西瓜含有能使血压降低的物质。

◆ 西瓜所含的糖和盐能利尿并消除肾脏炎症，蛋白酶能把不溶性蛋白质转化为可溶性蛋白质，增加肾炎病人的营养。

◆ 吃西瓜后尿量会明显增加，这可以减少胆色素的含量，并可使大便通畅，对治疗黄疸有一定作用。

适应证

具有清热解暑、生津止渴、利尿除烦的功效；主治胸膈气壅、满闷不舒、小便不利、口鼻生疮、暑热、中暑、解酒毒等症。

饮食宜忌

·适宜人群

一般人群均可食用。尤其适宜高血压患者、急慢性肾炎患

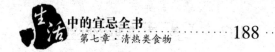

者、胆囊炎患者、高热不退者食用。

• 禁忌人群

脾胃虚寒、湿盛便溏者不宜食用；糖尿病患者应少食，建议两餐中食用。

• 食物相克

西瓜不宜与羊肉同食，否则会使营养成分流失，因为羊肉属大热，而西瓜是寒凉食物，所以不能在一起吃。

• 温馨提示

冷冻西瓜不宜多食

因为西瓜性寒味甜，在低温下冷藏后，瓜瓤里的水分往往会结成冰晶，食用时，口腔会受到突然的刺激，致使唾液腺及舌部味觉神经、牙周神经迅速降温，有时甚至出现麻痹状态。还会刺激咽喉，引起咽炎或牙痛等不良反应。

此外，多吃冷藏的西瓜还会伤及脾胃，影响胃液分泌而使食欲减退，造成消化不良。特别是对消化机能差一些的老人和儿童来说，吃冰冻西瓜易引起厌食、腹部胀痛、腹泻等胃肠道疾病。

🌸 选购、储存及妙用

• 选购

巧辨西瓜生熟

一手托西瓜，一手轻轻地拍打，或者用食指和中指进行弹打，成熟的西瓜，敲起来会发出比较沉闷的声音，不成熟的西瓜敲起来声脆；一般规律是"闷声"为熟瓜，"脆声"为生瓜，但有的瓜皮太厚，敲起来听着也是闷声，却不一定是熟瓜。

• 储存

室温保存，不宜冰箱保存。因为冰箱里的低温会破坏西瓜的营养成分，室温更有助于保存西瓜中的抗氧化成分。

• 妙用

治疗口舌生疮

将西瓜皮烤焦研末，含在口中，效果良好。

治疗腰扭伤

将西瓜皮翠衣研末，用盐、酒调服，早晚各1次，每次10克。

治疗牙痛

将经过日晒夜露的西瓜翠衣适量研末，加少许冰片，抹于牙痛处，可缓解疼痛。

治疗烧伤、烫伤

将西瓜皮100克晒干烧灰，加冰片5克研末混匀，用菜油适量调敷患处。

去斑焕肤

把干净的西瓜皮用快刀剖成两毫米厚薄的薄片，用瓜皮轻轻按摩脸部肌肤，有舒缓镇静补水的功效。

晒后修复

自制西瓜晒后修复面膜，西瓜皮一片，绞出汁，混合蜂蜜做成面膜，直接敷面，约25分钟后清洗。

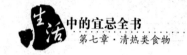
十、芹 菜

芹菜营养丰富，味清香、质甜脆，是凉拌、热炒的美味佳肴。芹菜在人体保健中独具功效，具有一定的药理和治疗价值。现代药理研究表明，芹菜具有降血压、降血脂的作用。由于它的根、茎、叶和籽都可以当药用，故有"厨房里的药物"、"药芹"之称。

养生功效

◆ 芹菜中含酸性的降压成分，因此芹菜有平肝降压作用，对于原发性、妊娠性及更年期高血压均有效。

◆ 芹菜是辅助治疗高血压病及其并发症的首选之品。对于血管硬化、神经衰弱患者亦有辅助治疗作用。

◆ 从芹菜子中分离出的一种碱性成分，对动物有镇静作用，对人体能起安神的作用，有利于安定情绪，消除烦躁。

◆ 芹菜含有利尿成分，有效消除体内钠潴留，有利尿消肿的功效。

◆ 芹菜是高纤维食物，具有抗癌防癌的功效，它经肠内消化作用产生一种叫肠内脂的物质。这类物质是一种抗氧化剂，高浓度时可抑制肠内细菌产生的致癌物质。它还可以加快粪便在肠内的运转时间，减少致癌物与结肠膜的接触，达到预防结肠癌的目的。

◆ 芹菜的叶、茎含有挥发性物质，别具芳香，能增强人的食欲。芹菜汁还有降血糖作用。经常吃些芹菜，可以中和尿酸及体内的酸性物质，对预防痛风有较好效果。

◆ 芹菜含铁量较高，能补充妇女经血的损失，是缺铁性贫血患者的佳蔬，食之能避免皮肤苍白、干燥、面色无华，而且可使目光有神，头发黑亮。

◆ 芹菜含有锌元素，是一种性功能食品，能促进人的性兴奋，西方称之为"夫妻菜"，曾被古希腊的僧侣列为禁食。

适应证

具有平肝清热、祛风利湿、除烦消肿、凉血止血、解毒宣肺、健胃利血、清肠利便、润肺止咳、降低血压、健脑镇静的功效。主治高血压、头晕、暴热烦渴、黄疸、水肿、小便热涩不利、妇女月经不调、赤白带下、瘰疬、痄腮等病症。对血管硬化、神经衰弱、头痛脑涨、小儿软骨症等都有辅助治疗作用。另外，还可治疗高血压或肝火上攻引起的头胀痛。

饮食宜忌

·适宜人群

一般人群均可食用。尤其适宜高血压、动脉硬化、高血糖、缺铁性贫血、经期妇女食用。

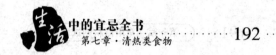
• 禁忌人群

芹菜性凉质滑，脾胃虚寒、大便溏薄者不宜多食；芹菜有降血压作用，故血压偏低者慎用；计划生育的男性应注意适量少食。

• 食物相克

芹菜不宜与黄瓜同食，黄瓜能分解芹菜中的维生素C，使它们失去原有的营养价值，所以两者不应同食。

• 温馨提示

很多人只吃芹菜杆，其实芹菜叶的降压效果很好，营养成分很高，而且滋味爽口。芹菜叶可以凉拌，芹菜叶中所含的维生素C比茎部多，含有的胡萝卜素也比茎部高，因此吃时不要把能吃的嫩叶扔掉。长期食用可以帮助人安眠入睡，使皮肤有光泽。

选购、储存及妙用

• 选购

芹菜以大小整齐，不带老梗、黄叶和泥土，叶柄无锈斑、虫伤，色泽鲜绿或洁白，叶柄充实肥嫩者为佳。

• 储存

1.将新鲜、整齐的芹菜捆好，用保鲜袋或保鲜膜将茎叶部分包严，然后将芹菜根部朝下竖直放入清水盆中，一周内不黄不蔫。

2.将芹菜叶摘除，用清水洗净后切成大段，整齐地放入饭盒或干净的保鲜袋中，封好盒盖或袋口，放入冰箱冷藏室，随吃随取。

· 妙用

1.水芹适量，洗净捣烂，取汁半碗，调入适量红糖服用，可治疗大便出血。

2.鲜水芹适量，捣烂取汁，加酸醋内服，外搽患处，可用于治疗痄腮。

十一、白　菜

白菜是人们生活中不可缺少的一种重要蔬菜，尤其是在我国北方的冬季，大白菜更是餐桌上的常客，故有"冬日白菜美如笋"之说。白菜味道鲜美，具有较高的营养价值，有"百菜不如白菜"的说法，还有"菜中之王"的美称。

❀ 养生功效

◆　白菜含有丰富的粗纤维，不但能起到润肠、促进排毒的作用，还能刺激肠胃蠕动，促进大便排泄，具有帮助消化的功能，对预防肠癌有良好作用。

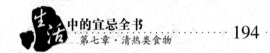
◆ 秋冬季节空气特别干燥，寒风对人的皮肤伤害极大。白菜中含有丰富的维生素C、维生素E，多吃白菜，可以起到护肤和养颜的效果。

◆ 白菜中含有一些微量元素，它们能帮助分解同乳腺癌相联系的雌激素，降低妇女乳腺癌的发病率。

适应证

有解热除烦、通利肠胃、养胃生津、除烦解渴、利尿通便、清热解毒之功效；适用于肺热咳嗽、便秘、丹毒等症。

饮食宜忌

· 适宜人群

一般人群均可食用。尤其适宜肺热咳嗽、便秘、肾病患者食用，同时女性也应多食。

· 禁忌人群

胃寒腹痛、大便溏泻及寒痢者不宜多食。

· 食物相克

白菜不宜与兔肉同食，兔肉性凉，易导致腹泻，白菜有通便功效，两者同食，容易引起腹泻和呕吐。

· 温馨提示

腐烂的白菜不宜食用

白菜在腐烂的过程中会产生毒素——亚硝酸盐，亚硝酸盐能使血液中的血红蛋白丧失携氧能力，使人体发生严重缺氧，甚至有生命危险。

选购、储存及食用

· 选购

宜选择新鲜、嫩绿、较紧密、结实的为佳；有虫害、松散、茎粗糙、叶子干瘪发黄、带土过多、发育不良的白菜不宜挑选。

· 储存

为了吃菜方便，可以购买一些2斤以上的白菜进行储藏。储存前将白菜单棵晾晒，使外帮蔫萎，再去掉黄帮烂叶，并撕掉菜帮上的叶耳，以便白菜堆码时容易通风散热。适合白菜储存的温度是0℃左右，温度太高，容易脱帮；温度太低，容易冻坏。

· 食用

1.切白菜时，宜顺丝切，这样白菜易熟。

2.烹调时不宜用蒸煮、浸烫后挤汁等方法，以避免营养素大量损失。

3.大白菜在沸水中浸烫的时间不可过长，最佳的时间为20～30秒，否则烫得太软、太烂，就不好吃了。

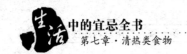
十二、苦 瓜

苦瓜，又叫凉瓜，属于葫芦科植物。尽管苦瓜具有特殊的苦味，但仍然受到大众的喜爱，这不单纯因为它的口味特殊，还因为它具有一般蔬菜无法比拟的神奇作用。苦瓜虽苦，却从不会把苦味传给"别人"。如用苦瓜烧鱼，鱼块绝不沾苦味，所以苦瓜又有"君子菜"的雅称。

养生功效

◆ 促进饮食、消炎退热：苦瓜中的苦瓜苷和苦味素能增进食欲，健脾开胃；所含的生物碱类物质奎宁，有利尿活血、消炎退热、清心明目的功效。

◆ 防癌抗癌：苦瓜蛋白质成分及大量维生素C能提高人体的免疫功能，使免疫细胞具有杀灭癌细胞的作用；苦瓜汁含有某种蛋白成分，能加强巨噬能力，临床上对淋巴肉瘤和白血病有效；从苦瓜籽中提炼出的胰蛋白酶抑制剂，可以有效地抑制癌细胞分泌出来的蛋白酶，阻止恶性肿瘤生长。

◆ 降低血糖：苦瓜的新鲜汁液，含有苦瓜苷和类似胰岛素的物质，具有良好的降血糖作用，是糖尿病患者的理想食品。

❀ 适应证

具有清热祛暑、明目解毒、利尿凉血、解劳清心、益气壮阳之功效；主治中暑、暑热烦渴、暑疖、痱子过多、目赤肿痛、痈肿丹毒、烧烫伤、少尿等病症。

❀ 饮食宜忌

• 适宜人群

一般人群均可以食用。尤其适宜糖尿病、癌症、痱子患者。

• 禁忌人群

苦瓜性凉，脾胃虚寒者不宜食用。

• 食物相克

苦瓜不宜与排骨同食

苦瓜中的草酸含量较高，易与排骨中的钙生成草酸钙，妨碍人体对钙的吸收。所以，两者不宜同食。

❀ 选购、储存及妙用

• 选购

苦瓜身上的果瘤是判断苦瓜好坏的特征。颗粒愈大愈饱满，表示瓜肉愈厚；颗粒愈小，瓜肉相对较薄。选苦瓜除了要挑果瘤大、果形直立的，还要选洁白漂亮的。因为如果苦瓜出现黄化，就代表已经过熟，果肉柔软不够脆，失去了苦瓜应有的口感。

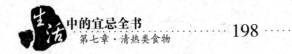

· 储存

苦瓜不易保存，即使放入冰箱中存放也不宜超过2天，因此建议现吃现买。

· 妙用

1.在气候炎热的夏天，将苦瓜切成片，擦拭小孩身上的痱子，可以达到很好的治疗效果。

2.苦瓜煮水擦洗皮肤，可清热止、痒祛、痱。

3.将苦瓜的茎、叶捣烂，可作为外敷药，治疗水烫伤、湿疹、皮炎。

十三、南 瓜

南瓜俗名倭瓜、番瓜、北瓜。南瓜含有淀粉、蛋白质、胡萝卜素、B族维生素、维生素C和钙、磷等成分。营养丰富，不仅有较高的食用价值，而且有着不可忽视的食疗作用。

据《滇南本草》载：南瓜性温，味甘无毒，入脾、胃二经，能润肺益气，化痰排脓，驱虫解毒，治咳止喘，疗肺痈与便秘，并有利尿、美容等作用。

养生功效

◆ 解毒：南瓜内含有维生素和果胶，果胶有很好的吸附性，能消除体内细菌毒素和其他有害物质，如重金属中的铅、汞和放射性元素，起到解毒作用。

◆ 保护胃黏膜，帮助消化：南瓜所含果胶还可以保护胃肠道黏膜，使其免受粗糙食品刺激，促进溃疡面愈合，适宜于胃病患者。南瓜所含成分能促进胆汁分泌，加强胃肠蠕动，帮助食物消化。

◆ 防治糖尿病，降低血糖：南瓜含有丰富的钴，在各类蔬菜中含钴量居首位。钴能活跃人体的新陈代谢，促进造血功能，并参与人体内维生素B_{12}的合成，是人体胰岛细胞所必需的微量元素，对防治糖尿病、降低血糖有特殊的疗效。

◆ 消除致癌物质：南瓜能消除致癌物质亚硝胺的突变，有防癌功效，并能帮助肝、肾功能的恢复，增强肝、肾细胞的再生能力。

◆ 促进生长发育：南瓜中含有丰富的锌，参与人体内核酸、蛋白质合成，是肾上腺皮质激素的固有成分，是人体生长发育的重要物质。

适应证

具有补中益气、消炎止痛、解毒杀虫、降糖止渴的功效；主治久病气虚、脾胃虚弱、气短倦怠、便溏、糖尿病、蛔虫等病症。

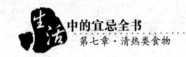
饮食宜忌

• 适宜人群

一般人群均可食用。尤其适宜肥胖者、糖尿病患者和中老年人食用。

• 禁忌人群

南瓜性温，胃热炽盛者、气滞中满者、湿热气滞者少食；同时患有脚气、黄疸、气滞湿阻病者则不宜食用。

• 食物相克

南瓜不宜与富含维生素C的水果、蔬菜同食

南瓜中含有维生素C分解酶，所以南瓜不宜与富含维生素C的水果、蔬菜同食。

南瓜不宜与鹿肉同食

两者同食容易导致腹胀。

南瓜不宜与海产品同食

南瓜不宜与黄鳝、虾、蟹、鲣鱼、带鱼等海产品同食，否则危害身体健康。

• 温馨提示

1.制作南瓜的时候不宜放醋。

2.南瓜的皮含有丰富的胡萝卜素和维生素，所以最好连皮一起食用，如果皮较硬，可用刀将硬的部分削去再食用。

3.在烹调的时候，南瓜心含有相当于果肉5倍的胡萝卜素，所以要尽量全部加以利用。

选购、储存及妙用

· 选购

1.南瓜最好挑选外形完整、带瓜梗、梗部坚硬、且有重量感的。如果表面出现黑点，代表内部品质欠佳。

2.果肉呈现深黄色、果肉厚实、种子繁密的南瓜味道香甜浓郁。

· 储存

1.南瓜在黄绿色蔬菜中属于非常容易保存的一种，完整的南瓜放入冰箱里一般可以存放2～3个月。

2.南瓜切开后再保存，容易从内部变质，所以最好用汤匙把内部掏空再用保鲜膜包好，这样放入冰箱冷藏可以存放5～6天。

· 妙用

1.将捣碎的生南瓜肉或瓜瓤外敷疔疮、烫伤、创伤患处，有消炎、止痛的作用。

2.把生南瓜捣烂，涂抹面部，可减轻色斑和皱纹，是天然的美容佳品。

第二篇

日常饮食
习惯
中的宜忌

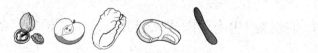

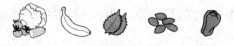

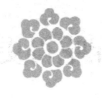

第一章

日常饮食搭配宜忌

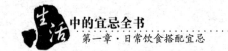
一、科学搭配吃得更健康

❋ 豆腐搭配着吃更利健康

豆腐是人们喜爱的食物，其营养价值丰富，含有铁、钙、磷、镁和人体必需的8种氨基酸，而且其比例也接近人体需要。还含有糖类和优质蛋白，素有"植物肉"的美称。豆腐的消化吸收率达到95%以上，常吃可以补中益气、清热润燥、生津止渴、清洁肠胃。现代医学证实，豆腐不含胆固醇，是高血压、高血脂、高胆固醇症及动脉硬化、冠心病患者的药膳佳肴。豆腐益处多多，但如果能够将豆腐与某些食物搭配起来食用，其营养价值会更高，更有利于人体健康。

豆腐的蛋白质含量虽高，但由于它的蛋白质中蛋氨酸的含量偏低，所以它的营养价值便被大打折扣。如何才能扬长避短呢？办法很简单，只需将其他动、植物食品与豆腐一起烹调就可以了。比如在豆腐中放入各种肉末，或者用鸡蛋裹豆腐油煎，便可以更充分利用其中所含的丰富蛋白质，提高豆腐的营养档次。豆腐中富含钙质，但人体如果单独食用豆腐会不利于钙质的吸收与利用，如果将富含维生素D的食物与豆腐搭配同食，那么就能使人体对钙的吸收率提高20多倍，维生素D在其中也起了相当重要的作用。比如鱼头烧豆腐，鱼头中富含的维生素D可以提高人体对豆腐中钙质的吸收利用率，所以此道菜不仅味道鲜美，而且搭配得科学合理，非常有益于人体健康。

此外，豆腐蛋白中含有丰富的大豆异黄酮，而鱼体内含有较多的不饱和脂肪酸，两者都具有降低胆固醇的作用，因此豆腐和鱼一起吃对于预防心脑血管疾病也有很大的帮助。所以，生活中，可以多烹饪一些鱼和豆腐相互搭配的菜肴，比如鱼头豆腐汤、豆腐烧鲤鱼等等。

韭菜配鸡蛋，味道鲜美而且营养丰富

现代医学研究认为，鸡蛋中含有优质的完全蛋白质，对神经系统和身体发育极为有利，鸡蛋中还富含多种微量元素，能有效分解致癌物质，达到抗癌的目的。

鸡蛋的吃法很多，如鸡蛋与番茄搭配，可做汤，可煎炒。同样韭菜配着鸡蛋吃，在日常生活中也是很常见的。要知道，这种搭配很科学，很合理。因为，鸡蛋与韭菜同食，不仅味道鲜美、营养丰富，而且具有明显的补益作用，对胃病患者和肾病患者都有很大帮助。所以，生活中，我们可以利用韭菜和鸡蛋来做各种菜肴，如炒食、做汤、打卤、做馅等等，都非常好。

鸡蛋豆浆最好别一起吃

豆浆中含有大量黄豆蛋白，这是一种有益于人体的优质植物

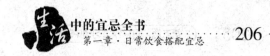

蛋白，含有多种必需的氨基酸，尤其是赖氨酸含量较多，对人体防病及提升免疫力等，都非常有益。

尤其是黄豆在制成豆浆后，其中的蛋白质被人体消化吸收率较原来的大豆提高20%左右。豆浆中脂肪含量也较高，且含较丰富的必需脂肪酸，有助于促进生长发育和保护心血管的功能。另外还含有相当丰富的钙、铁和B族维生素等营养物质。所以，豆浆是一种营养价值极高的饮品。有条件的家庭，应该每天都喝1~2杯豆浆，但不要超过500克。

不过，豆浆虽好，可是很多人在饮用时，却存在一定的误区。比如有些人习惯在早餐喝豆浆时，为了加强营养，在豆浆里再冲个鸡蛋，或者把鸡蛋放在豆浆里煮。要知道，这种做法是不科学的。因为豆浆中含有一种特殊的物质叫胰蛋白酶，如果鸡蛋与豆浆一起食用，这种胰蛋白酶就会与蛋清中的卵松蛋白相结合，造成营养成分的损失，同时降低豆浆和鸡蛋的营养价值。因此，鸡蛋与豆浆最好别一起食用，单独吃的效果会更好。

红薯千万别跟柿子同吃

红薯富含氨基酸、膳食纤维、胡萝卜素、蛋白质、淀粉、果胶、维生素A、B族维生素、维生素C以及钙、钾、铁等多种微量元素，是营养最为均衡的食品之一。红薯中丰富的膳食纤维可以促进排便，帮助身体排除毒素，起到减肥的效果，此外，红薯还是很好的防癌抗癌食品，适当吃红薯还可以有效预防身体中骨钙质的流失。红薯虽然具有诸多好处，但红薯也不可以乱吃，尤其是红薯不能与柿子同吃。这是因为红薯中的糖分在胃内发酵，会使胃酸分泌增多，与柿子同吃，就会和柿子中的鞣质、果胶反应发生沉淀凝聚，产生硬块，量多严重时会导致肠胃出血或造成胃溃疡。

此外，吃红薯还不能过量。红薯中含有一种叫氧化酶的物质，这种物质容易在人的胃肠道里产生大量的二氧化碳气体。如果红薯吃得过多，就容易使人腹胀、打嗝、放屁。红薯里含糖量也较高，吃多了可产生大量胃酸，使人有"胃灼热"的感觉。胃由于受到酸液的刺激而加强收缩，此时胃与食管边界处的贲门肌肉放松，胃里的酸液就会倒流进食管，人就会容易吐酸水。糖分多了，身体一时吸收不完，剩余的部分在肠道里发酵，也会使肚子有不舒服的感觉。

吃完狗肉别喝茶

随着人们生活水平的提高，吃狗肉逐渐成为一种时尚。狗肉不仅味道鲜美、营养丰富，而且具有很好的药用价值。中医认为，狗肉味甘、咸、酸、性温，具有补中益气、温肾助阳的功效。现代医学研究证明，狗肉中含有少量稀有元素，对治疗心脑缺血性疾病，调整高血压有一定益处。狗肉还可用于尿溺不尽、四肢厥冷、精神不振等症。

狗肉虽然具有诸多好处，但是要切记，吃狗肉后不要喝浓

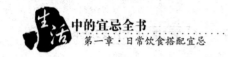
茶。因为狗肉中含有丰富的蛋白质，而茶叶中含有比较多的鞣酸，如果刚吃完狗肉就马上喝茶，会使茶叶中的鞣酸与狗肉中的蛋白质结合，形成一种叫鞣酸蛋白质的物质。这种物质具有一定的收敛作用，能使肠胃的蠕动减弱。这样，大便中一些有毒物质和致癌物质，就会因为在肠内停留的时间过长极易被人体吸收而产生危害，严重的还可能会导致麻痹性肠梗阻。所以，刚吃完狗肉后请不要急着喝茶，尤其是浓茶。

牛奶与茶不可同时饮用

德国科学家最新研究发现，喝茶能预防心脏病、脑卒中、促进血液循环和软化血管。喝茶能使心脏病发作的危险降低44％。茶之所以具有如此有效的作用，是由于茶叶中含有大量类黄酮和维生素等可使血细胞不易凝结成块的天然物质，类黄酮还是最有效的抗氧化剂之一，它能够抵消体内氧气的不良作用。

但是如果在茶里加拌牛奶，或者茶与牛奶同时饮用，就会破坏茶中有益健康的成分，使茶的保健功效大打折扣。原来，茶叶中含有一种名为儿茶酚的化合物，这种化合物可以帮助人体有效预防心脏疾病。而牛奶中一种称为干酪素的蛋白质会破坏儿茶酚，从而降低茶的保健功效。同时，由于牛奶会改变茶叶中某些成分的生物活性，因此茶中加入牛奶也很有可能降低茶的抗癌功效。因此，专家建议，饮茶时最好别在茶里加拌牛奶。

萝卜就茶保健康

萝卜富含维生素C及辣椒芥子油等，还含有高量消化酶淀粉，对帮助维持消化道机能很有益。此外，萝卜皮的营养更为丰富。尤其是萝卜的辣味源自硫氰化物，它具有保护胃黏膜的功效。萝卜还富含维生素K，这种维生素能抗血液凝固，有效防止骨头粗大。所以说常吃萝卜对人体健康非常有益。不过，如果萝卜和茶同食，则更有益于人体健康了！

萝卜和茶就像是一对好兄弟，相处甚是"融洽"。在寒冷的冬季，吃点萝卜，喝点热茶，可以消除人体中郁积的毒热之气，使人神清气爽。因为萝卜性凉味甘、辛，具有通气行气、宽胸舒膈、健胃消食、清热化痰、除燥生津、解毒散淤的功效。由于喝茶也具有清热去燥的功效，可以去除冬季因饮食肥腻积郁的"火气"，并有理气通畅的作用，因此萝卜和茶两者搭配可以相得益彰，所以民间有"萝卜就茶，气得医生满地爬"的俗谚。

吃了猕猴桃别马上喝牛奶

猕猴桃是一种营养价值极高的水果，素有"果中之王"的美誉。猕猴桃中所含的维生素C，是其他水果无法相比的。并且还含有丰富的葡萄糖、果糖、抗坏血酸、胡萝卜素、维生素P，以及人体中所需较多的钙、磷、钾、镁、铁、钠等多种营养成分，尤其是含有猕猴桃碱、酶类、色素等特殊营养成分，对健康很有益。

在现代人的抗癌食谱中，猕猴桃也列入其中。这是因为猕猴桃中的维生素C是很好的抗氧化剂，有很好的防癌、抗癌作用。并且其他营养成分也可以很好地防止致癌物亚硝胺在人体内的形成，还可降低血中的胆固醇及甘油三酯的水平，对高血压、心血管疾病、麻风病也有明显疗效。所以日常生活中，如有条件，应适当地多吃些猕猴桃。

但是需要注意的是，猕猴桃不能与牛奶同食。因为吃过猕猴桃后再饮牛奶，会出现腹胀、腹痛、腹泻等症状。研究发现，这是因为猕猴桃中的维生素C与奶制品中的蛋白质凝结成块，而影响消化吸收的缘故！所以一定要避免在吃过猕猴桃后，马上喝牛奶或吃其他乳制品。

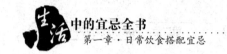 羊肉最好配着凉菜吃

羊肉肉质细嫩，含有很高的蛋白质和丰富的维生素。羊肉的脂肪溶点为47℃，而人的体温为37℃，所以就是吃了羊肉也不会发胖。多吃羊肉可以提高身体素质，提高抗疾病能力，促进消化，保护胃壁，修补胃黏膜，所以吃羊肉对身体健康非常有益。

但是羊肉性温热，常吃容易上火。此外，很多喜欢吃辣的人在做羊肉时习惯放些辣椒、胡椒、小茴香等，这样调料味道重一些，可去除羊肉的膻味，但这些温辛燥热的调味品会加重羊肉"上火"的程度，还可能刺激胃肠道。

因此，在吃羊肉时，应多搭配一些凉性蔬菜。比如苦瓜、丝

瓜、黄瓜、西瓜、甜瓜等，都属凉性蔬菜。番茄、油菜、菠菜、白菜、金针菇、茄子、莲藕、茭白、芹菜、生菜、芦笋等，也属凉性蔬菜。凉性蔬菜能起到清热、解毒、去火的作用，既利于羊肉的补益功效，又可消除羊肉的燥热之性。如果有条件，还可以放点莲子心，有清热泻火的作用。

❀ 玉米配青豆，营养价更高

玉米中含有大量的营养保健物质，如碳水化合物、蛋白质、脂肪、磷、钙、铁等。此外，玉米中还含有维生素E、维生素B_1、维生素B_2、维生素B_6及胡萝卜素、烟酸等，均为人体各组织所必需的营养物质。这些物质对预防心脏病、癌症等疾病都有好处。青豆中含有丰富的维生素A，食用后能使肌肤细腻有光泽且富有弹性，其性味甘平，有补中益气、利小便的功效，也是中气不足者的食疗佳品。

玉米和青豆都具有诸多的营养与功效，如能将二者搭配在一起食用，营养价值会更高。专家介绍，这种搭配可以提高人体对蛋白质的利用率。众所周知，蛋白质是由多种不同的氨基酸构成的，玉米和青豆中的氨基酸种类不同，将两者搭配，正好可以起到互补的作用，让蛋白质中的氨基酸种类更加丰富，从而提高食物的营养价值。具体搭配可按如下做法进行：将玉米与青豆按3∶1的比例混合，倒入没过它们一半的清水中，加入几勺黄油、半勺食盐和少许胡椒，小火慢煮至水分熬干，即可食用。

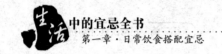

田螺与牛肉同吃易腹泻

田螺肉质丰腴细腻，味道鲜美，素有"盘中明珠"的美誉，它含有丰富的营养素，如蛋白质、维生素和人体必需的多种氨基酸和微量元素，是典型的高蛋白、高钙质、低脂肪的天然动物性保健食品。在常见的60多种水生动、植物中，田螺的营养价值仅次于虾。田螺的壳和肉都可以入药，主治尿赤热痛、尿闭、痔疮、黄疸等症。田螺也是夏季消暑、下酒的一盘美味。但是，有一点需注意，田螺与牛肉不可同食。因为田螺与牛肉气味相悖，同时食用对胃肠道的刺激会很大，极易导致腹痛、腹泻和消化不良。因此田螺与牛肉不宜同吃。在家或饭店吃饭时，一定要禁忌这两种食物同食。如果同食，出现严重症状者，要立即就医。

栗子不要与牛肉一起吃

栗子又叫板栗，是我国的特产果品之一，有"干果之王"的美誉。现代医学研究表明，栗子中含糖及淀粉高达62%～70%，并含有丰富的蛋白质和脂肪，此外还含有胡萝卜素、核黄素、抗坏血酸等营养物质。栗子味甘、性温，有补肾壮腰、健脾止泻、活血止血、驱寒充饥的功效。适用于肾虚、腰膝酸软无力、筋骨疼痛、尿血、便血等症。

生活中，常见人们拿栗子同肉类一起炖，如栗子炖鸡、栗子炖排骨、栗子炖牛肉等等。虽然这很美味，不过需要提醒的是，牛肉与栗子不要同食。因为牛肉中含有丰富的蛋白质，而栗子中含有的维生素C会使牛肉中的蛋白质变性，从而降低两者的营养价值，所以牛肉与栗子不要同吃。

田螺蛤蜊同吃易消化不良

蛤蜊肉质鲜美无比，被称为"天下第一鲜"和"百味之冠"，其营养特点是高蛋白、高微量元素、高铁、高钙、少脂肪。中医认为，蛤蜊具有滋阴明目、益精润脏、软坚化痰的功效。蛤蜊肉能够抑制胆固醇在肝脏合成，可以加速排泄胆固醇，能使体内胆固醇含量下降，蛤蜊肉的功效甚至比常用的降胆固醇药物更高。此外，吃蛤蜊肉能解除烦恼、缓解疲劳，因此人们在食用蛤蜊肉后常会有一种清爽宜人的感觉。

田螺也是一种很美味、营养价值很高的水产品。在盛产水产之地或海鲜饭店，田螺蛤蜊同食的机会很多。可是要知道，田螺与蛤蜊均属于寒凉食物，同时食用对胃肠道刺激会很大，容易导致腹痛、腹泻和消化不良。

菠菜配胡萝卜防脑卒中

菠菜是人们餐桌上常见的蔬菜。由于菠菜中含有大量的植物粗纤维，能促进肠道蠕动，起到润肠通便、防治痔疮的作用。另外，菠菜中所含的其他营养素，如胡萝卜素，能在人体内转变成维生素A，具有保护视力和促进生长发育的作用；所含丰富的维生素C、铁等有益成分，能供给人体多种营养物质，对缺铁性贫血也有很好的辅助治疗作用；所含的微量元素钙、磷等营养成分，能促进人体新陈代谢，还可降低中风的危险。

如果菠菜能与胡萝卜搭配，那么，预防脑卒中的效果会更好。这是因为菠菜能促进胡萝卜素转化为维生素A，维生素A可以防止胆固醇在血管壁上的沉着，保持心脑血管的畅通，有效预防心脑血管疾病的发生。菠菜与胡萝卜同食，可制成各种菜肴，如作馅、凉拌，做汤等等。

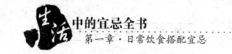 菠菜配猪肝，营养更全面

众所周知，菠菜含铁量丰富，因此对缺铁性贫血有明显的改善治疗作用。而猪肝也是天然的补血佳品，富含B族维生素和铁，尤其是铁的含量是猪肉的18倍，对于治疗贫血很有益。

如果菠菜与猪肝同时食用，营养会更加全面，并且对于预防和治疗缺铁性贫血的效果会更好。

猪肝与菠菜搭配食用，可制成的菜肴很多，如凉拌、煮汤、做丸子等等。下面介绍一种猪肝拌菠菜的食用方法，有兴趣的朋友，可以备足材料，在家做做：准备熟猪肝150克，菠菜200克，香菜1棵，海米5克，醋、味精、酱油、蒜泥、盐、香油各适量。将海米用温水浸泡好，猪肝切成小薄片，菠菜择洗干净，切成3厘米长的段，放入开水中烫一下捞出，控净水。香菜择洗干净，切成2厘

米长的段。将菠菜放在盘内，上面放上猪肝片、香菜段、海米。取一碗，放入盐、味精、酱油、醋、蒜泥、香油，兑成调味汁，浇在菜上即成。

菠菜与奶酪同吃营养价值会下降

奶酪中的钙很容易被身体吸收利用，能有效促进骨骼的生长发育。奶酪能增强人体抵抗疾病的能力，促进代谢，增强活力。奶酪中的乳酸菌及其代谢产物对人体有一定的保健作用，有利于维持人体肠道内正常菌群的稳定和平衡，防治便秘和腹泻。奶酪中的脂肪和热能都比较多，但是胆固醇含量却比较低，对心血管的健康也很有益。

菠菜与奶酪不能同食。这是因为奶酪中含有丰富的蛋白质和钙质，菠菜中含有大量的草酸，而草酸会破坏奶酪中的营养成分，降低两者的营养价值。

莲子配猪肚，补益又健身

莲子营养丰富，富含淀粉、蛋白质、糖类、脂肪、磷、铁、钙、钾等营养成分。莲子味甘，性平、涩，有补中养神、益力气、除百疾、强筋骨、补虚损、厚肠胃、固精气的功效。莲子能促进凝血，保护骨骼与牙齿的健康，维持肌肉伸缩性和心跳节律，维持神经传导性，对于生殖系统和心血管系统也能起到很好的保护作用。

猪肚味甘，性微温，具有止渴、通血脉、补中益气和消食化积的功效。现代医学研究认为，猪肚含有丰富的胆固醇和脂肪，具有很好的滋补作用。

莲子和猪肚同时食用，营养价值会更高，尤其适合营养不良和气血两虚的患者食用，补益作用极强。两者同食，可制成莲子炖猪肚，具体制作方法是：准备猪肚1个，水发莲子40粒，花生油、精盐、生姜、味精各少许，面粉适量。将生姜去外皮，洗净，切成细丝。猪肚用面粉、盐分别揉搓，反复清洗干净。将水发莲子放入洗好的猪肚内，用线缝合好，放入盘内，隔水炖至肚熟，取出晾凉后切块。锅置火上，放油烧热，下姜丝煸香后放入猪肚莲子烩炒，用精盐调味即成。此菜清淡适口、猪肚鲜嫩。

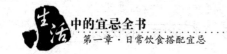 竹笋配鸡肉，蛋白质更丰富

竹笋含有丰富的营养，尤其是蛋白质、氨基酸、脂肪、糖类、钙、磷、铁、胡萝卜素、B族维生素等含量丰富。竹笋是低脂肪、低糖、多纤维的食物，能促进肠道蠕动，帮助消化，去积食，防便秘，有效预防大肠癌的发生。

鸡肉蛋白质含量很高、种类齐全，而且消化率高，很容易被人体吸收利用。如果竹笋与鸡肉同时食用，更可以为人体提供丰富优质的蛋白质和膳食纤维，尤其适合想减肥瘦身的人食用。

竹笋与鸡肉搭配，可以制成竹笋鸡肉汤、笋片溜鸡片等等。营养丰富，风味独特，是滋补、品尝美味的佳品。

❀ 枸杞配兔肉，滋补效果强

兔肉有"荤中之素"的说法，所含优质蛋白质比猪肉、羊肉、鸡肉、牛肉的含量都高。胆固醇含量低，不仅比一般肉类低，而且比鱼肉也低。兔肉中还含有丰富的卵磷脂，有抑制血小板凝聚和防止血栓形成的作用，能保护血管壁、防止动脉硬化。卵磷脂中的胆碱，还能改善人的记忆力，防止脑功能的衰退。

而枸杞也是我们日常生活中常用来滋补身体的佳品，可以提高人体免疫力，起到补气强精、滋补肝肾、抗衰老、止消渴、暖身体、抗肿瘤的功效。另外，枸杞能降低血压、血脂和血糖，防止动脉粥样硬化，保护肝脏，抵制脂肪肝以及促进肝细胞的再生。

如果枸杞与兔肉搭配，能起到更强的滋补效果，尤其适合肾病及糖尿病的患者食用。

❀ 青椒炒鳝鱼，味鲜又降糖

我国民间，人们喜欢拿韭菜或青椒来炒鳝鱼，这是两种不错的搭配。尤其是青椒和鳝鱼，搭配相当不错。鳝鱼具有补气养血、温阳健脾、滋补肝肾、祛风通络的功效。青椒具有温中下气、散寒除湿的功效。尤其是鳝鱼中的"鳝鱼素"能降低血糖和调节血糖，对糖尿病有较好的治疗作用。而青椒中含有抗氧化的维生素和微量元素，能增强人的抵抗力，防治一些疾病，尤其是对糖尿病的并发症有缓解和抑制的作用。所以青椒和鳝鱼同时食用，不仅味道鲜美，而且对于糖尿病患者能起到更好的降血糖、防治糖尿病并发症的作用。

青椒和鳝鱼搭配，可制成青椒炒鳝鱼，此菜的特点是脆嫩清香，以下是具体的制作方法：鳝鱼300克，青椒100克，蒜、姜末、盐、味精，葱等各适量。将鳝鱼剖杀干净，切成3厘米长的段，事先用茶子油把鳝鱼煸香，加入葱、姜、蒜、辣椒合炒，再加入盐、味精炒匀即可。

鱿鱼配黄瓜，营养更均衡

鱿鱼营养价值很高，富含蛋白质、钙、磷、铁、硒、碘、锰、铜等营养素，还含有人体所需的氨基酸，大量的牛磺酸等等，是一种低热量食物，对骨骼发育和造血功能十分有益，可以预防贫血，能抑制血中胆固醇的含量，起到缓解疲劳、恢复视力、改善肝脏功能的作用。鱿鱼还具有抗病毒、抗射线的作用，对防病治病很有益。

但鱿鱼中缺少维生素。如果鱿鱼能与黄瓜搭配，则可以弥补这一不足。将两者同时炒食、做汤，能为人体提供更为均衡全面的营养。并且黄瓜的清香与鱿鱼的鲜美互相配合，会让人口齿留香，美味十足。

鱿鱼与黄瓜搭配，可以制成黄瓜拌鱿鱼，具体的制作方法是：鱿鱼200克，黄瓜100克，香菜10克，香油、辣椒油、芝麻酱、醋、精盐、味精等各适量。鱿鱼剖洗干净，切丝，放入锅里汆烫，用凉水过凉，沥干水分，黄瓜切丝，香菜切成小段备用。将黄瓜丝入盘，上面放鱿鱼丝，再放香菜段，浇上用精盐、味精、酱油、醋、辣椒油、芝麻酱、香油兑成的汁，拌匀即可。

芹菜配番茄，降压效果好

芹菜营养十分丰富，其中蛋白质的含量比一般瓜果蔬菜高一倍多。芹菜中还含有丰富的胡萝卜素和多种维生素，对人体健康十分有益。芹菜性凉、味甘，具有散热、祛风利湿、健胃利血气、清肠利便、润肺止咳、降低血压、健脑镇静的作用，对高血压、血管硬化、神经衰弱、头痛脑涨、小儿软骨症等都有很好的辅助治疗作用。

番茄也是我们日常生活中备受推崇的保健佳蔬，营养丰富，味甘酸，性微寒，能生津止渴、凉血养肝、清热解毒。现代医学研究表明，番茄还具有降血压、抗菌消炎的功效。

如果能将芹菜和番茄搭配，则会具有更好的降血压效果，特别适合心血管疾病的患者食用。

鸭肉与白菜同食可降胆固醇

白菜是营养极为丰富的蔬菜，常吃可以增强人体的抗病能力，并具有降低胆固醇、降低血压、预防心血管疾病的功用。此外对伤口难愈、牙齿出血也有防治作用。鸭肉营养丰富，性味凉、甘，所含的饱和脂肪酸比猪、牛、羊肉要少得多，人体摄入过多的饱和脂肪酸会造成动脉粥样硬化，因此吃鸭肉比吃猪、牛、羊肉更有利健康。

如果白菜和鸭肉同食，则可促进血液中胆固醇的代谢，更利于身体健康。鸭肉与白菜搭配，可制成鸭肉白菜粥：准备鸭肉150克，大白菜150克，大米100克，精盐、味精、香油、姜丝等适量。将鸭肉洗净，切丝；大白菜洗净，切成小块；大米淘洗干净，备用。在锅内加水适量，放入大米、鸭肉丝、生姜丝共煮粥，8成熟时放入白菜块，再煮至粥熟，调入精盐、味精、香油即成。

芋头配猪肉，营养更补益

猪肉味酸，性冷，有解热毒、补体虚、补肾益气的功效。现代医学研究认为，猪肉中含有大量的优质蛋白和人体必需的脂肪酸，能促进铁的吸收，有效改善缺铁性贫血。

芋头中富含蛋白质、维生素及多种矿物质。芋头中丰富的营养能增强人体的免疫能力，可作为防治癌瘤的常用药膳主食。芋头中含有一种黏液蛋白，被人体吸收后能产生免疫球蛋白，能提高人体的抵抗能力。芋头是碱性食品，能中和体内积存的酸性物质，调整人体的酸碱平衡。此外，芋头还能增进食欲、帮助消化，具有补中益气的功效。

芋头和猪肉都含有丰富的营养物质，因此同时食用可以对人体起到更好的补益作用。芋头与猪肉搭配，可以制成各种美味，如红烧、清炒、煮粥等等。

芋头猪肉粥具体的制作方法：准备大米250克，淘洗干净，加适量盐拌匀备用；去皮芋头300克，切小丁，放开水中汆一下备用；猪肉150克，冬菇4朵，同切成丁，虾米发开备用；水沸后放入大米，用大火煮至沸后，改用小火煨；将芋头、冬菇、猪肉爆炒至香，加入葱、虾米、胡椒粉等，炒匀，待锅中米粒开花时，将炒料放入粥锅中同煮5分钟即可。

❀ 花生炒芹菜，有益于心血管

花生属豆科作物，花生中所含脂肪酸为不饱和脂肪酸，其中绝大部分为亚油酸，具有降低人体血清胆固醇、防治动脉硬化和冠心病及美容润肤的功效。

芹菜味甘，性平，有止血养精、保血脉、益气、祛热、利肠的功效。现代医学研究发现，芹菜中富含铁元素，是缺铁性贫血患者的理想食物，同时对心血管疾病和糖尿病的治疗也有很好的效果。

花生与芹菜都富含多种营养元素，且具有很多药用食疗价值，若能同时食用，对预防和治疗心血管疾病具有更好的效果。花生米炒芹菜的具体制作方法是：准备花生仁100克，嫩芹菜150克，红椒1只，大蒜、花生油、盐、白糖、湿生粉等适量。将花生仁用油炸脆，芹菜择洗干净，切成小段，蒜切片，红椒切成小段。在锅内烧油，下入蒜片、芹菜、红椒段，用中火炒至8成熟时，调入盐、白糖。然后加入炸花生仁炒透，用湿生粉勾芡，炒匀即成。

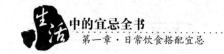

蟹肉花生同吃会引起腹泻

螃蟹肉质鲜美肥嫩，营养价值极高。蟹肉还具有很高的药用价值，其味咸、性寒，有清热、散瘀、滋阴、通经络、散诸热、散淤血、舒筋益气、理胃消食的功效。蟹肉对于高血压、动脉硬化、脑血栓、高血脂及各种癌症具有较好的食疗作用。此外蟹肉还可以治疗骨折、跌打损伤及过敏性皮炎。

花生是一种高蛋白食品，其蛋白质含量比猪肉、牛肉和羊肉要高出1.5～2.5倍。花生性味甘平，具有健脾和胃、润肺化痰、滋养调气、利水消肿、止血生乳、清咽止咳的功效。花生中含有人体必需的多种氨基酸，还含有较多的谷氨酸和天门冬氨酸，这两种氨基酸对促进脑细胞发育和增强记忆力具有显著的效果。花生中钙的含量也很高，比猪肉和牛肉要高出5～11倍。此外，花生还具有降压、止血和降低胆固醇的作用。

蟹肉与花生虽好，但两者不要同时食用，因为花生中含有大量的油脂，而蟹肉又属于寒凉食物，两者同食极易导致腹痛、腹泻，因此不要同吃蟹肉与花生。

鹅肉与梨同吃会加重肾脏负担

鹅肉是理想的高蛋白、低脂肪、低胆固醇的营养健康食品。鹅肉不仅脂肪含量低，而且品质好，不饱和脂肪酸的含量高达66.3％，对人体健康特别有利。鹅肉脂肪的熔点也很低，质地柔软，极易被人体消化吸收。每100克鹅肉中含蛋白质10.8克、钙13毫克、磷37毫克、热量602千焦，还含有钾、钠等10多种微量元素。鹅肉中的蛋白质是全价优质蛋白，还含有人体生长发育所必需的各种氨基酸，其营养组成非常有利于人体健康。

梨味甘、微酸，性寒，有降火、止渴、止心烦、解热毒的功效。梨中含有丰富的B族维生素，能起到增强心肌活力、降低血压、减轻疲劳和保护心脏的作用。梨中含有较多的糖类物质和维生素，极易被人体吸收，能增进食欲，对肝脏也具保护作用。梨中所含的苷和鞣酸等成分，能祛痰止咳，对咽喉能起到很好的保养功效。梨中的果胶含量也很高，能通大便、助消化。吃梨还能有效抑制致癌物质亚硝胺的形成，从而起到防癌、抗癌的作用。

鹅肉与梨虽好，但两者不宜同时食用。这是因为鹅肉中含有丰富的脂肪和蛋白质，过量食用会增加肾脏的负担。而梨属于寒性水果，两者同时食用会加重食物对肾脏的刺激。因此鹅肉与梨不要同吃。

驴肉与金针菇同吃会引发心痛

中医认为，驴肉可补气养血、养心安神、护肤养颜，具有很好的滋补与美容效果。驴肉的营养极为丰富，其中含有碳水化合物和人体所需的多种氨基酸。驴肉的脂肪含量比牛肉、猪肉都要低，其蛋白质含量却很高，并且属于优质蛋白，因而驴肉是典型的高蛋

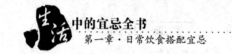

白、低脂肪的健康食品。驴肉中还含有骨胶原、动物胶、钙、硫等成分，能够为体弱多病的患者提供良好的营养补充。

金针菇菌柄脆嫩、菌盖黏滑、营养丰富、美味可口。其性寒、味咸、滑润，具有益肠胃、利肝脏、抗癌、增智的功效。金针菇中所含的蛋白能有效预防哮喘、鼻炎和湿疹等过敏症，也可提高身体的免疫力，有效对抗病毒感染和癌症。金针菇还能降低胆固醇，对于高血压、胃肠道溃疡、肝病、高血脂等病症也具有显著的治疗效果。

驴肉与金针菇虽好，但两者不可同时食用。这是因为驴肉与金针菇的营养都十分丰富，金针菇中还含有多种生物活性物质，同时食用会引发心痛，因此不要同吃驴肉和金针菇。

鲫鱼冬瓜同吃会降低营养价值

鲫鱼味道鲜美、肉质细嫩，其性味甘、平、温，入胃、肾经，具有温胃进食、补中生气、和中补虚、除湿利水的功效。鲫鱼对脾胃虚弱、水肿、溃疡、气管炎、哮喘、糖尿病具有很好的防治作用。鲫鱼所含蛋白为优质蛋白，容易被人体消化吸收，是肝肾疾病、心脑血管疾病患者的食疗补益佳品。肝炎、肾炎、高血压、心脏病、慢性支气管炎等疾病的患者经常吃鲫鱼则可补充营养，增强身体抗病能力。先天不足、后天失调，以及术后病后、体虚瘦弱的患者，经常吃一些鲫鱼对身体健康也极为有益。此外，鲫鱼还具有健脑益智、补肝养目和催乳的作用。

冬瓜味甘而性寒，有利尿消肿、清热解毒、清胃降火的功效，对于动脉硬化、冠心病、高血压、水肿腹胀等病症，具有良好的治疗作用。

冬瓜中含糖量较低，尤其适合糖尿病人食用，经常吃冬瓜还可以去除人体内过剩的脂肪。冬瓜还有解鱼毒、解酒毒的功效。此外，冬瓜子含尿酶、腺碱、葫芦巴碱等成分，可起到清肺热、排脓、化痰、利湿的功效。

鲫鱼与冬瓜虽好，但两者不宜同时食用，这主要是因为鲫鱼中含有多种微量元素，与冬瓜同食会降低两者的营养价值，因此不宜同吃鲫鱼与冬瓜。

❀ 猪肉与杏仁同吃会引起腹痛

猪肉味甘、咸、平，归脾、胃、肾经，具有滋阴润燥、补肾益气、解热毒、补体虚的功效。猪肉中含有大量的优质蛋白和人体必需的脂肪酸，能促进铁的吸收，有效改善缺铁性贫血的发生率。

杏仁的营养价值十分均衡，其中含有植物所特有的纤维素，以及类似动物蛋白的营养成分，比如蛋白质、脂肪等。《本草纲目》中提到杏仁的三大功效分别是："润肺也，消积食也，散滞气也"。杏仁中所含的胡萝卜素、硫胺素、核黄素、烟酸等是极其珍贵的药用物质，具有祛风、止泻、润燥、润肺、散寒的功效，对因肺燥引起的咳嗽有很好的治疗作用。杏仁中丰富的脂肪油、蛋白质、维生素A、维生素E和矿物质，能起到很好的抗衰老和润肤美容的作用，可帮助肌肤抵抗氧化，抑制黄褐斑生成，使肌肤更加光滑细致，此外还能给毛发提供所需营养，使秀发更加乌黑亮丽。

杏仁与猪肉虽好，但两者不宜同时食用，因为杏仁中含有黄酮类物质，与猪肉同食会导致腹痛，所以不要同吃猪肉与杏仁。

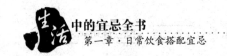 ## 山楂猪肝同吃营养会下降

山楂中富含多种营养成分，山楂可以增加动脉血流量、扩张血管、兴奋中枢神经系统、降低血压和胆固醇、改善心脏活力，起到防治心血管疾病，以及利尿、镇静的作用。山楂中所含的黄酮类和维生素C、胡萝卜素等物质能阻断并减少自由基的生成，增强人体免疫力，起到很好的抗癌、防衰老作用。山楂还可以消食开胃，特别对消除肉食积滞的功效更佳。

猪肝中含铁质丰富，是最常见的补血食品，食用猪肝能调节和改善缺铁性贫血病人的造血系统。猪肝中含丰富的维生素B_2，可以补充人体重要的辅酶，完成人体对一些有毒成分的去毒过程。猪肝中的维生素A，可以防止眼睛干涩、疲劳，起到保护眼睛和维持正常视力水平的作用，此外维生素A还能够润肤美白、滋养肌肤。猪肝中还含有一般肉类食品中不具备的维生素C和微量元素硒，可以增强人体免疫力，起到抗氧化和抑制肿瘤细胞生成的作用。

山楂与猪肝虽好，但两者不宜同时食用，这是因为猪肝中含

有较多的铜、铁、锌等微量元素，会与山楂中丰富的维生素C起反应而使两者的营养价值下降，因此山楂和猪肝不宜同吃。

蜂蜜洋葱同吃会产生有毒物质

蜂蜜味甘、性平，是一种天然保健食品，具有益气补中、止痛解毒、养脾胃、除心烦、明耳目的功效。其中所含的单糖，不需要经消化就可以被人体直接吸收。

新鲜成熟的蜂蜜中含有70%以上的葡萄糖和果糖，少量的蔗糖、酶类、蛋白质、氨基酸、维生素、矿物质以及抗生素类的营养物质。服用蜂蜜能够起到消除疲劳、增强耐力、延迟衰老、延年益寿的功效。

洋葱的营养价值丰富，尤其是洋葱中的蒜素及多种含硫化合物能在较短时间内杀死多种细菌和真菌。洋葱中的某些生物活性成分可以促进人体内钠水从肾脏排出而具有利尿作用。洋葱中含有前列腺素A1，能舒张血管、减轻外周和冠状血管阻力，对抗儿茶酚胺物质，从而起到降低血压的作用。此外，洋葱油还可起到降低血脂的功效。

蜂蜜与洋葱虽然具有诸多功效，但两者不可同时食用，这是因为洋葱中含有多种生物活性物质，遇到蜂蜜中的有机酸和酶类时会发生化学反应而产生有毒物质，并刺激胃肠道，导致腹胀、腹泻等情况的发生。

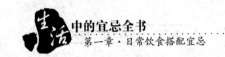

螃蟹不要与哪些食物同吃

螃蟹是一种营养丰富的特种水产品，具有舒筋益气、理胃消食、通经络、散诸热、散淤血的功效，适用于跌打损伤、筋伤骨折、过敏性皮炎等症，此外对于高血压、动脉硬化、脑血栓、高血脂及各种癌症也有很好的治疗效果。螃蟹虽好，但吃螃蟹有很多禁忌，不能随便乱吃，比如螃蟹就不能和以下几种食物同吃。

1.不可与泥鳅同吃：泥鳅具有暖中益气的功效，属于温补之物，而螃蟹性冷利，功能与泥鳅正好相反，因此两者不宜同吃，其生化反应不利身体健康。

2.不可与香瓜同吃：香瓜性味甘寒而滑利，能除热通便，若与螃蟹同吃会有损肠胃，导致腹泻。

3.不可与梨同吃：由于梨性属寒，螃蟹亦冷利，所以二者同食会伤及肠胃。

4.不可与花生同吃：花生的脂肪含量高达45%，而油腻之物与螃蟹同食极易导致腹泻，因此肠胃虚弱的人尤应忌之。

5.不可与冷饮同吃：冰饮料、冰啤酒、冰棍、冰激凌等，这些寒凉食品会使肠胃温度降低，与螃蟹同吃会导致腹泻。

二、用饮食来防治疾病

预防胆结石请喝咖啡

咖啡是用咖啡豆制成的饮料。人们喝咖啡，重要的是咖啡的美味和提神作用。因为咖啡中的咖啡因可以兴奋中枢神经系统，能使人的头脑清醒、精力充沛、注意力集中，起到解除疲劳、提高工作效率的作用。实验表明，一般人一天吸收300毫克的咖啡对一个人的情绪会带来良好的影响。尤其是早上醒来喝杯咖啡，可以使人睡意全消、精神清爽，拥有快乐的心情和开心的笑容。

此外，咖啡不为人知的另一个重要功能，就是咖啡中的咖啡因，能够刺激胆囊收缩，并减少胆汁内易形成胆结石的胆固醇。每天喝两到三杯咖啡的男性，得胆结石的概率低于40%。因此喝咖啡可以有效预防胆结石。

小米粥能养胃

由于现代社会工作压力大，加上饮食没有规律，使很多人都患上了胃病。每逢吃饭时总是感到没有胃口、没有食欲。在这种情况下，不妨试试喝些小米粥。小米中含有多种维生素、氨基酸、脂肪和碳水化合物，营养价值很高。特别是对于患有胃病，或胃部常感觉到不适的人来说，喝小米粥，可以起到健胃、养胃的作用。

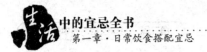

《本草纲目》中说，小米"治反胃热痢，煮粥食，益丹田，补虚损，开肠胃"。而中医也讲到小米"和胃温中"，认为小米味甘咸，具有清热解渴、健胃除湿、和胃安眠的功效，内热者和脾胃虚弱者更适合食用。有些人胃口不好，吃了小米粥后既能开胃又能养胃，且小米属于绿色又无任何副作用的食品。

小米可以单独煮粥，也可以添加大枣、红豆、红薯、莲子、百合等，熬成风味各异的营养粥。下面就推荐一款红薯小米粥，适合脾胃虚弱、吃什么都没有胃口的人群食用。做法：小米适量洗净，用少许油、盐搅拌一下。红薯去皮洗净后切成小方块。水烧开后将小米和红薯放进去，同时煮至熟烂即可食用。

花生能降胆固醇

花生是平时人们喜欢吃的传统食品，具有一定的药用价值和保健功能，被古人称为"人参果"。用花生制成的花生油中，每100克含锌量可达8.48毫克，菜籽油的16倍，豆油的7倍。锌能促进儿童的大脑发育，激活中老年人的脑细胞，起到增强记忆、抗老化、延缓脑功能衰退和滋润皮肤的作用。花生中的叶酸、膳食纤维、精氨酸等，能对心脏起到保护作用。花生还具有滋养调气、利水消肿、止血生乳、清咽止疟、扶正补虚、健脾和胃、润肺化痰的功效。

此外，美国科学家的一项研究发现，花生中含有一种生物活性很强的天然多酚类物质——白藜芦醇，其含量是葡萄含量的908倍。这种物质具有抗氧化和稀释血液的性能，有助于降低胆固醇水平，降低血小板聚集，改善心血管功能，预防和治疗动脉粥样硬化和心脑血管疾病。

花生具有如此之多的好处，吃法也有很多种，其中以煮吃为最佳，因为这样既能避免花生中招牌营养素的破坏，又能使花生具有不温不火、口感潮润、易于消化的特点。

芝麻绿豆糕，能防脸上长包

芝麻，性味甘、平，具有润肠、生津、益肝肾、补血、祛风、通乳、养发的功效，适用于津液不足、大便燥枯、头晕耳鸣、身体虚弱、头发早白、贫血萎黄等病症。此外对于慢性神经炎、末梢神经麻痹等症也有显著的治疗效果。患有习惯性便秘的人，肠内滞留的毒素会伤害人的肝脏，也会造成皮肤的粗糙。芝麻能滑肠、治疗便秘，并且具有滋润皮肤的作用，常吃芝麻，可以使皮肤保持柔嫩、细致和光滑。

绿豆味甘、性寒，具有清热、利湿、解毒、消暑、止渴的作用。临床观察表明，长期嗜食辛辣、油腻、辛温的人，常常表现为不同程度的脾胃蕴热，因而总是备受痤疮的青睐。此外，肝气郁结、肾气亏虚也都与脸上起"包"有着很大的联系，并且脸上爱起"包"的人也常存在不同程度的便秘。而绿豆糕、芝麻糕可以起到舒肝解郁、滋补肝肾、清理湿热、润肠通便的作用，尤其适合脸上长有痤疮的患者食用，可以有效清除脾胃之热，从根本上消除利于痤疮生长的"内环境"。

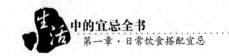 豆豉能治血栓

血栓的发病率很高，据统计全国每年发生中风的人数约有150万，而这些中风患者中，多数是脑血栓患者，年死亡人数超过100万，幸存者致残率极高。在各种疾病构成的发病率和死亡率中，血栓占首位，其死亡率比癌症还要高出5倍。

近年来的研究发现，豆豉对血栓有很好的防治作用。豆豉的营养价值很高，与常见的高营养价值的食品相比毫不逊色。其蛋白质含量高，并且富含多种矿物质和维生素，尤其是维生素E的含量，高于其他食品。中医认为，豆豉性味苦、寒、无毒，归入肺、胃经，具有透疹解毒、解表清热的功效，能够治疗胸闷烦呕、痰多虚烦、风热头痛等症。

日本科学家从230多种食品中发现，只有纳豆可以溶解血栓，将一粒纳豆放在一定量的血栓上，仅用了3小时就将血栓全部溶解。科学家指出，纳豆激酶的溶栓效果远远大于纤维酶和弹性蛋白酶。纳豆与硒在一系列的化学反应过程中制成的硒纳豆激酶具有更强的溶栓效果，在体内的半衰期为8天，比目前盛行的相同类型的纤溶酶制剂还要长几十倍。因此，吃豆豉、纳豆可有效防治血栓。

常吃坚果能防心脏病

欧洲一项最新研究发现，进食坚果类食品的数量与罹患心脏病的危险性成反比。事实上，每周进食5次以上坚果的人要比那些根本不吃坚果的人患冠心病的几率低50%。加利福尼亚的一项研究结果表明，进食核桃能够有效降低胆固醇。研究人员将参加试验的人群分为2组，一组人的饮食中不吃坚果，另一组人的饮食中要摄入适量的核桃。经过一段时间后发现，进食核桃的一组人胆固醇下降了12%，低密度脂蛋白也下降了16%。

美国研究人员也发现，像花生、核桃、栗子、松子、瓜子、莲子等坚果，其中的不饱和脂肪酸含量高达50%～80%，必需营养脂肪酸含量也极为丰富，此外其中所含的磷脂尤其是卵磷脂也非常丰富，能够有效溶解血液中沉积的动脉硬化斑块，帮助脂肪分解脂化及血中胆固醇的运转和利用，并能有效预防心脏病。

口干咳嗽就喝藕汁或梨汁

藕性寒、味甘，熟吃能益血止泻，还可健脾开胃，生食则具有散淤凉血的功效，可以治疗热病烦渴、吐血等症。以藕为主的单验方在临床上应用较广，也有很好的效用。例如生藕捣绞取汁，加蜂蜜适量搅匀调拌，分次服用可以治疗热病烦渴不止。如果每天早晚各喝半杯鲜藕汁，能够治疗产后出血、鼻流血。此外，藕汁、梨汁各半杯，和匀服用能够治疗上焦痰热、口干咳嗽等症。

生梨性寒味甘，具有润肺止咳、滋阴清热的功效。以下是一款川贝梨汁的做法，也可以有效治疗咳嗽。材料：川贝5颗，雪梨或大白梨一个，冰糖4～5块。做法：将川贝碾碎，梨削皮切成小块。在锅里放1大碗水，然后把以上两样和冰糖一起放入锅中，煮开5～10分钟。晾凉后，放在搅拌机里，打成果肉饮料状，就可以饮用了。

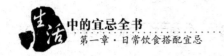 黑木耳能防心血管病

黑木耳性平，味甘、淡，具有润肺生津、滋阴养胃、益气补脑的功效，具有较高的食用价值和药用价值，营养也十分丰富，黑木耳中还含有维生素C、纤维素和胶质等人体所需的营养物质，其中碳水化合物中包括甘露聚糖、木糖、戊糖、葡萄糖、甘露糖等，脂肪中包括卵磷脂、脑磷脂等。由于黑木耳片大肉厚、味道鲜美，因此又被称为"素中之荤"，是滋补健身的营养佳品。

黑木耳能降低血液凝块，有防治冠心病的作用；黑木耳经常与大葱、大蒜一起食用，可以缓和冠状动脉硬化，降低血压；黑木耳中还含有抗癌物质，对防治癌症也有一定的作用。常吃黑木耳，能健身强智、延年益寿，也可以作为夏季药补和食补的佳品。

下面是一道心血管疾病的食疗方——红枣黑木耳汤：准备红枣20枚，黑木耳20克，冰糖适量。将黑木耳用温水洗净泡发，放入小碗中，加入红枣、冰糖和水，然后将碗放入蒸锅中蒸1小时左右即成。黑木耳既能补血又能止血，配上大枣更可以增加补血与养血

的功效，因此能有效预防心血管疾病的发生。

吃白菜能预防乳腺癌

白菜中的营养丰富，除含糖类、脂肪、蛋白质、粗纤维、钙、磷、铁、胡萝卜素、硫胺素、烟酸外，还含有丰富的维生素C、纤维素和果胶。中医认为白菜性微寒无毒，养胃生津、除烦解渴、利尿通便、清热解毒，是清凉降泻兼补益的良品。

此外，白菜还可以防治乳腺癌。研究发现，由于大白菜是亚洲地区的传统蔬菜，中国妇女和日本妇女经常食用，所以中国和日本的妇女乳腺癌的发病率要远远低于西方妇女。大白菜中含有一种叫做吲哚-3-甲醇的化合物，这种化合物约占白菜总重量的1%，它能够帮助人体分解同乳腺癌相联系的雌激素。妇女每天如果吃0.5千克的白菜，就能吸收500毫克的这种化合物，从而增加体内一种重要酶的数量，这种酶能够有效帮助分解雌激素，预防乳腺癌的发生。

因此，日常生活中，尤其在冬季，常吃白菜益处多多。白菜的吃法很多，猪肉白菜炖粉条、豆腐炖白菜、白菜粉丝炖肉圆、扒白菜、熘白菜、炒白菜、醋熘猪肝白菜片、白菜肉糜饺子、白菜丝沙拉等等，都是餐桌上既美味又营养的佳肴。

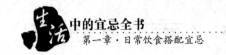

吃胡萝卜防近视

胡萝卜中含有丰富的胡萝卜素。胡萝卜素在小肠壁以及肝细胞中可转变为维生素A并供人体利用，正常人平时所需要的维生素A有70%是由胡萝卜素转变而来的。维生素A可以保护皮肤和黏膜的完整性，提高身体免疫功能，防止呼吸道、泌尿道等器官感染，促进婴幼儿的生长发育，参与视网膜中感光物质的形成，还可以起到保护眼睛，有效预防近视的作用。

科学研究证明，维生素A及B族维生素对预防视力减弱有很大的效果。维生素A可以调整视网膜感光物质视紫的合成，提高熬夜的人对昏暗光线的适应力，防止视觉疲劳。而胡萝卜中的维生素A及B族维生素的含量最高，因此常吃胡萝卜可有效预防视力减退。

豆制品能预防胃癌

大豆是抗癌明星，其中含有5种抑制癌细胞的物质，多吃可以减少胃癌的发生率。而豆制品是低脂肪、高蛋白质的食品，美味可口、物美价廉。尤其是大豆发酵后，经微生物作用，在新陈代谢的过程中，使豆制品产生人体所需的多种营养物质，如有机酸、氨基酸等，尤其是其中所含的维生素B_{12}是人体所需的重要营养素，可以助消化，预防癌症，特别对预防胃癌能产生积极的作用。

另外，豆制品中的蛋白质还可以调节胃内的酸碱度，降低胃内致癌物质亚硝胺类形成，并增加胃黏液的分泌，减少致癌物与胃黏膜的接触，还能提高人体的免疫功能，增强受损伤的胃组织的修复能力，从而减少胃癌的发生。

所以，多食大豆，或多食些豆制品，如豆浆、豆腐、腐乳等，能有效帮助身体抵制癌细胞的侵袭。

黄鳝能治糖尿病

黄鳝肉味鲜美，营养丰富。其蛋白质的含量在30多种常见淡水鱼中仅次于鲤鱼和青鱼，钙和铁的含量也较多。黄鳝不但有很高的营养价值，还具有很高的药用价值。鳝鱼味甘，性温，无毒，可以补虚损、除风湿、强筋骨，因此适用于气血两亏、肾虚腰痛、四肢无力、风湿麻痹等症的食疗。

此外，黄鳝还可防治糖尿病。鳝鱼中不仅含有人类必需的氨基酸、钙、磷、烟酸等营养物质，而且还含有黄鳝鱼素A、黄鳝鱼素B两种高效营养物质，它们具有显著的降血糖和调节血糖的作用。因此鳝鱼是糖尿病人的食疗佳品。

黄鳝味道鲜美，肉厚无刺，可以使用爆、炒、煸、炸、烧等多种烹调方法。尤其春季黄鳝肉质细嫩，更是食用的最好时间。

鸡蛋可防治动脉粥样硬化

鸡蛋含有人体所必需的多种营养物质，如优质蛋白质、脂肪、多种维生素（维生素A、维生素D、维生素E、维生素B_1、维生素B_2等），多种矿物质（钙、磷、铁等）等。尤其是鸡蛋的消化吸收率非常高，是全世界各国营养组织公认的优质食品，能增强人体的代谢功能和免疫功能，在健脑益智、抗衰老、分解和氧化人体内的致癌物质等方面起到重要的保健作用。

现代临床研究表明，鸡蛋中所含的丰富的卵磷脂，还有防治动脉粥样硬化的作用。美国营养学家做过实验，他们从鸡蛋、核桃、猪肝中提取卵磷脂，每天给患有心血管病的人吃4～6汤匙，三个月后，患者的胆固醇水平明显下降。

生姜能防胆结石

生姜具有独特的辛辣芳香味，是一种常用的调味品。生姜的辣味成分主要有姜酮、姜醇、姜酚三种，它们具有一定的挥发性，能增强和加速血液循环，刺激胃液分泌，帮助消化，有健胃的功效。另外，据现代药理学研究发现，生姜中所含的大量姜酚，能抑制前列腺素分泌过多，减少胆汁中黏蛋白含量，不至于因黏蛋白过多而与胆汁中钙离子和胆红素结合，从而可以预防胆结石的形成。

此外，生姜中含有较多的油树脂，也有很强的利胆作用。因此，平常生活中，我们要适量吃一些生姜，用以防病治病，尤其是防治胆脏疾病。可以捣碎了拌着吃，也可以选嫩姜蘸酱吃。尤其是胆结石和胆囊炎患者应经常、适量地吃些。

喝酸奶可防阴道炎

酸奶中含有生长活性因子，可增强肌体免疫机能，具有抗病、抗衰老的功效。酸奶还被誉为"长寿食品"，有研究表明，保加利亚地区人大多长寿，是因为那里的人们经常喝酸奶。而日本人近年来整体平均身高的增长，其中也有常喝酸奶的原因。

而对于女性朋友来说，常喝酸奶还有预防真菌性阴道炎功效。真菌性阴道炎是一种发病率极高的妇科常见疾病，其病原菌是一种学名为"白色念珠菌"的真菌。不注意个人卫生、使用药物不当等都有可能诱发真菌性阴道炎。而酸奶中含有大量活乳酸菌，它们在人体内可抑制包括白色念珠菌在内的其他杂菌的过度繁殖，有抗菌防病的作用。酸奶营养丰富又物美价廉，是天然的抗菌防病食品，因此对于患有阴道炎的妇女，常喝些酸奶很有益处。

黄豆排骨汤可补脑

脑力劳动者由于工作繁忙、用脑过度，容易出现精神疲乏、记忆力下降、心悸的症状。中国中医科学研究院的专家称经常喝点黄豆排骨汤可以起到补脑的作用，并可有效缓解精神疲劳的现象。

因为黄豆中含有多种人体必需的氨基酸、植物性蛋白质、B族维生素、维生素E等，可加速人体的新陈代谢，而且富含磷元素，能调节大脑神经，有增强智力及改善记忆力的作用。排骨不仅营养丰富，还含有大量磷酸钙、骨胶原、骨黏蛋白等营养物质，具有很好的补钙作用。因此黄豆与排骨是补脑、强身的绝好搭配。

此汤的具体制作方法是：准备黄豆100克、猪排骨250克。将黄豆用水浸泡2小时后备用。在砂锅中加清水适量，大火煮沸，将黄豆、猪排骨放入锅中，加适量葱、姜，开锅后转为小火煲2小时左右，加入精盐调味后即可食用。

多吃蘑菇防肝病

蘑菇含有丰富的营养物质，其中蛋白质的含量大多在30%以上。以香菇为例，香菇的蛋白质中至少含有18种氨基酸，其中包括7种人体所必需的氨基酸。香菇中还含有钙、铁、锰等人体必需的矿物质以及具有明显抗癌作用的多糖。蘑菇中的维生素不仅种类多，含量也高。研究表明，蘑菇中含有丰富的维生素B_1、维生素B_2、维生素PP、烟酸、维生素A、维生素C和维生素D等。蘑菇的营养价值高，还在于这些营养物质很容易被人体吸收。

蘑菇的保健作用很多，例如，可健脾开胃、理气化痰，也可防治高血压、高血脂、糖尿病等多种疾病，尤其对于防治肝病具有不可忽视的作用。因为蘑菇中所含的硒元素，不但数量高，而且很容易被人体吸收，能降低血液中胆固醇的含量，有效预防动脉硬化和肝硬化，并且能对肝癌细胞起到杀伤和抑制作用，而对正常的肝细胞却没有任何影响。因此，多吃蘑菇是预防肝癌、防治肝病的有效措施。

吃黑巧克力可预防心脏病

　　黑巧克力的营养价值很高，其中富含蛋白质、脂肪、碳水化合物、钙、铁、镁、磷、可可等营养物质。黑巧克力除了营养丰富外，还具有一定的药用价值，常吃黑巧克力，能有效预防心脏病。这是因为可可浓度高的黑巧克力中含有丰富的天然抗氧化物"类黄硷素"，这种物质可以降低血压，防止血小板凝块，有利于血管畅通，也使罹患心脏病的风险大为降低，其抗血栓的效果甚至比红酒、茶以及浆果类的水果还要好。

　　美国有一项实验：调查了139名爱吃巧克力的人，结果发现他们因心脏病而死亡的危险比其他人低一半左右。研究表明，每天吃两大汤匙左右的黑巧克力或喝一杯高质量的可可粉饮料，可以有效防止心脏病的发生，其作用原理与阿司匹林类似，有防止血液凝固和收缩血管的作用。

茄子能降胆固醇

　　茄子性味苦寒，有散血淤、消肿止痛、治疗寒热、祛风通络和止血的功效。茄子的营养价值丰富，其中富含维生素P，尤以紫茄子中含量最高。维生素P可以增强人体细胞间的黏着力，对微血管有保护作用，能提高微血管对疾病的抵抗力，保持细胞和毛细血管壁的正常渗透性，增加微血管的韧性和弹性。茄子还可以提供身体所需的大量的钾，钾在人体中有着重要的生理功能，它能维持细

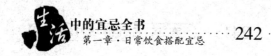

胞内的渗透压，参与能量代谢过程，维持神经肌肉正常的兴奋性，缺钾极容易引起脑血管破裂。钾还可以帮助平衡血压。茄子中的一些重要植化物还可以预防氧化破坏作用，从而避免由氧化作用引起的心血管疾病。因此对于高血压、动脉硬化、冠心病的患者，常吃茄子大有益处。

此外，茄子还可以降低胆固醇。研究发现，茄子纤维中所含的抑制角苷，具有降低胆固醇的功效。巴西科学家用肥胖的兔子做试验，结果发现食用茄子汁的兔子比没有食用茄子汁的兔子体内胆固醇含量下降了10%。由此可见，平时常吃些茄子，对于降低胆固醇是大有益处的。

第二章 一日三餐让你在吃中获得健康

一、早餐

❀ 早餐别吃"干食"

清晨，总会看到一些上班族手拿面包、糕点或饼干等匆匆忙忙赶去上班。医学专家提醒，早餐长期吃"干食"，会降低体力和脑力，导致身体抵抗力下降，极易引发各种疾病。

早上起床后，人的胃肠功能尚未由夜间的抑制状态恢复到兴奋状态，消化功能也比较弱。此时如果吃一些缺乏水分的干食，不但难以吞咽，而且也不利于食物的消化和吸收。另外，人在整夜睡眠中，通过呼吸、毛孔、排尿等渠道，会消耗许多水分，清晨时已处于半脱水状态，因此清晨应及时补充水分。

研究发现，清晨起床后3小时内极容易发生脑血栓和心肌梗死。如果早餐吃些富含水分的食物或餐前适量喝些温开水，就能起到扩充血管壁、促进循环系统功能、稀释血浓度的作用，使肌体的新陈代谢重新恢复到旺盛状态。

❀ 早餐不妨搭配牛奶加蜂蜜

牛奶和蜂蜜都是营养价值丰富的食品，在国内，将它们搭配在一起吃的人还比较少，但是在德国，它们几乎是必不可少的早餐食品。

蜂蜜中富含葡萄糖、果糖、蛋白质、酶、维生素和多种矿物质，常吃可以提高人体免疫力，防止贫血、神经官能症、肝病、心脏病和肠胃病等。蜂蜜与牛奶搭配食用，能起到最佳的互补效果。蜂蜜作为单糖，含有较高的热能，可直接被人体吸收；牛奶尽管营养价值较高，但热能低，单饮不足以维持人体正常的生命活动。用牛奶加蜂蜜做早餐，人体不仅能够吸收足够的热能，所补充的维生素、氨基酸、矿物质等营养素也更全面，可以让人整个上午都精力充沛。而且，牛奶和蜂蜜中都含有能治疗贫血症的铁等矿物质，二者的分子结构不会相互抵抗，能很好地结合，有效提高血红蛋白的数量，并产生酵素来分解体内有害菌，增强免疫力，起到活化细胞的作用。

蜂蜜的吃法有很多，可以和牛奶、面包、蔬菜汁、茶、鲜果汁、粥类、清汤、豆浆等几乎任何一种早餐搭配食用。其中，最常见的吃法是在切片面包上先抹一层厚厚的奶油，再涂上蜂蜜，吃起来既美味又营养。

🏵 早餐在几点吃最健康

由于现代社会节奏加快，工作繁忙，使得很多人需要经常加班，再加上大城市经常会发生交通堵塞，人们回到家的时间越来越晚，很多人甚至八、九点钟才吃上晚饭。由于晚餐吃得过晚，使人在睡眠时，虽然绝大部分器官得到充分休息，而消化器官仍处于繁忙的工作中，吸收消化存留在肠胃中的晚餐，到凌晨时才渐渐进入休息的状态。快节奏生活使得人们第二天又不得不早起，吃早餐的时间自然也就提前了。然而一旦吃早餐太早，势必会干扰胃肠的休息，使消化系统长期处于疲劳应战的状态，扰乱了肠胃的蠕动节奏。因此在7点左右起床，20～30分钟后吃早餐是最合适的。

适合在早餐时吃的食物有：富含碳水化合物的主食，如面包、馒头、花卷等。富含维生素C的食物，如橙子、苹果、香蕉、蔬菜等。富含优质蛋白质的食物，如鸡蛋、牛奶、香肠、豆浆等。富含水分的液体食物，如米粥、牛奶、豆浆、果汁等。能够开胃、增加食欲的食物，如番茄汁、酱菜等。

排毒早餐应该怎样吃

我们身体的疾病，大都是由于体内毒素的长久积累所致。如果我们把体内的毒素清理干净，自然就可以保证身体的健康了。

而排毒早餐中最主要的食物应包括水果、蔬菜和粗粮。

水果：较适合的水果包括苹果、石榴、香蕉、橙子、梨、葡萄等。需要注意的是尽量选择本地的时令水果，不要选择一些不利健康的反季节水果。

蔬菜：蔬菜多是碱性的，所以我们摄取的比例应多些。比如胡萝卜、白萝卜、山药、花椰菜、包心菜、黄瓜、苦瓜、青椒、番茄等。

粗粮：粗粮富含纤维素，可促进肠道蠕动，使肠道内毒素尽快排出，对身体健康极为有益，如红小豆、黑米、薏仁或黄豆等五谷类食品。此外，早餐吃红薯也是很好的选择。红薯是我国南方特产，含有丰富的糖、纤维和维生素，具有补虚乏、健脾胃、强肾阴的功效，同时还可起到促进排便、防治便秘的作用。

❀ 不吃早餐危害大

很多人由于工作繁忙，往往忽略了早餐，但长期不吃早餐对人的危害是非常大的。人在一夜的睡眠中，因呼吸、排尿等显性或非显性发汗，水分大量丢失，会使血液黏稠、血流缓慢。如果不吃早餐，会导致血容量减少、血液黏稠度增高。早晨交感神经兴奋性增高，也会使得血压偏高，这些因素均会增加中风的危险。而对于高血压、心脏病、糖尿病人来说，长期不吃早餐，更容易促发中风。此外，早餐如果吃得不好，也难以补充夜间所消耗的水分和营养，久而久之，便会为中风的发生埋下隐患。

不吃早餐还容易诱发胆结石和胆囊炎。人体在早晨空腹时，胆汁中胆固醇的饱和度特别高，此时胆汁分泌少，胆固醇溶解慢，容易产生胆结石。而食物可以刺激胆汁的分泌，但如果缺乏了吃早餐这个过程，胆汁就容易淤积在胆囊中，使人患上胆囊炎或胆结石症。

此外，不吃早餐还容易使人衰老。不吃早餐，人体只得动用体内贮存的糖原和蛋白质来供给能力所需，久而久之就会导致皮肤干燥、起皱以及贫血，会加速人体的衰老。

早晚吃蜂蜜可护心保肝

蜂蜜的营养价值丰富，其中含有75%左右的葡萄糖和果糖，少量的蛋白质和维生素，还含有与人体血清浓度近似的多种无机盐，其有机物质和无机物质的含量达60多种。蜂蜜是食物中所含酶最多的一种，包括淀粉酶、脂酶、转化酶等，对身体健康都极为有益。我国把蜂蜜当成药物治疗疾病已有数千年的历史，早在《本草纲目》中，对于蜂蜜的药用价值就有着详细的记载。

蜂蜜中含有大量的钾，钾离子进入人体后能排除钠离子，维持血液中电解质的平衡。因此，对于患有高血压、心脏病、动脉硬化的病人，如果坚持每天早、晚各饮用1杯蜂蜜水，可起到保护血管和降压的作用，对健康非常有益。蜂蜜中含有非常丰富的生物活性物质，对于患有慢性肝病、肝功能异常的病人，能起到改善肝脏功能、保护肝脏的作用。此外，对于患有肺结核的病人，如果能坚持早晚吃蜂蜜，可以起到增强体质、调养肺气的作用。

早餐吃冷食身体易衰弱

很多年轻人为图省事儿，早上不喜欢将饮料热一下，而是直接饮用冷的蔬果汁或牛奶，并且认为这样更利于吸收蔬果中的直接营养及清理体内废物。但是，要知道人体内永远喜欢温暖的环境。身体温暖，微循环才会正常，氧气、营养及废物等的运输才会顺畅。所以吃早餐时，千万不要喝冰的蔬果汁或冰牛奶等。短时间内，也许不会觉得身体有什么异常，但时间久了就会感到身体日渐衰弱。

中医认为，早餐应该吃热食，这样才能保护胃气。这里所说的胃气，其实是广义的，并不单纯指胃这个器官而已，其中包含了脾胃的消化吸收能力、后天的免疫力、肌肉的功能等等。因为在早晨，夜间的阴气未除，大地温度尚未回升，体内的肌肉、神经及血管都还呈现收缩的状态，假如这时候再吃喝冰冷的食物，必定使体内各个系统更加挛缩，血流更加不顺。长期这样，就会伤胃气，降低身体的免疫力和抵抗力。

全麦面包最好早上吃

全麦食品一直是营养专家力推的健康食品，全麦食品中的高吸水性纤维，能使食物膨胀，增加粪便的体积，促进胃肠的蠕动，使大便正常排出。全麦食品中的纤维素和某些淀粉能够阻止癌细胞在结肠中与胆汁酸发生化学反应后被激活，可有效预防直肠癌和结肠癌的发生。其纤维还可以减缓糖类中能量的释放速度，帮助控制食欲，有助于保持适当的体重。

很多人都知道，心脏病人有个"魔鬼时刻"，一般是在凌晨，这是因为这段时间心血管出现硬化和堵塞的几率最高，这一状况还会持续到早晨。而全麦食品中富含人体所需的多种维生素、矿物质、纤维素等，有助于软化血管、降低胆固醇，人在经过一夜的营养消耗后，在早餐及时补充体内所缺的维生素、矿物质，能够使血管硬化的状况得到较快地改善，同时也是一种非常健康的饮食方法。如果早餐只喝牛奶和鸡蛋等高动物蛋白或高油脂的食物，就会增加人体的负担。

二、午 餐

午餐为何要换样吃

由于上班的原因，中午在外就餐是很普遍的现象，很多上班族可能都有这样的经历：快餐店翻来覆去就那么几样饭菜，时间久了，午饭时面对各色快餐总都感到没有胃口，味觉似乎出了问题，吃任何东西都是一个滋味，没有酸、咸、甜等感觉。最后只是随便买点什么填饱肚子。"为了吃饭而吃饭"可能意味着你已经患上了"快餐综合症"。

由于长期吃快餐，品种单一、营养不全，使舌头失去了敏锐的味觉，表现为咽痛、口臭、口腔溃疡、牙痛、烦躁、多梦等症状，中医认为这是饮食不适造成的胃肠积滞、肝胆不和、心脾生热。一般快餐店都采用煎炸及高浓度配料等烹调方法，使快餐看上去色香味俱佳，从而刺激人的食欲。但医生指出，快餐营养供应有欠均衡，只注重肉类、糖类及油脂类食物的供应，缺乏蔬菜、水果、纤维质等，此外还有热量供应过量、盐分供应过多等问题。长期食用快餐，人体所需的各种营养比例失衡，难免会引发身体的不适。

午餐多吃素不易犯困

很多人喜欢在午餐时吃含糖和含脂肪量高的食物，如馒头、米饭、猪肉，或者炸薯条、汉堡包、炸鸡等快餐食品。这些食物会刺激胰岛素和胆汁分泌，使人体内脏不堪重负，并降低血液带氧能力，导致脑部含氧量降低，让人容易产生疲倦感，工作时精力难以集中。

要想下午不犯困，最好午餐时多吃点素食。素食具有诸多好处，素食中不含对心血管构成威胁的有害物质，因此可降低人体的血脂肪含量，降低发生心脑血管疾病的危险。素食能减轻肾脏负担，同时又不减少蛋白质的摄入量，因此素食对于肾功能不全的肾脏病患者特别有益。素食中含有的大量纤维素，能刺激肠蠕动加快，利于通便，使粪便中有害物质及时排出，降低有害物质对肠壁的损害，因此还可有效预防直肠癌、结肠癌的发生。更重要的是，吃素食午餐，可以保证头脑清晰和敏锐。一些绿色高纤维蔬菜，如辣椒、胡萝卜、菠菜等，可确保脑细胞获得充足的氧气，让人整个下午精神抖擞。还可适量喝些新鲜的果汁、牛奶或豆浆，这些可使大脑反应灵活，思维敏捷。在主食方面，最好选择绿豆饭或全麦面包等。

自备午餐时饭盒里装什么

一个人全天消耗能量的40%由午餐提供，因此午饭是一天中最重要的一顿。为了经济又实惠，很多人选择自带午餐。那么，如何使所带的午餐营养又保鲜呢？午餐究竟应该带些什么，不该带些什么？

带饭最大的缺点是经过一上午的时间，食品中的营养成分流失比较严重，气温高时还容易变质。所以，最好不要带鱼和海鲜，因为它们是大肠杆菌繁殖的温床，最容易腐败变质。此外，各种绿叶蔬菜中都含有不同量的硝酸盐，烹饪过度或放置时间过长，不仅蔬菜会发黄、变味，硝酸盐还会被细菌还原成有毒的亚硝酸盐，人食用后可能出现不同程度的中毒症状。也不要带剩饭剩菜，因为它们更容易变质。因此午餐不该带的食物主要包括：鱼、海鲜、绿叶蔬菜、回锅肉、肉饼、炒饭、剩饭剩菜。

午餐要想保证充分的能量，含蛋白质、维生素和矿物质的食物必不可少。米饭是最好的主食，如果再加入含优质植物蛋白的豆制品，营养就更全面了。蔬菜中，丝瓜、藕等含纤维素较多；除此之外，还可选择芹菜、蘑菇、萝卜等。要带的蔬菜在烹调时炒至六七分熟就行，以防微波加热时进一步破坏其营养成分。荤菜尽量选择含脂肪少的，如牛肉、鸡肉等。

午餐喝杯酸奶更利于身体健康

酸奶中含有大量的乳酸、醋酸等有机酸，它们不仅使酸奶具有清爽的酸味，还能抑制有害微生物的繁殖，使肠道的碱性降低，酸性增加，促进胃肠道的蠕动和消化液的分泌，加速食物营养的分解，提高人体的吸收率。酸奶含钙量丰富，此外还含有磷、铁等矿物质，有利于保持骨骼的强健与脑神经的健康。酸奶能提高人体的免疫能力，增强身体抗病能力，有效抑制肿瘤细胞的生长与扩散，还能起到滋润肌肤、美容养颜和防衰老的功效。

酸奶的这些作用，对于那些吃完午餐就坐在电脑前不再活动，容易导致消化不良或脂肪堆积的上班族来说非常有益。同时，酸奶中的酪氨酸还能缓解由心理压力过大、高度紧张或焦虑而引起的身体疲劳。因此午餐后喝一杯酸奶，能让上班族放松心情，一整个下午都精神抖擞，更有利于提高工作效率。

而一项最新的研究结果表明，酸奶还具有抗辐射的作用，可减轻辐射损伤，抑制辐射后淋巴细胞的数目下降。所以对于那些长时间面对电脑，每时每刻都笼罩在电磁辐射中的上班族来说，利用午饭的时间喝一杯酸奶，对健康是非常有益的。

夏季午餐适合吃什么

夏季由于气温高，天气炎热，人体出汗多，体能消耗大，脾胃虚寒的人很容易造成脾胃不和，使肠胃运转失常，导致身体乏力、食欲缺乏的情况出现。专家提示，夏季的午餐，最好根据不同的体质来选择适合自己的食品。

一般偏阳虚体质的人都比较胖，冬天怕冷夏天怕热，出汗多，常常感到四肢疲倦、小便清长、大便时稀。偏阳虚的人养生原则是温补脾肾，因为阳虚者关键在于补阳。因此即便是在夏季，也应多喝些热汤或热粥，比如蘑菇汤、鸡汤、排骨汤、鱼汤、羊肉汤等，可吃得稍偏咸些，这样能避免伤及胃气，注意少吃生冷油腻的食物。在水果方面，偏阳虚的人可多吃些热带水果，如芒果、菠萝、提子、荔枝、枇杷、榴莲等，这些水果对于补充气血、活络经脉都有益处。对于寒性的水果，比如梨则应尽量少吃或不吃。如果体形偏瘦，平素食量较少，那么就可能是偏阴虚的体质了。专家称，阴虚体质的人适宜吃些具有滋养胃阴的食物，如小麦、牛奶、鸡蛋、猪肉、鸭肉、梨、苹果、番茄、乌梅、豆腐等。慎吃性质温热的食物，如籼米、核桃仁、狗肉、羊肉、鸡肉、河虾、海虾、海参、草鱼、鲢鱼等。

午餐不要吃得过饱

许多人午饭喜欢吃很多、吃得很饱，认为只有这样才有体力来对付一下午繁忙的工作，然而午餐吃得过饱对身体健康是没有益处的。

人的消化系统需要定时休养才能保持正常的工作。如果吃得过饱，就会造成上顿的食物还未完全消化，下顿的食物又填进了胃部，会使消化系统得不到应有的休息。人体胃黏膜上皮细胞的寿命很短，每2～3天就需要修复一次，过度饱食会使胃黏膜得不到修复的机会。由于食物长时间滞留在胃中，逼迫胃大量分泌胃液，还会破坏胃黏膜，极易引发胃糜烂和胃溃疡。

午餐吃得过饱，会增加体内各脏器的负担，久而久之容易引发心脑血管疾病、糖尿病、脂肪肝和肥胖症等。午餐饱食还会使体内甲状旁腺激素增多，容易造成骨骼过分脱钙，长期下去极易引发骨质疏松。

此外，午餐吃得过饱，也不利于下午正常的工作。据费城宾夕法尼亚大学护理学校的一项研究结果表明，午餐吃得过饱，会使脑部大部分的血液和氧转移到消化道去，从而使人倍感疲劳、昏昏欲睡，给下午的工作带来很多不利影响。

❀ 午餐减肥不当易致病

爱美是女人的天性，现如今减肥风越刮越猛，很多爱美女性为瘦身而不吃午餐，或者在午餐的时候不吃主食，只吃些水果零食，这样做不但不利于减肥，还会对身体造成许多不利影响。

正常情况下，中午摄入的能量应该占一天总能量的35%～40%。如果不吃午餐，会导致体内的营养不够，无法供给一天活动的能量所需。强忍着不吃午餐，会影响肠胃的蠕动，使消化功能发生紊乱，增加患胃病的危险。

有些女性受某些"减肥理论"的影响，在午餐时不吃主食。主食主要包括米、面、杂粮、薯类等，其主要成分是碳水化合物，是人体每天必须摄入的营养物质。长期不吃主食等于慢性自杀，这样不但不能起到减肥的目的，还会导致营养失衡，使免疫力下降，极易引发感冒、过敏和皮肤感染等病症。

有些女性午餐时只吃些水果和零食，这对健康也是极其不利的。因为中午吃得过少，必然会使晚餐时倍感饥饿，一旦控制不住就会导致晚餐吃得过多，这样很不利于食物的消化与吸收，过多的食物积滞于体内，极有可能转化为脂肪，反而出现"越减越肥"的情况。

❀ 虚寒性胃痛者午餐怎么吃

由于压力大、工作繁忙，快节奏的生活以及饮食的不规律使得很多人患上了胃病，胃痛也是经常发生的事情。这里为你提供一个治疗虚寒性胃痛的食疗补益方。在星期天休息的时候，不妨在家中做这道生姜鲫鱼汤来喝，具有温中散寒、理气止痛的功效，能有效缓解胃痛，还可起到养胃的作用，生姜鲫鱼汤的具体制作方法：

准备生姜30克，陈皮10克，胡椒3克，鲫鱼1条。将鱼去鳞，剖肚去内脏，将生姜、陈皮、胡椒用纱布包好，放入鱼肚中，加清水适量煨熟，入盐、味精等调味品即成。

生姜的辣味成分具有一定的挥发性，能增强和加速血液循环，刺激胃液分泌，帮助消化，具有很好的健胃功效。陈皮性温，味苦、辛，具有理气健脾、燥湿化痰的功效，能疏肝破气、消积化滞。鲫鱼营养价值高，含丰富的蛋白质、脂肪，以及钙、磷、铁、硒、锌等多种矿物质，具有健脾利湿、和中开胃、活血通络、温中下气的功效，尤其适合脾胃虚弱的人食用，具有很好的滋补食疗作用。

午餐不妨吃面条

英国研究人员有一项关于午餐前后头脑灵活性的调查，研究发现，午餐如果吃得过于丰盛，人的精神就很容易涣散。过于丰盛的午餐会使人下午的心智能力下降20%之多，仅仅相当于深夜的工作效率。

含过多高蛋白质的食物，如牛排、鸡蛋、黄豆、豆油皮、花生仁、南瓜子和虾等，都会使人无法集中精力工作，常出现莫名其妙的精神萎靡不振、昏昏欲睡、思维及判断能力下降、精神涣散等情况。如果要想减轻午餐给工作和学习带来的影响，午餐就应尽量选择吃含高碳水化合物的食物。如面条就是很好的午餐食品，具有诸多好处：

面条不含胆固醇，是心脑血管病人的理想食品。面条中不含脂肪，还能够分解脂肪，能使胰岛素保持在正常、稳定的水平，进而保持血糖的长期稳定。面条含热量低，在煮的过程中会吸收大量水分，在胃中的消化时间比较慢，易使人产生饱腹感，不易出现饥饿感，因此具有抑制食欲的作用，也是减肥的理想食品。面条不能使人更聪明，但能使人更清醒，注意力更集中，因为它能缓慢、有规律地向大脑输送葡萄糖，因此尤其适合作为工作午餐来食用。

三、晚　餐

晚餐怎样吃才健康

要想晚餐真正吃得好、吃得健康其实也并不是什么难事，只要做到以下三点，保证你晚餐营养又健康。

第一，晚餐不要吃得过多。如果晚餐吃得过多，会引起胆固醇升高，刺激肝脏制造更多的低密度与极低密度脂蛋白，诱发动脉硬化。晚餐过饱还会反复刺激胰岛素大量分泌，造成胰岛素β细胞提前衰竭，从而为糖尿病的诱生埋下隐患。此外，晚餐过饱会使胃鼓胀，并对周围器官造成压迫，胃、肠、肝、胆、胰等器官在餐后的紧张工作会传送信息给大脑，从而使大脑变得活跃，并扩散到大脑皮层的其他部位而引发失眠。

第二，晚上最好不要吃甜点和油炸食品，尽量不要喝酒。不少人有晚餐时喝点酒的习惯，然而这种习惯并不利于健康，过多的酒精在夜间会阻碍新陈代谢，酒精的刺激还会使胃得不到休息，导致睡眠不好。

第三，晚餐应选择含纤维和碳水化合物多的食物，这样既可增加维生素又可提供纤维素，如菠菜、黄瓜、番茄、土豆等。面食可适量减少，适当吃些粗粮，可以少量吃一些鱼类，有益智补脑的作用。

晚饭少吃能降血脂

高血脂是人体脂质代谢失常、血浆内脂质浓度超过正常水平所致的病症。因脂质多与血浆中蛋白结合，因此又称为高脂蛋白血症。长期的高血脂容易导致动脉硬化加速，从而引发和加剧冠心病及脑血管疾病的发生。

得了高血脂不要惊慌，但也不能放任自流，而是应当精心调养。这里值得一提的是，晚饭要少吃并且吃得清淡些，能有效降低血脂。

有人做过实验，同样热量的食物，让一组人作为早餐吃，另一组人作为晚餐吃，结果发现，晚餐吃的人比早餐吃的人胆固醇和甘油三酯的含量都要高出许多。这主要是因为，人体控制血糖分脂肪代谢能力与体内胰岛素和升糖素水平有关。

通常情况下，早餐后人体分泌的胰岛素与升糖素是等量的，这样摄取的热量就不易转变成脂肪蓄积在体内。而晚餐后人体分泌的胰岛素比升糖素多，所以晚餐吸收的热量就很容易转化为脂肪在体内堆积起来，从而导致高血脂和肥胖。

人体血液中大约85%的胆固醇是在肝脏中合成的，这个过程主要是在夜间睡眠时完成的，晚餐饮食量的多少，直接决定了血脂含量的高低。晚上活动量小，能量消耗少，因此晚餐吃得少些、清淡些，血脂自然就会降低了。

晚餐补钙吸收率高

上海一项研究报告表明，晚餐时人体分泌的胃酸较多，这时补充钙质吸收率最高。专家解释说，补钙不宜集中在某一个固定的时间段，人们通常习惯选择在早晨时喝牛奶、豆浆等来补钙，其实补钙不一定非要在早晨。人体在晚间12点以后至凌晨这段时间内血钙量最低，因此一些敏感人群，比如孕产妇、老年人就常会出现夜间腿部缺钙抽筋的现象。而在晚餐时吃些含钙量高的食物，就能有效避免这种情况的发生，并且此时补钙，钙质更利身体的吸收。

这里推荐一种晚餐补钙的营养食谱——虾片粥：准备大米100克，大对虾200克，水600克，花生油、酱油、葱花各15克，料酒、淀粉各10克，盐、白糖各5克，胡椒面2克。将大米拣去杂物，淘洗干净，放入盆内，加大部分盐拌匀。大虾去壳并挑出沙肠洗净，切成薄片，盛入碗内，放入淀粉，花生油、料酒、酱油、白糖和少许盐拌匀上浆。锅置火上，放水烧开，倒入大米，再开后小火熬煮40～50分钟，至米粒开花、汤汁黏稠时，放入浆好的虾肉片，用大火烧滚即可。食用时分碗盛出，撒上葱花、胡椒面即可。

第三章

养成良好的饮食习惯

一、饮食习惯

饭后不宜马上喝茶

喝茶能使人精神振奋、增强思维和记忆能力、消除疲劳、促进新陈代谢，维持心脏、血管、胃肠的正常机能，并可抑制恶性肿瘤和癌细胞的生成，防止动脉硬化、高血压和脑血栓，还能预防老年性白内障以及起到防暑降温的作用。

然而喝茶虽然具有诸多好处，但也不是什么时候都适宜喝茶的。最近有专家的实验表明，饭后马上喝茶对健康十分不利。

茶叶中含有较多的鞣酸和茶碱。鞣酸进入胃肠后，会抑制胃液和肠液的分泌，而胃液和肠液都是消化食物不可缺少的重要物质。大量的鞣酸对胃黏膜有较强的刺激作用，会引起胃功能失常，导致消化不良。鞣酸还会刺激肠道黏膜，从而阻碍肠道对营养物质的吸收。此外茶叶中的茶碱具有抑制小肠吸收铁的作用。据科学家的实验证明，饭后饮用15克茶叶冲泡的茶水，会使食物中铁的吸收量降低50%。因此长期饭后喝茶会引起胃肠功能失调和营养不良。

用餐顺序该改改了

现在无论是去餐馆就餐，还是去朋友家做客，用餐的顺序似乎已经约定俗成——先上酒品饮料，而后是鱼肉主菜，吃到半饱再上蔬菜，之后是主食，主食后上汤，最后吃甜点或水果。这种大众公认的用餐顺序，其实未必是最健康、最营养的。

如果我们把进餐顺序变一变，情况会怎么样呢？就座后首先吃清爽的新鲜水果，然后每人喝一小碗开胃汤，再吃清淡的蔬菜类菜肴，把胃填充大半后上主食，之后再吃鱼肉类菜肴，最后喝少许酒品或饮料。

这样的话，首先保证摄入了足够多的膳食纤维，延缓了主食和脂肪的消化速度，也可有效避免高血脂、高血糖的出现。从食物类别的比例来说，这样的顺序可以控制肉类等动物性食物的摄入量，保证蔬菜和水果的摄入，提供大量的抗氧化成分，并维持酸性食物和碱性食物的平衡。

健康的膳食结构，应当是每天大量摄入蔬菜、水果和主食，少量摄入动物性食品和油脂。因此把动物性食品和油脂放在就餐顺序的最后，应当是合情合理、有利健康的。这样一来，不过是用餐顺序的小变化，做起来，却能看到健康生活的大效果。

吃面食一定要喝原汤

在中国的饮食传统中，一直就有"原汤化原食"的说法。老人们在吃完捞面、水饺后，都要喝点原汤。"原汤化原食"这种说法，从营养学的角度来说是有一定道理的。

煮淀粉类食物时，其表面的淀粉会散落到汤中，当加热到100℃时，淀粉颗粒会分解成糊状，能帮助消化食物。而且，面汤中还含有消化酶，在煮的过程中不会被破坏掉，也可以帮助消化食物。所以，喝原汤可以帮助减少积食。其次，喝原汤还有一定的补充作用。面粉中水溶性的B族维生素很丰富，但在煮食的过程中，B族维生素会流失到汤里，溶解在汤里的水溶性维生素可占原食物的50%，因而喝汤能够在一定程度上弥补面食在烹调过程中流失的维生素。

什么样的汤能化原食呢？"原食"指的是淀粉类食物，而"原汤"就是指煮这些食物的水，例如煮饺子、面条、馄饨、汤圆的汤，还有米汤等。因此在吃完这类淀粉类食物后，一定要记得喝点原汤。

定期吃一顿无盐餐

一项由亚洲、欧洲和美洲科学工作者联合进行的研究表明，定期吃一顿没有食盐的午餐或者晚餐，会给健康带来许多意想不到的好处。

我国居民尤其是北方居民的饮食中，一向存在"咸则鲜"、"好厨师一把盐"、"菜咸好下饭"的观念，喜欢吃较咸的食物，俗称"口重"。然而食盐超标对身体造成的危害是慢性的、长期的。很多研究已证实，过多地摄入食盐与高血压的发生有着密切的关系，此外食盐过量还可能引发胃炎、消化性溃疡、上呼吸道感染以及骨质疏松等疾病。

科学家提示，那些摄取大量食盐的人，应当定期吃一些清淡或者没有食盐的食物。尤其是那些经常在外就餐的人，平时没有办法控制食物中盐的含量，因此建议每周吃一次无盐餐，让肠胃和血管得到充分的净化。当然，无盐餐不能吃得太频繁，一周最多两次，因为盐摄入得太少同样会破坏体内的离子平衡，对身体不利。这也是不同国家的科学家分别对动物进行实验后得出的结论，定期吃顿无盐餐不仅可以减少盐的摄入，也可以清理肠胃、平衡渗透压，为我们的健康保驾护航。

❀ 长期吃素危害多

人体对各种营养的需求是全面的，因此在日常饮食中应保持膳食结构的平衡。肉类食物中含有人体必需的8种氨基酸，更适合人体的消化与吸收，且赖氨酸含量较高，更有利于补充植物蛋白中赖氨酸的不足。专家强调：长期不吃动物蛋白会造成免疫力下降，而长期吃素会使人体缺乏维生素B_{12}、钙、铁、锌等微量元素，以致对身体造成许多不利影响。

长期吃素会影响维生素的吸收。素食中的脂肪含量较低，会影响脂溶性维生素A、维生素D、维生素E和维生素K的吸收。缺乏维生素A容易患夜盲症和呼吸道感染；缺乏维生素D易患骨质疏松症；缺乏维生素E会引起溶血性贫血、脂溢性皮炎和氨基酸代谢障碍、免疫力下降；缺乏维生素K易引起各种自发性出血。缺乏维生素B$_{12}$会导致恶性贫血和神经退化，出现记忆力减退、精神萎靡、反应迟钝、容易疲劳的症状。长期吃素还会增加患胆结石的几率。长期吃素的人，会使卵磷脂摄入减少或肝脏合成降低，素食中的植物纤维成分也较多，可使胆汁酸的重量吸收和胆盐浓度降低。此外素食者由于维生素A和维生素E的缺乏，也会使胆囊上皮细胞容易脱落，从而导致胆固醇沉积而形成结石。

因此吃素，一点肉都不吃，对健康是极为不利的。在日常的饮食中，还是应当均衡营养、荤素搭配。

睡前别喝蜂王浆

蜂王浆中富含人体所需的氨基酸、维生素、有机酸、乙酰胆碱、酶等，营养成分丰富，人工无法合成，属于真正的纯天然保健食品，长期服用对身体健康极为有益。其中大量的活性物质能激活酶系统，使脂褐素排出体外，阻止皮肤黑色素的形成，美白抗皱；还能调理人体的神经系统，改善和恢复造血及循环系统的代谢功能，提高人体免疫力；此外，蜂王浆中的王浆酸能够有效预防恶性肿瘤和细胞坏死，对肝炎、胆囊炎、肾炎、口腔溃疡、肠胃溃疡、风湿性关节炎等疾病均有较好的预防作用。

蜂王浆虽然对人体有很多益处，但需要注意的是不要在睡前服用。因为许多中年人的血液处于高凝状态，而蜂王浆内含有大量葡萄糖、果糖，可以使血液黏稠度进一步增高，如果口服后不久即入睡，会使心率减慢，加剧原有的血液黏稠状态，出现局部血液动力异常，造成微循环障碍，容易促发脑血栓。特别是患有高血压、高血脂以及冠心病的病人，更不宜在睡前服用蜂王浆。

长期饱食无益健康

面对各种美味佳肴，人总是难免有大吃一顿的冲动，有的人甚至不到吃撑了决不放下筷子。最近一项研究发现，长期饱食的人大脑更容易早衰。长期饱食会使人体内热量摄入过多，脂肪过剩，血脂增高，引起一种叫"纤维芽细胞生长因子"的物质增加，导致脑动脉粥样硬化，供给大脑的氧和营养物质减少，造成人的记忆力下降、大脑早衰和智力迟钝。

早在两三千年前，《黄帝内经》就主张："饮食有节"、"饮食自备，肠胃乃伤。"梁代医学家陶弘景在《养生延年录》中指出："所食愈少，心愈开，年愈寿；所食愈多，心愈塞，年愈损焉。"可见，古人很早就发现节制饮食可以抗衰老、延寿命，经常饱食则会使人早衰。

吃得过饱所带来的最直接后果就是使胃肠道的负担加重，如果胃总是处于一种饱胀状态，胃的容量就会过大，消化吸收功能就会下降，容易造成消化不良。而大量摄入的脂肪、蛋白质不能有效地被吸收利用，就会堆积贮存在体内，引起肥胖、糖尿病、高血脂等疾病。而研究表明，人体摄入的能量越多，产生的对人体有害的自由基就越多，人老化的程度也就越快。而少吃点可以减少自由基的产生，使细胞免受其害，从而延缓衰老。

多咀嚼，好处多

现代食物加工越来越细，蛋糕唯恐不松软，蔬菜水果用榨汁机榨好直接"喝"就行了。很多人一口食物最多咀嚼七八次，少则四五次，在嘴里蠕动几下便咽了下去。然而殊不知，咀嚼是维持我们身体健康的关键。

实验表明，咀嚼时唾液的分泌能降低亚硝酸化合物对细胞的攻击，改变细胞的突变计划，细嚼30秒能使致癌物质的毒性降低。细细咀嚼能使食物与唾液充分结合，唾液可以帮助和促进食物的消化，而且多次咀嚼能把食物磨碎，使胃可以充分吸收吃进的食物和营养。此外咀嚼时所分泌的唾液，还能中和口腔里的酸，有效预防龋齿。咀嚼可以刺激耳下腺，保持腮腺激素的分泌，使血管和皮肤等组织保持活力与弹性。咀嚼不仅可以锻炼脸部肌肉，还能刺激脑部的荷尔蒙分泌，使血液源源不断地输送到脑部，激活大脑，从而使大脑的思维能力和工作效率显著提高。

偏食酸性食物影响记忆力

人体在正常状况下，血液是呈弱碱性的。但由于许多人大量偏食酸性食品，使血清等体液酸性化，从而逐渐形成了酸性体质。酸性化会造成人体易感冒、皮肤脆弱、抵抗力差，久而久之，还会影响人的大脑和神经功能，出现记忆力减退，思维能力下降的情况，甚至会造成神经衰弱。

那么什么是酸性食品呢？酸性食品不是指一般的酸味食品，而是指含有磷、硫、氯等元素的食品在体内形成的酸性。血液中不论酸性过多还是碱性过多，都会引起身体的不适。人们每天都在大量食用酸性食品，如主食中的米和面，副食中的肉类、鱼类、贝类、虾、鸡蛋，还有啤酒、白糖等等，长期下去就会造成酸性体质，对身体极为不利。因此，在大量食用酸性食物的同时，还应吃一些碱性食物以中和酸性，比如蔬菜、水果、豆类、海藻、茶、咖啡、牛奶等等，这样才能使身体处于酸碱平衡的状态。

热饮、热食不急吃

研究发现，人体最适宜的进食温度是10℃～40℃左右，一般耐受的温度最高为50℃～60℃。当感到很热时，温度多在70℃左右。人体在接触75℃左右的热食热饮时，娇嫩的口腔、食管黏膜会有轻度灼伤，灼伤的黏膜表层会及时脱落、更新，由于黏膜在热刺激下不断增生、增厚，增厚的黏膜受热刺激反应会越来越不敏感，加之食管黏膜的神经反射本来就很迟钝，这样会越来越不怕热，越不怕热就会越敢吃烫的东西，而吃得越烫，口腔黏膜就会越增厚。如此恶性循环，人会不由自主地接受越来越严重的灼伤刺激。这种刺激带来的损伤极有可能引起久治不愈的食管炎，甚至还会导致食管癌的发生。食管癌是人类常见的恶性肿瘤之一，其致病原因之一就是热饮热食，因为热损伤会促进肿瘤的形成。

此外，热饮热食对食物的消化吸收也极为不利。食物太烫，会使食物在口腔存留的时间过短，致使食物不能得到充分咀嚼，唾液与食物的混合过程也不充分，这些都不利于食物的消化吸收。此外，过热的刺激往往掩盖了味觉的体验，常使人难以细细品味各种食物的美味。久而久之，会使体验味觉的系统变得越来越麻木。

❀ 喝酒时尽量多吃饭

人们都知道，喝酒的危害很大。过量饮酒会减少人体对其他多种重要营养素如蛋白质、维生素、矿物质食品的摄入，还会使人的食欲下降，摄入食物减少，以及损伤肠黏膜、胃黏膜，影响营养素的吸收与利用。

酒中的乙醇对肌体组织器官还有着直接的毒害作用，尤其是对肝脏的伤害，连续过量饮酒会损伤肝细胞，干扰肝脏的正常代谢，进而可导致酒精性肝炎及肝硬化。可是俗话说得好，"感情深一口闷，感情浅舔一舔"，在亲朋相聚、气氛融洽的餐桌上，常常会遇到盛情难却的劝酒，如果不喝的话在情理上又实在过不去。那么怎样才能做到既不伤害身体又能尽兴而欢呢？

专家建议，喝酒时别忘多吃饭。人们在饮酒，尤其是大量饮酒时，常常会产生饱胀感，所以喝完酒后就不想再吃饭了，其实这是非常有害的。

科学研究发现，在喝酒的同时多吃饭，能够补充足量的碳水化合物，可以减少乙醇性脂肪肝的发生。在大量饮酒时，体内的乙醛来不及转化为乙酸，会生成大量的超氧阳离子自由基，导致人体内氧化和抗氧化平衡的失调。此时如果还能够多吃蔬菜和水果，补充维生素C、维生素E、微量元素硒等重要的抗氧化剂，也能够减少酒精对人体的伤害。因此喝酒时，一定要记得多吃饭菜，这样才能够把酒精对人体的伤害降到最低。

偏食植物油有损健康

现在有很多人对动物油存在戒心，认为含有大量饱和脂肪酸的动物油易使胆固醇、血脂增高，导致动脉粥样硬化和冠心病。殊不知，长期偏食植物油，同样可以引起血管障碍和心脏病，对健康同样不利。

日本医学研究专家研究表明：植物油多含亚油酸，食用过多亚油酸会导致脑血栓症，引起心肌梗死。植物油中也存在着有害物质，比如花生油、玉米油中混杂着一定的强致癌物质黄曲霉素，棉籽油中存在着可能使人中毒的棉酚，菜籽油中的芥酸能诱发高血压。从植物种子中榨取出来的植物油，如大豆色拉油、葵花油、花生油等含多元不饱和脂肪酸，比较容易氧化，产生许多自由基，严重破坏身体细胞，导致身体加速老化和全身病变。

而动物油也并非一无是处，肥肉、鱼油、蛋黄、黄油等动物性油脂不但不会增加我们身体的胆固醇，适当食用反而能让我们的身体保持健康。动物油中含有对心血管有益得多烯酸、脂蛋白等，具有改善颅内动脉营养与结构、抗高血压和预防脑中风的作用。

猪油等作为脂质还具有保护皮肤与维持体温，保护和固定脏器等功能。无论是动物油还是植物油，都是维持生命的重要营养物质，最主要的是必须保持营养物质的平衡摄入，偏食哪一种都是对身体健康不利的。

别做餐桌上的"清洁员"

很多女人结了婚、生了孩子以后，体形都会发胖。四五十岁后，还会出现这样或那样的毛病。这除了生理上的原因外，很大程度上与她们的饮食习惯有关。

不少中国妇女，都有这样的传统习惯：将好吃的、有营养的食物留给丈夫和孩子吃，而自己却常常把丈夫、孩子吃剩下的饭菜填进肚子。丈夫与孩子喜欢吃什么，她们如数家珍，而自己喜欢吃什么却不知道，也没想过。久而久之会对身体健康造成很大的危害，尤其是对心脏的危害。长期摄入没有什么营养的剩饭剩菜，会使胆固醇、血脂升高，血管残余物增多而造成血管越变越窄，一旦有一天血管被堵住了，就会引发心脏病。研究显示，55岁以后是妇女心脏病的高发期，因为此时妇女身体的各项功能已经逐渐衰弱，血管变得脆弱，而且容易受损、恶化，修复功能也有所减弱，不易康复。

因此女人一定要懂得善待自己，在疼爱别人的同时，也要懂得爱惜自己的身体，不做餐桌上的"清洁员"。

❀ 常喝纯净水不好

自从生活中有了饮水机和纯净水后，喝水似乎变得方便多了，然而不久前，中国消费者协会正式发布消费警示，纯净水不宜长期饮用。

纯净水是经过分离过滤的饮用水，一方面滤掉了水中的有害物质，另一方面也滤掉了对人体有益的矿物质和微量元素。人体中钙的需要量有30%来自于水，长期喝纯净水的话，这部分钙的来源就没有了。并且长期饮用纯净水，不仅不能补充钙、锌等微量元素，体内已有的矿物质还会被纯净水吸收排出体外。

此外，人体的肾脏是非常出色的"滤毒专家"。两个肾脏每天可以过滤掉半升尿液中的毒素。但如果每天都喝纯净水，实际上等于让肾脏下岗，久而久之，肾脏功能就会有所减退。目前人们日常使用的自来水已经达到了国家的饮用标准，其中含有足够的矿物质，因此专家建议不要长期饮用纯净水，还是将自来水烧开后饮用更有益于身体健康。

❀ 多吃主食保护大肠

大肠癌是结肠癌和直肠癌的总称，是常见的恶性肿瘤之一，其发病率仅次于胃癌和食管癌。早期症状主要是大便习惯的改变，如大便次数增多、腹泻或大便不畅或腹泻与大便不畅交替出现，大便中带有黏液和血液。随病情发展，会伴有腹痛、肛门坠痛、消瘦、贫血等情况的出现。而英国剑桥大学在最近的一项研究中，分析了10多个国家不同人群的饮食习惯和癌症之间的关系，结果发现，食用淀粉类食物越多，小肠、结肠和直肠癌的发病率越低。

所谓淀粉类食物，主要是指富含碳水化合物的主食，比如大米、玉米、小麦等，以及根茎类蔬菜，如土豆、山药、红薯等。此外，还包括各种豆类和香蕉等含淀粉比较多的水果。

研究人员指出，淀粉类食物主要通过两种方式抑制肠癌：一是当淀粉进入肠道后，经一系列反应有助于增加粪便，促使结肠排泄，加速致癌代谢物排出体外。二是淀粉在肠内经发酵酶作用，会产生大量的丁酸盐。实验证明，丁酸盐是有效的癌细胞生长抑制剂，它能够直接抑制大肠细菌繁殖，防止大肠内壁可能致癌的细胞产生。

因此在日常生活中，多吃一些含淀粉类的食物，比如用荞麦做成的面条、凉粉、烙饼、蒸饺、米饭、面包等，对身体健康益处多多。

❀ 冷热混食折磨胃肠

夏天，许多人喜欢将热咖啡和冰激凌"冷热同吃"，儿童更是一会儿喝热汤，一会儿又吃冷饮。这种吃法对胃肠道极为不利。温度的骤然变化会造成胃肠黏膜不同程度的损伤，轻者胃肠难受，重者胃肠出血。胃肠道受到极度刺激时，会造成蠕动过快，使消化吸收功能发生障碍，并出现水样大便，造成腹泻。

正常人每日排便一次，而腹泻患者的排便次数会明显增多，粪质稀薄、水分增加，并且含有未被消化的食物或脓血、黏液。腹泻常伴有排便急迫感、肛门不适、失禁等症状。造成腹泻的原因中有三分之一是因为"口不择食"，冷热食混吃。如刚吃完热饭，就吃冰激凌；刚喝完热汤，又喝冰饮料；吃着热饭热菜，又就着冰啤酒喝等等。这样吃，极容易引起肠胃的不适感及腹泻。因此，夏季为防止腹泻的发生，除了要预防因食物变质、细菌感染引起的食物中毒外，还要注意因饮食搭配不当而造成的非感染性腹泻。

❀ 快吃甜食，慢吃酸食

很多人在吃糖时，喜欢把糖块慢慢含化，其实这是有害的。因为龋齿的发生与甜食有着密切的关系。糖和其他碳水化合物既能给菌斑中的细菌提供生活和活动的能量，又能通过细菌代谢作用使糖酵解产生有机酸。这些酸如果长期滞留在牙齿表面和窝沟中，就会破坏牙齿表面的釉质，而其中的某些细菌还会使牙齿中的蛋白质溶解形成龋洞。因此吃甜食时在口腔里停留的时间越短越好。

而吃含有酸类的物质比如苹果，则应细嚼慢咽。苹果具有防止器官硬化、杀灭口腔细菌、止泻通便、美容护肤、预防心血管疾病等多种功能，可称得上是人间仙果。吃一个苹果的时间最好在15分钟以上，因为这样才能令苹果中的有机酸和果酸有足够的时间把口腔里的细菌杀死，有效清洁口腔。因此要想保持口腔健康，应记住快吃甜食，慢吃酸食。

吃糖过量易骨折

甜食的存在对于人类始终是一种诱惑，近年来我国对糖的消耗量居高不下，这也说明过量吃糖的危害还没有被更多的人认识到。

精制后的白糖纯度非常高，能达到99%以上，这就意味着其中几乎不含其他营养物质，只有大量能量。如果甜食吃多了，人就会因摄入能量太多而产生饱腹感，影响其他富含蛋白质、维生素、矿物质和膳食纤维的食品的摄入量。长此以往，会导致营养不良、发育障碍、肥胖等症状的出现。长期大量食用甜食还会使胰岛素分泌过多、碳水化合物和脂肪代谢紊乱，引起人体内环境的失调，加速胆固醇的积聚，造成胆结石的形成。

此外，白糖在体内的代谢需要消耗多种维生素和矿物质，因此，经常吃糖还会造成维生素缺乏、缺钙、缺钾等营养问题出现。日本营养学家认为，儿童吃甜食过多是造成骨折率上升的重要原因；美国营养学家也指出，爱吃甜食的孩子骨折率较高。

那么在日常生活中，我们到底该吃多少糖呢？营养学家推荐的每日摄入白糖总量大约为30~40克，也就是不要超过每日摄入总碳水化合物的10%。

吃苏打饼干每周别超过50克

因为苏打饼干能够缓解因胃酸分泌过多而导致的胃痛，所以很多有胃病的人喜欢用苏打饼干来"加餐"，然而过量食用苏打饼干也是对身体极为不利的。

首先，苏打饼干因加入精盐，使钠的含量增加。常吃苏打饼干，会使人血压升高。过量摄入食盐还有可能引发肾性水肿、肝性水肿和心衰等。

其次，苏打饼干因加入精炼混合油，使脂肪的含量增加，常吃会使人更容易肥胖。拿苏打饼干与馒头作对比，100克面粉蒸制的馒头含脂肪1克，而100克苏打饼干中却含脂肪8克。摄入100克苏打饼干较之摄入100克面粉蒸制的馒头，等于多摄入7克脂肪，相当于多摄入263.34千焦的热能。

此外，苏打饼干通过高温烘烤，会使丙烯酰胺的含量增加。长期摄入丙烯酰胺可能会增加患癌症的风险。现代研究证明，淀粉类食物在高温烘烤时，除了会产生风味独特的物质外，还会产生一种国际公认的潜在致癌物——丙烯酰胺。丙烯酰胺会促进形成良性或恶性肿瘤，并导致中枢和末梢神经受损。目前国际癌症研究机构已经将丙烯酰胺归类为有可能使人致癌的物质之一。

那么看完以上三点，你是否觉得以后不能再吃苏打饼干了呢？事实上，对一般人来讲，在平衡膳食的情况下，每周吃1次苏打饼干，每次不超过50克还是允许的。但千万不可经常吃，否则对身体有害无益。

泡菜自家做着吃更健康

泡菜是由各种蔬菜自然发酵而成的，虽然加入了一些辅料，但蔬菜呈碱性的本质并没有改变。泡菜的碱性特质有助于平衡身体

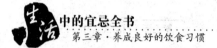
的PH值。由于不需要加热，因此不会破坏蔬菜中两种重要的营养素——维生素C和维生素P。此外，泡菜还能提供人体所必需的维生素A和B族维生素，同时含有大量的膳食纤维，可以降血脂、降血压、降血糖、治便秘。胃酸过多的人常吃泡菜，不但不会加重病情，反而还有助于中和胃酸，缓解不适。有些人担心泡菜发酵过程中会产生对人体有害的亚硝酸盐，其实这是多虑了。自家做的泡菜，只要腌制的时间充分合适，产生的亚硝酸盐是非常少的。

　　这里介绍一种正宗韩国泡菜的制作方法，韩国泡菜所取的原料都是新鲜的各种蔬菜，含有丰富的维生素和钙、磷等无机物，既能为人体提供充足的营养，又能预防动脉硬化等疾病的发生。准备大白菜3颗、白萝卜2条、辣椒粉半包、葱5棵、姜泥约2大匙、蒜泥约半杯、糖1小匙。将大白菜切成中块，用盐水泡半天，萝卜刨成丝，葱切段。用一个大盆把白菜沥干，加入萝卜丝、葱、姜泥、蒜泥及糖、辣椒粉拌匀，用保鲜盒装好，放置约一个晚上后，再存放在冰箱中，随吃随取即可。

野菜应泡两小时后再食用

　　现在人们的生活水平提高了，大鱼大肉吃得多了，难免也有厌烦的时候，一些人想换换口味，于是就想到了吃野菜。野菜多数都有比较独特的风味及口感，如灰菜、鹅肠菜，口感绵软；马齿苋、哈喇海吃起来很滑口；薇菜、蕨菜口感非常劲道；香椿、刺龙芽很清香，还有朝天娄陵菜味道也很不错。

野菜不仅味道鲜美，无化肥和农药的污染，而且营养价值也很丰富。野菜的营养含量比许多粮食和栽培蔬菜要高几倍或几十倍，其中含有蛋白质、脂肪、糖类及钙、磷、铁、锌、铜等矿物质和大量维生素。人们日常食用的主粮中缺少的胡萝卜素和维生素C，野菜中的含量就很丰富，而且超过了很多栽培叶用蔬菜。此外，野菜还能提供很多膳食纤维，能很好地防治糖尿病、肥胖症、高胆固醇血症、心脏病、结肠炎及结肠癌等疾病。野菜还具有独特的吸水性，能刺激胃肠道蠕动，可以促进消化腺分泌，更有助于食物的消化。

但是需要注意的是，野菜表面通常都会有细菌和微生物，所以吃前最好先用开水焯一下，然后用凉水浸泡两小时后再吃。这样既可以杀菌，又可以去掉其中的有害成分。还应注意有些野菜是不能够生吃的，尤其是蕨菜，新鲜的蕨菜中含有致癌物质，不过在70℃的高温下这种致癌物质就会自动分解了。因此在炒野菜时最好开着锅盖，这样也可以让一些不利健康的物质散发出去。

饭前喝菜汤防病益健康

菜汤里面含有人体所需要的甜菜碱，甜菜碱是水溶性营养素，在烹制蔬菜的过程中，蔬菜中的甜菜碱会随细胞受热膨胀破裂而进入菜汁。中国的老百姓历来有喝菜汤的饮食习惯，应当说这是很科学的，对身体健康也很有益。

菜汤中的甜菜碱是人体重要的营养素，可以调节细胞里的水分，使细胞的体积和功能保持正常。此外，如果食物里甲基含量不足，体内蛋氨酸循环就会受阻，引起多种慢性疾病。研究发现，蔬菜中的甜菜碱能够提供人体所需的甲基，可以使多种慢性病症得到缓解，降低健康人发生心血管疾病的风险。

喝汤的时间也很有讲究，俗话说"饭前喝汤，苗条健康；饭后喝汤，越喝越胖"，是有一定道理的。饭前先喝几口汤，将口腔、食道润滑一下，可以防止干硬食品刺激消化道黏膜，有利于食物的稀释和搅拌，促进食物的消化与吸收。此外饭前喝汤还能使胃内食物充分贴近胃壁，增强饱腹感，从而抑制摄食中枢，降低人的食欲。有研究表明：餐前喝一碗汤，可以让人少摄入418~920千焦的热能。相反，饭后喝汤是一种有损健康的吃法。一方面，饭已经吃饱了，再喝汤容易导致营养过剩，造成肥胖；另一方面，最后喝下的汤会把原来已被消化液混合得很好的食物稀释，影响食物的消化吸收。

做饺子馅别挤水

饺子是中国的传统食品，也是北方民间的主食和地方小吃。

包饺子离不开各种新鲜美味的蔬菜。但是由于新鲜蔬菜中含有的水分较多，人们往往把它剁碎后，将水分挤掉。其实，这样做是很不科学的。蔬菜的菜汁中含有大量的维生素、胡萝卜素以及人体所必需的各种矿物质，把菜汁挤掉就等于把蔬菜中的大部分营养素给挤掉了。另外，饺子馅缺乏水分，吃起来的口感也不会很好。

要想留住菜汁，又不让饺子馅过稀，不妨试试这种做法：先把肉剁碎后加入各种调料，然后再剁碎蔬菜。注意剁蔬菜时，最好不要放盐，以免渗出更多的水。之后把剁碎的蔬菜一点一点地加入肉馅中，边加边搅拌，直到肉和菜的比例合适为止。这样做出的饺子鲜嫩可口又不失营养。另外还有一种方法，就是把洗净的蔬菜剁碎后，用色拉油或其他食用油搅拌均匀，再与肉馅和调料搅拌，这样也不会溢出很多水分。因为将油与蔬菜馅搅拌，蔬菜馅就会被一层油所包裹，这样就避免了蔬菜和盐的接触，蔬菜中的水分就不会过多地渗出了。

吃辣小心伤眼睛

辣椒具有杀菌、防腐、调味、营养、驱寒的功效，对于身体的防病、治病也起着积极的作用。现如今，辣食也已经成为北方人饮食中不可缺少的一种风味。很多北方人越来越像南方人那样爱吃辣食，几乎每顿饭都要有辣味。但专家提醒，辣椒虽然具有诸多好处，但吃辣过多也会危害健康。尤其对于北方人，吃辣过多可能会伤及眼睛。

由于南北方的气候不同，造成南北方人的身体体质也有差异。比如北方人的肠胃功能就较强，而南方人的肠胃功能就较弱。北方人属于体内热、体外凉，南方人则属于体内凉、体外热。而对于眼睛而言，最怕体内热上加热。所以无节制地吃辣可能会直接伤及眼睛，会使眼睛有烧灼感，眼球血管充血而造成视物不清。长期吃辛辣食物会使视力减退，还极有可能引发结膜炎、眼底动脉硬化或干眼症。

专家提醒，面红耳赤、大便秘结、小便发黄、眼睛充血的人不要吃辛辣食物。脾气暴躁的人也不要吃辣。此外，从南方到北方来的人，由于受到北方气候和环境的影响，体质也会逐渐发生变化，因而也应改变吃辣的习惯。

榨完果汁连渣吃掉

据香港理工大学一项最新的调查研究显示，现代人最缺的"营养素"，居然是不起眼的膳食纤维。

水果蔬菜中含有丰富的膳食纤维，但是现在越来越多的人使用榨汁机，用鲜榨果蔬汁代替新鲜的水果蔬菜。然而榨汁机存在一个很大的缺点，就是榨汁后会剩余一些果蔬的固体残渣，很多人不喜欢将这些固体残渣一同吃掉，而这些残渣中其实富含了人体所必需的多种膳食纤维。

膳食纤维对人体健康极为有利。所谓膳食纤维，指的是来自植物性食物中的纤维素与半纤维素，它们在人体消化道中不会被酶所分解，但肠道中的细菌可利用这些纤维素进行发酵，从而大大增加粪便的体积，经常吃富含膳食纤维食品的人，可以大大降低结肠癌和直肠癌的发病率。此外，膳食纤维还有助预防高血压、高血脂、冠心病、糖尿病和乳腺癌的发生。

因此如果能够把榨汁后剩余的固体残渣也一同吃掉，蔬菜水果中的膳食纤维及其他营养成分就都会被人体所充分吸收，这样会更有利于身体健康。

蔬菜做凉菜最好先过开水

面对新鲜脆嫩的蔬菜，许多人会选择生吃。生吃有利于营养成分的保存，因为蔬菜中所含的营养素如维生素C和B族维生素，很容易受到加工及烹调的破坏。但是，并非每一种蔬菜都适合直接生吃，有些蔬菜最好放在开水里过一下再吃。

需要先用开水过一下再吃的蔬菜主要包括以下4类：

1.十字花科蔬菜，如西兰花、菜花等，这些富含营养的蔬菜用开水过一下后，口感会更好，其中富含的纤维素也更容易消化。

2.含草酸较多的蔬菜，如菠菜、竹笋、茭白等。草酸在肠道内会与钙结合成难吸收的草酸钙，干扰人体对钙的吸收。因此，凉拌前一定要用开水过一下，除去其中的大部分草酸。

3.芥菜类蔬菜，如大头菜等，它们含有一种叫硫代葡萄糖甙的物质，经水解后能产生挥发性芥子油，具有促进消化吸收的作用。

4.马齿苋等野菜，开水过一下能彻底去除其中的尘土和小虫，又可防止过敏。此外，莴苣、荸荠等生吃之前也最好先削皮、洗净，用开水烫一下再吃，这样更卫生，也不会影响口感和营养素的含量。

吃土豆必须先削皮

马铃薯、红薯、芋头等薯类食物，所含营养丰富，其中蛋白质、维生素C、维生素B_1、维生素B_2比苹果高得多，钙、磷、镁、钾含量也很高，尤其是钾的含量，在蔬菜中排名第一。薯类食物中含有大量的优质纤维素，具有预防便秘和防治癌症等作用。

营养学家指出，吃薯类不必担心脂肪过剩，因为它只含0.1％的脂肪，是所有充饥食物中含脂肪量最少的，每天吃些薯类，可以减少脂肪摄入，使多余的脂肪渐渐代谢掉。

但值得注意的是，薯类食物尤其是土豆，含有一种叫生物碱的有毒物质，人体摄入过量的生物碱，会引起中毒、恶心、腹泻等症状。这种有毒的生物碱，通常集中在土豆表皮中，因此食用土豆前一定要去皮，特别是要削净已变绿的皮。此外，发了芽的土豆毒素更强，食用前一定要把芽和芽根挖掉，并放入清水中浸泡，炖煮时宜用大火。

腐乳应蒸15分钟后再吃

腐乳是用大豆、黄酒、高粱酒、红曲等原料混合制成的，其口味鲜美，有除腥解腻的作用。腐乳中含有蛋白质、膳食纤维、维生素A、维生素E、胡萝卜素、钙、磷、钾、锌、碘、铁等成分，营养价值很高。腐乳中富含的植物蛋白质，经过发酵后分解为各种氨基酸，又产生了酵母等物质，有增进食欲、促进消化的功效。

腐乳具有诸多好处，不过在吃的时候也需要有正确健康的方法，很多人习惯将商店买回来的腐乳摆上餐桌就直接食用了，实际上这种吃法是有害健康的。腐乳在制作的过程中，需要一个自然发酵期。这段时间内不可避免地会生长出一些有害的微生物，它们以豆腐为养分，滋生繁殖，产生出大量的挥发性盐基氮、硫化氢和一些代谢产物等有毒物质，人食用后对健康极为不利。如果在吃腐乳前先蒸15分钟，腐乳中的病原微生物就会被高温消灭掉，其中的生物毒素会被破坏，盐基氮和硫化氢会被挥发掉，而腐乳中的营养成分仅被破坏19％。因此，人们应改变生吃腐乳的习惯，将腐乳蒸一下后再食用更利健康。

二、生活习惯

用微波炉加热牛奶方法可取吗

牛奶的营养价值丰富，每100克牛奶中含蛋白质3.3克、脂肪4克、碳水化合物5克、钙120毫克、磷93毫克、铁0.2毫克、B族维生素10.04毫克、维生素$B_2$0.13毫克、维生素C_1毫克、烟酸0.2毫克，可提供热量69千卡。因此牛奶是最接近完美的绿色天然饮品，也很适合在早餐时饮用。

然而随着生活节奏的加快，人们在吃早餐时，用微波炉加热牛奶已经成为习以为常的现象。可是用微波炉加热牛奶，是否有利健康呢？据有关资料显示，微波炉的杀菌能力主要来自于热力效应和生物效应。热力效应能使细菌的细胞蛋白质受热变性凝固，导致细菌死亡。但是如果用微波炉加热牛奶的时间过长，会使牛奶中的蛋白质受高温作用，由溶胶状态变成凝胶状态，导致沉积物出现，影响乳品的质量。

牛奶加热的时间越长、温度越高，营养的流失也就越严重，其中维生素C流失得最厉害，其次是乳糖。

因此，在用微波炉加热牛奶时，切记不可以加热的时间过长、温度过高。此外，直接把袋装奶放进微波炉加热也是不可取的，对人体健康会产生不利影响。应先将牛奶倒入微波炉专用的容器内，再用微波炉进行加热。

捣碎吃蒜别嫌麻烦

大蒜，又叫晕菜，一年四季都可以食用。大蒜有抗菌、消毒和驱除肠道寄生虫的作用，尤其对预防感冒和胃肠道细菌性传染病有奇特的功效。很多人在吃大蒜时，出于嫌麻烦，不会将蒜捣碎了吃，只是在吃东西时就着吃而已。其实，大蒜捣碎了吃对身体的益处最大。

在蒜头的鳞茎中含有叫蒜氨酸和蒜酶的两种成分，这两种成分在鳞茎中是独立存在的，只有把蒜头捣碎，这两种物质才能相互接触，在蒜酶的作用下，使蒜氨酸得到分解，生成有挥发性的大蒜辣素。大蒜辣素是一种无色的油状液体，它重于水，有很强的杀菌力，这些大蒜辣素进入人体后，能与细菌的胱胺酸反应生成结晶状性沉淀，有力地破坏细菌所必需的硫氨基生物中的SH基，危及了细菌的代谢，从而破坏了细菌的繁殖和生长。因此，大蒜捣碎后食用更有利健康。

炖肉时不宜早放盐和酱油

有些人想使炖出的肉味道更浓更香，因此习惯在一开始炖肉时就加入盐和酱油，其实这种做法是有损健康的，一是会使肉味过咸，二是会破坏肉中的营养成分。

盐和酱油主要成分是氯化钠，氯化钠能加速肉中蛋白质的凝固，使肉质变硬，不易煮烂，影响人体对蛋白质的消化与吸收。过早放盐后，肉的外渗透压会增高，肉内的水分会很快渗出，不但会使肉熟得慢，而且出汤多，肉失去鲜嫩味。因此，炖肉时不宜过早加入盐和酱油。

正确的方法应当是，在肉炖至七成熟时放入酱油，肉炖至九成熟时再放入盐。酱油比盐放得早些，是为了使肉色内外均匀，并可去掉生酱油味，使酱油的醇鲜味道充分溶于肉汤之中。此外，用花生油炒菜可以先在油里放少许盐，以除去花生油中的黄霉菌。用动物油炒菜先在油中放点盐，可减少油中的有机氯的残余量，对人体健康有利。

这里介绍一些炖肉的其他技巧：先将水烧开，然后下肉，会使肉表面的蛋白质迅速凝固，肉中大部分的油脂和蛋白质留在肉内，使炖出的肉块味道鲜美；将肉与冷水同时下锅，用小火慢煮，能使肉汁、脂肪、蛋白质从肉中渗透出来，炖出的肉汤香味扑鼻。

不喝隔夜茶

喝茶是中国的传统文化，茶叶在中国具有悠久的历史。茶的味道香醇清悠，既能解渴，又能提神，还可起到清热祛火、美容养颜的功效。茶叶中还富含有多种营养物质，是一种低热能、低脂肪的营养保健饮品，因此深受人们的喜爱。

不过茶虽好，但喝茶也有讲究和学问，隔夜的茶可是不能喝的。隔夜茶由于冲泡的时间过长，其中的芳香物质、类脂、茶多酚等已经被氧化，不仅茶味变差、香味降低、颜色变暗，而且茶叶中的氨基酸、维生素、烟酸等营养物质也都因氧化而大大减少，使茶的营养价值所剩无几。

而且隔夜的茶由于放置的时间过久，很容易受到外界的污染，使一些细菌、真菌等进入到茶中而使茶水发生质变。更严重的是，隔夜茶中会产生一种有毒物质——亚硝酸盐，亚硝酸盐进入人体后，会使人体中的血液失去带氧能力，轻者会造成头昏、心悸、呕吐、口唇青紫等症状，重者则会表现为神志不清、抽搐、呼吸急促，抢救不及时还有可能会发生生命危险。此外亚硝酸盐在人体内达到一定剂量时还会致癌、致畸形和致突变，严重危害人体健康。所以为了身体的健康，隔夜茶一定不要饮用。

不要使用不锈钢器皿盛放调料

生活中，我们经常会看到有些家庭使用专门的小型不锈钢器皿来盛放盐、醋、酱油等调料，然而这种做法却是错误的，长期使用不锈钢器皿来存放盐、醋、酱油等调料容易引发身体中毒。

这主要是因为不锈钢器皿容易与电解质发生反应，因此长时间存放在不锈钢器皿中的调料，尤其是像醋这样具有腐蚀性的调料，极有可能使不锈钢中有毒的金属元素溶解于调料中，人食用了这种调料极容易引起中毒反应，出现头晕、恶心、呕吐等症状，严重危害身体健康。

此外，在清洗这些不锈钢器皿时也需要注意，不要使用诸如漂白粉、苏打或者次氯酸钠等强氧化性或碱性的化学试剂，因为这些物质都属于强电解质，会与不锈钢器皿发生化学反应，也极容易造成人体中毒而危害身体健康。

因此，在日常生活中，需要特别注意，一定不要使用不锈钢器皿来盛放盐、醋和酱油等调料。

忌连续炒菜不刷锅

很多人可能会遇到这种情况，家中来了客人，需要多做几个菜，于是为了急着炒菜，就连续炒了好几个菜也没有刷锅，然而这种做法实际上是不可取的，非常不利于身体健康。

因为每炒完一道菜，就会在锅底留下一些黑褐色或黄棕色的黏滞物，如果再接着炒第二道菜、第三道菜，锅底的黏滞物就会越积越多，还会出现烧煳的味道，这些都会给身体健康带来隐患。

菜肴中一般都含有蛋白质、脂肪和碳水化合物，这些有机物被烧焦后极容易产生一种强致癌物质——苯并芘。尤其是在烹调鱼、肉等菜肴时，当连续加热翻炒时，锅底的黏滞物就会越来越多，而苯并芘的含量也会逐渐增高。此外，被烧焦的鱼和肉，由于其被烧焦的部分蛋白质中的氨基酸遭到了破坏，所以在锅底的黏滞物中还会含有氨基酸甲基衍生物的物质，它是一种强致癌物，其毒性作用甚至超过黄曲霉所产生的毒素。

所以炒菜时，一定要养成炒一道菜刷一次锅的习惯，这样既有利于健康和卫生，又能使炒出的菜肴更加美味可口、不含杂味。

不宜用塑料桶长期存放食用油

现在超市中所卖的食用油，大多是用塑料桶存放的，很多家庭买回油后，也就直接使用了，从未想过使用塑料桶盛放食用油，实际上会给身体健康带来很多隐患。

　　塑料是一种高分子的化合材料，是由很多单体聚合而成的，其中加入了一定量的稳定剂、增塑剂和色素，而这些稳定剂、增塑剂和色素，经过分析实验表明，很多都是对人体健康有害的。比如增塑剂中所含的聚氯乙烯，由于长期接触食用油，其成分就会溶解于油中，不但会使食用油出现蜡味，而且人食用了这种油还有可能会致畸致癌。

　　所以在日常生活中，不要使用塑料桶来长期存放食用油，塑料桶只可用于短期存放食用油，或在旅途中临时使用。如果是长期存放食用油，最佳的器皿还是玻璃、陶瓷或者搪瓷容器。

第三篇

养生保健
宜忌

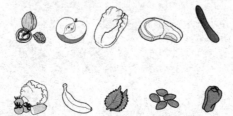

第一章

四季养生宜忌

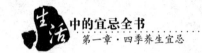
一、春季养生宜忌

❀ 飞虫入耳怎么办

春天小虫子也活跃起来。每年春季，各个医院的耳鼻喉科都会接诊许多因飞虫入耳的患者。由于耳朵有分泌物，因此虫子们特别喜欢。爬进耳朵的虫子种类繁多，不仅有蟑螂、苍蝇、飞蛾、蚊子，还有硬壳的小虫。不过，飞虫钻进耳朵千万别乱掏，否则会导致飞虫越钻越深，使耳膜受到损伤，甚至造成耳聋。

由于外耳道皮肤比较娇嫩，与软骨膜连接比较紧密，皮下组织少，神经组织丰富，稍有保护不当便容易引起外耳道损伤、感染，导致外耳道发炎、溃烂，可谓"耳里不揉沙子"。而飞虫钻入耳朵后，在耳道内爬行、飞动，人们便会感到耳朵奇痒难忍、坐立不安，急于把它弄出来，当虫子触及到耳道深处的鼓膜时，还会引起头晕、恶心、呕吐等症状。

但情急之下采用不当的方法反而会使虫子越钻越深，严重的还会引起耳道划伤、中耳炎、鼓膜穿孔，甚至耳聋。正确的处理方法是尽快就医，请医生用耳镜、镊子等工具夹取；也可以利用虫子向光性的生物特点，第一时间应对。跑到暗处，用手电筒向耳道内照射，飞虫见光后会被引出来。

花粉过敏，有风别开窗

春季百花盛开，再加上风速快，花粉的扩散量就大。花粉通过呼吸道吸入，经过鼻咽部再到气管，引起人体过敏，造成多种过敏性疾病。

花粉过敏者，在3月至5月份，室外花粉浓度高的季节，尤其需要积极防护。花粉的传播跟温度、湿度和风速有很大关系，在有风的天气和晴好的天气，微风就可以把花粉传送至很远的地方。傍晚温度降低会影响空气流动，花粉不易扩散，因此应避免在花粉数量最高的傍晚出门。

有条件的患者可短期改变居住地，如住在北方者可去南方居住一段时间，这样有可能避免因当地花粉而导致的过敏，或是住在经空气净化的房间里。当然，绝大多数的过敏者达不到这样的条件。不过，现在很多城市都有花粉预报，遇到花粉较多的时候，可以采取在家里待着并关好门窗的措施，以免过多接触过敏源，引起症状加重。

春季勤梳头，偏头疼不犯

中国古代的《养生论》中说："春三月，每朝梳头一二百下。"这句话包含两种意思，一是梳头可以养生，二是春天这个季节适宜梳头养生。

头部有百会、风池、哑门、太阳、印堂等人体重要穴位，经常梳理头发能起到疏通经络、活血化淤、改善头皮及颅内营养的作用。用脑过度感觉疲倦时，梳头几分钟即可感到轻松舒适。梳头对偏头痛、神经性头痛、顽固性失眠症以及颈部酸疼都有比较显著的疗效，尤其是对脑力劳动者更为适宜。春天梳头能通达阳气，宣行瘀滞，疏利气血，当然也就能强身健体了。

无论是头中央还是头两侧，每个部位起码要梳50次以上，感觉舒服就可以停下来了。早上梳头效果最好，因为早上是人的阳气升发之时。梳子则尽量选用牛角梳、玉梳、木梳。从前额正中开始向头顶、枕部、颈部顺序梳理，梳理时不要用力过猛，以防止划破皮肤，然后再梳理左右侧头顶，顺向梳理，动作略微加快。

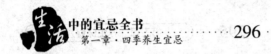 怎样春捂不上火

春天天气变幻莫测，有"二八月乱穿衣"的说法，意思是这个时候穿多穿少、穿厚穿薄都可，五花八门、杂乱无章。其实，春季穿衣大有学问。医学专家认为应当坚持"春捂秋冻"的原则，否则一旦着凉，各种病菌就会乘虚而入，但捂多了又容易上火，如何处理这个矛盾呢？

人体适应外界温度需要有一个过程。春季里毛孔随温度的升高而慢慢张开，遇冷又很快闭合，如此反复，很容易引起呼吸道疾病。"吃了端午粽，才把寒衣送"讲的也是这个道理。因此，着装应既宽松舒展，又柔软保暖，还需注意随气候变化而把握时机，避免上火。15℃可以视为捂与不捂的"坎儿"，当气温持续在15℃以

上且相对稳定时，就可以不捂了。

另外，春季许多疾病的发作与冷空气有关。比如感冒、消化不良，在冷空气到来之前便捷足先登。而青光眼、心肌梗死、中风等，在冷空气过境前也会骤然增加。因此，要在气象台预报的冷空气到来之前的24~48小时就开始"捂"，再晚就是雨后送伞了。

春捂重下身，尤其是老人不要把下身衣服减得太快，女同志不要过早穿短裙。还要加强身体锻炼，以促进周身的血液循环。

春天家里少铺地毯

春季干燥，空气中常有许多肉眼看不见的粉尘。尘埃是细菌、病毒、尘螨及其他有害生物的载体，且能吸附多种金属化合物与有机毒物。若吸入体内，会让人患上各种疾病。保持空气清新，对身心有双重保护作用。那么，如何净化室内空气呢？

用10%的来苏水把整个房间喷洒一遍，在无人的情况下，把门窗关上，几个小时就可以达到消毒的目的。厨房卫生间是清洁重点，这两处除了要喷洒来苏水外，还可用中药"生容木"、"艾叶"烟熏。厨房中的菜板最容易滋生细菌，如果产生怪味，可先用鲜姜把菜板擦一遍，然后再用刚烧开的水边冲边洗，怪味就会消失了。

此外，客厅、儿童房尽量少铺地毯，少放绒毛玩具。这些装饰品很容易藏污纳垢，而且不容易清洗。在家种植一些像垂叶榕、橡皮树、幸运草等具有防尘去毒能力的植物，除尘的同时，还能保持室内适宜的空气湿度。

冬衣储藏需分类

冬去春来，冬天的衣物也要收进衣柜了。不同质地的衣服，在清洗、存放的方法上，也要区别对待。

毛呢大衣如果穿着次数不多，不太脏的话，可以在晾晒后，用木棍拍打，再用吸尘器吸出浮土，最后把一块湿毛巾盖在衣服上，用熨斗熨平；涂层面料的衣服不适合干洗和机洗，以免涂层板结、开裂，在衣领和袖口等特别脏的地方，可以拿软毛刷蘸洗涤剂刷洗，然后放入清水中手洗就可以了；羽绒服先放入30℃以下的洗衣粉水中浸泡10分钟，然后平铺在干净台面上，用软毛刷蘸洗涤液从里至外轻轻刷洗，在清水中漂洗干净后，用干毛巾吸出水分，在通风处晾干，最后用小棍将其拍打蓬松即可。

存放含毛的衣服时，不要直接放入衣柜，以免长虫。可以把衣物放入塑料袋，用纸巾包几片樟脑丸放在衣服中，再用胶带将塑料袋密封好即可。

春天逛街最多四小时

春天来了，又到了添置春装的季节，那些热衷于逛街的女性开始三天两头往商场小店里跑。逛街是个很好的有氧运动，少则一两个小时，多则三四个小时，不停地走动可增加腿部力量，消耗体内大部分热量，达到健身效果。可街市是庞大的"病原体"，如果不加注意，会使身体在不知不觉中受到损害。

　　尽量不要往拥挤的地方去。坐公交车、步行、购物、休闲娱乐等经常会遇到人多拥挤的局面，尤其是节假日人流量大更挤得厉害，这会使人的精神处于紧张状态，还能诱发疾病，如头痛、头晕、血压升高、恶心呕吐等。

　　注意防范商场装修的毒害。有些商场或专卖店刚进行完装修，室内装饰材料及用品器具也是造成室内空气污染的主要因素。人在这样的商场中待的时间过长，会刺激眼、鼻、咽喉及皮肤，引起流泪、咳嗽、喷嚏等反应，长此以往还会诱发多种呼吸道疾病。

❀ 春季伸懒腰保护心脏

　　俗话说"春困秋乏"，春天让人特别想睡觉。尤其是下午，工作学习时间长了，就感到十分疲乏。这时候伸个懒腰，会觉得全身舒服了许多，即使在不疲劳的时候，有意识地伸几个懒腰，也会觉得舒适。

　　现代医学认为，人体血液循环是靠心脏和肌肉的收缩、舒展来完成的，尤其是离心脏较远的静脉血管，更要靠肌肉的收缩来加速血液流回心脏。伸懒腰时，人体会自然形成双手上举、肋骨上拉、胸腔扩大、深呼吸的姿势，使膈肌活动加强，以此牵动全身，并引发大部分肌肉收缩，将淤积血液赶回心脏，从而达到加速血液循环的目的。伸个懒腰，还能消除腰肌过度紧张，防止腰肌劳损，及时纠正脊柱过度向前弯曲造成驼背。此外，伸懒腰时人们总喜欢两臂外展，做扩胸运动，这样能使人心旷神怡，开怀气畅。

春季空气湿度大，气压较低，更易引起大脑缺血、缺氧症状，使人昏昏欲睡、腿麻腰酸，导致工作效率降低。经常伸伸懒腰，活动活动四肢对恢复精神绝对有好处。这是给坐办公室一族的忠告，也是让你在春天保持旺盛精力的"法宝"。

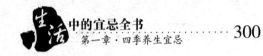 春季体检正当时

春天草长花开，是人体内脏器官生理功能最活跃的时节，也是体检的最佳季节，我们不妨在春季"检修"一下自己的身体。

体检前几天要休息好。休息不好，会对血糖、血脂和血压值有一定的影响。不要暴饮暴食，前一天晚上8点以后不要再吃东西。体检前几天，不要吃过多油腻的食物，不饮酒，不要吃对肝、肾功能有损害的药物。体检当日早晨应禁食、禁水。体检化验要求早上7:30~8:30采空腹血，最迟也不要晚于上午9:00。太晚会因为体内生理性内分泌激素的影响，虽然仍为空腹，但会使血糖值失真。

进行各科检查时，务必按体检表的内容逐项进行检查，若自动放弃检查某一项目造成漏诊，会影响对健康状况的评估。有的受检者因怕麻烦或害羞，自动放弃某项检查，若受检者真有病变，其后果不言而喻。有些受检者没有仔细阅读和认真对待体检结论，也使健康体检失去了意义。

此外，做子宫超声波，膀胱里要积聚一定量的小便才能看清楚，而做妇科检查要排空小便。所以对于女性，如果既要做子宫超声波又要做妇科检查，最好先做子宫超声波，然后再做妇科检查。

❀ 多喝白开水对付天气变化

春季气温不稳定，这会使人体的抵抗力随之下降，很容易感冒；对那些患有高血压、高血脂或心脑血管病的老年人来说，发生中风的概率也增高了，被称为"气象综合症"。

现代医学认为，烧开后冷却的温和白开水，具有独特的生物活性，很容易透过细胞膜，促进新陈代谢，增加血液中的血红蛋白含量，最适合预防"气象综合症"的发生。

春季的清晨喝一杯白开水，能很快被已排空的胃肠道吸收利用，可降低血液黏稠度。同时，可使动脉管壁扩张复原，使血液正常循环，增加血管弹性，降低血压，防止心血管疾病。人体需要水来帮助呼吸，调润肺脏以吸收氧气，排出二氧化碳。春季经常饮用凉白开水，能收到"内洗涤"的效果，能改善内分泌腺及心、肝、肾的生理功能。

不过，为了避免喝水喝出麻烦，掌握正确的喝水方法很重要。先用水漱漱口，润湿口腔和咽喉，然后喝少量的水，停一会儿，再喝一些，以每次100毫升到150毫升为最好，间隔时间为半个小时。这样就不必担心"水中毒"了。大量出汗后，如能及时补充点淡盐水更好。另外要主动饮水，在未感到渴时就要喝水，因为等到口渴的时候，身体已经非常缺水了。

❀ 春季储存药品防霉变

进入雨季后，经常会阴雨绵绵。在潮湿的季节里，家中贮存

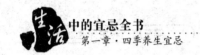

的药品很容易受潮变质。下列几种药品要特别注意防霉变：

1.冲剂及颗粒剂。这一类药品是将药物的细粉或提取物，加入糖粉等辅料制成干燥颗粒状的内服药，如板蓝根冲剂、感冒退热冲剂等。此类药物在潮湿环境中极易潮湿霉变。

2.散剂。散剂是一种或多种药物均匀混合制成的粉末状剂型，如冰硼散、锡类散、西瓜霜等。由于散剂的表面积比一般药物大，很容易吸潮。这类药品受潮后会发生变色、结块、药效降低以及微生物滋生等变化。

3.泡腾片剂。泡腾片在制作中，添加了助溶成分，这类成分遇水即产生气体，导致泡腾片膨胀、变形、破裂，因此极易潮解变质，应保持干燥。

4.糖衣片。有些药片常用蔗糖包裹便于吞服。糖衣片受潮后出现龟裂、色斑和相互粘连，这样的糖衣片不能再服用。

早春灭蟑时机好

蟑螂是鼠疫杆菌、痢疾杆菌、大肠杆菌、脊椎灰质炎病毒和黄曲霉毒等40多种病原体的携带者，而且其分泌物和粪便中还含有多种致癌物质。此外，蟑螂还有边吃、边吐、边排泄的恶习，通过爬行即在食物上留下异味和多种病原体。蟑螂与儿童身体接触后会引发儿童患皮炎、哮喘、结核、肝炎等十几种常见病和多发病。

消灭蟑螂是一件挺麻烦的事情，因为它无处不在且繁殖能力极强。它们暗藏在橱柜的空隙间、墙壁的砖缝里，或在水管的下水道里。夏秋季是蟑螂猖獗的季节，此时很难消灭它们。寒冷的冬季，蟑螂大多躲在排水管中产卵。一旦春暖花开，气温升高，蟑螂就会从排水管再次进入厨房，对人体健康造成威胁。所以，在气候还很寒冷的早春时节，正是消灭蟑螂的最佳时期。这个时候消灭它们，可以收到事半功倍的效果。

消灭的方法首先应从排水管着手，将水排空，可以灌入滚烫的开水把它们烫死。当然，最好的办法还是堵住排水管的两头，灌入灭蟑螂的杀虫剂，让它们彻底完蛋。据观察，这两种方法对消灭蟑螂都非常有效。

❀ 选个好枕头，春天睡好觉

古语说"春眠不觉晓"，每到初春时分，不少人变得特别好睡，而且睡醒后精神不佳，晚上却难以入眠。不妨试试以下方法，能帮你睡个好觉。

1.不要错过入眠时机。人体到了夜晚，体温自然会下降，身体进入放松状态。但是如果体温太低，身体发冷，反而不容易入睡。因此一般理想的就寝时间是晚间11时到12时之间，即使偶尔晚睡，也不要超过1点或2点。

2.晒晒太阳。阳光的照射会使大脑里的松果体早一些分泌褪黑素，而褪黑素可帮你睡得更香，所以不妨在下午或傍晚多接受些阳光照射。

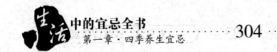

3.选个好枕头。睡眠状态有周期性，刚刚睡着时睡得最深，之后又变浅，然后再变深，周而复始。理想的枕头既能够维持颈部与头部之间的自然曲线，又不会对颈部造成压力。

4.等困了才上床。如果上床15分钟后仍不能入睡，干脆下床来读一些自己认为枯燥的书，可以帮助睡眠。

自制香袋提神防春困

进入春季，气温回升，皮肤毛孔舒展，血液供应增多，而供应大脑的氧气相应减少。于是有人出现了无精打采、昏沉欲睡的春困现象。要利用嗅觉刺激的方法来克服春困，不妨自制一只香袋，佩挂胸前，缕缕幽雅的芳香相伴，可使人神清气爽，大大提高工作效率。

香袋起源中医的"衣冠疗法"，即将特殊的中药装入帽子或衣服内，用于防病治疗。后来逐步发展为药制枕头、肚兜、护腕、护膝等，用于治疗各种疾病。此外，还有预防感冒和流感的专用药物口罩。有人对香袋预防感冒的作用进行了研究，在感冒流行的时候，把一个车间的人分为两组，一组佩挂香袋，另一组不佩挂香袋，结果挂香袋组的人感冒发生率为20.2%，而没有挂香袋的那组人感冒发生率为71.9%，说明佩挂香袋可以预防感冒的发生。下边的几种香袋可供选择，自己不妨动手，根据需要制作各种香袋。

1.冰片、樟脑各3克，良姜15克，桂皮30克。

2.川芎、白芷各10克，苍术20克，冰片3克。

3.山柰、雄黄各10克，樟脑3克，丁香50克。

❈ 春季杀菌别漏死角

进入春季，各种细菌、病毒开始活跃起来。采取室内经常开门通风换气，经常晾晒衣服、被褥等措施，都可以有效减少细菌的污染。

家具环境。如地面、桌子、柜子表面、门把手、电话听筒等物体表面，可以用加了清洁剂、洗涤剂的清水擦洗，也可用500毫克/升的有效氯的含氯消毒溶液进行消毒。

日光消毒。阳光是最好的杀毒剂。日光中含有紫外线和红外线，衣服、被褥在阳光下照射3～6小时即能达到消毒的目的。

餐具消毒。在家庭中没有传染病人的情况下，清洗碗碟只要用洗洁剂即可，但要注意用流动水冲干净残留在餐具表面的洗洁剂。家庭中有消毒碗柜的，可将清洗干净的餐具放在消毒柜中消毒。

❈ 春季除头屑啤酒帮大忙

春季，风多，灰尘多，头发干燥的人头屑更加多。于是很多人使用去屑洗发水，结果反而头屑越来越多。

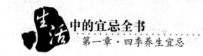

之所以会造成这种现象，是因为很多去屑洗发水根本不含真正有效的去屑成分。而且有些去屑洗发水非但不会滋润头皮，反而会分解剥落那些干燥、疏松的皮肤表面，使头皮屑的脱落情况更加严重。其实正常的清洁、清洗，就可以达到去头屑的作用，而没必要用去屑洗发水。在干燥的季节里，可以试用下列方法来减少头皮屑的产生。

1.用热醋或姜洗头，然后用温水清洗。

2.用洋葱汁擦头皮，然后用温水洗净。

3.用啤酒将头发弄湿，15分钟或更长时间后，用水洗净，最后用洗发膏洗头。

如此每日两次，4～5天可除净头皮屑，且无副作用。洗发后可在头皮上涂些甘油或发乳。同时，在饮食上要注意多吃碱性食物，如海带、紫菜。常食鲜奶、豆类、水果等也能起到护发、减少头皮屑的作用。

春季进屋别急着更衣

在春季，室内气温低于室外，室内外温差为负值。因此，人们从温暖的室外进入阴凉的室内，如果不注意保暖，就容易受寒致病。我国北方大部分地区冬冷夏热的气候特点更为明显，春秋季节室内外温差也最大。

例如，北京4月中旬前后，午后最高气温可达25℃，而这一时段的室内温度常常只有18℃左右，如果进入室内不注意"春捂"，而是延续冬季进门之后脱去外衣的习惯，就容易受寒感冒。虽然楼房的室内外温差已有所减小，但对于一些年老体弱者来说，哪怕只有2℃～3℃的温差，时间稍长也是容易致病的。除了进屋慢脱衣外，停暖气后有条件的家庭可以用电暖器或空调调节室温。

❀ 早春，老人保暖要注意

初春停止供暖后，气候还很不稳定，人们应预防停暖后的"清明前后寒十天"，尤其是老人，一定要做好保暖措施。

老人在家里应及时增减衣服，如果房间温度低，一定要适当多穿点；家人要保证老人房间的温度稳定，如果室温低于16℃，就要考虑使用电暖气、电热毯等供暖设备，同时要注意加强通风，改善房间湿度；冠心病、心绞痛、高血压、风湿性心脏瓣膜病等是春天的易发病，因此有心脑血管病史的老人特别要注意，一旦患上感冒，很容易诱发这些病症。

停暖后，老年人尤其要重视的是腰部和足部的保暖。不妨给老人在腰部垫个热水袋，因为其腰部的肌肉功能较差，受凉会导致腰肌损伤等疾病；棉拖鞋也不要过早脱掉，由于老年人足部末梢的循环较差，脚部受凉很难恢复，如果脚部有创伤的话，还可能导致溃疡、伤口糜烂等。

早春防止腿先老

俗话说："人老腿先老"，春季中年人应多活动双腿，以防腿老。人到中年以后，腿部肌肉开始减少，骨质逐渐疏松、软化，弹性韧性降低，此时如果不注意锻炼，各种重要器官就会加快退化，衰老很快就会到来。

以下几种方法简便实用，是中老年朋友下肢保健的良方：

1.干洗腿：用双手紧抱一侧大腿，稍用力从大腿向下按摩，一直到足踝，然后再从踝部按摩至大腿根。用同样的方法按摩另一条腿。重复10～20遍。这个动作可保持关节灵活，预防下肢静脉曲张、水肿及肌肉萎缩等症。

2.搓脚：双手搓热，然后用手掌搓脚心涌泉穴（脚蜷缩后的凹陷处为涌泉穴），各100次。此法具有降虚火、舒肝明目之功效，可以防治高血压、晕眩、耳鸣、失眠等症。

3.足跟走路：把足尖翘起来，用足跟走路，可以锻炼小腿前侧的伸肌，疏通足三阳经。

4.卧位运动：仰卧，双腿平伸，双足一起做屈趾、伸趾交替运动30次，然后屈髋、屈膝、伸屈旋转踝关节30次。

5.下蹲运动：次数不限，可量力、循序渐进地逐步增多，老人开始练时，可扶物（墙、树）。

西洋参消除老人春季疲乏

春天，气候干燥，风沙频繁，人们时常会出现燥热、皮肤干燥、毛发干枯、口渴等症状。炎热的夏季到来后，常因出汗过多，而导致疲倦乏力、不思饮食、睡眠不安。

西洋参含有人参、皂甙、有机酸类、糖类、氨基酸、维生素以及各种微量元素，味甘、微苦、性寒，属凉补之品，适用人群广泛，具有益气养阴、生津止渴、消除疲倦、安神益智、凉心脾以降虚火及消暑的作用。古语云："西洋参性凉而补，凡欲用人参而不受人参之温者皆可用"。故补而不燥是西洋参的特别之处，它能明显改善皮肤干燥、毛发干枯、口干舌燥、疲倦乏力、不思饮食等春季常出现的症状，达到生津止渴、消除疲倦、强身健体的目的。

以下推荐4种春季服用西洋参的小秘方：

1.将西洋参切片，加适量沸水，加盖焖5分钟，即可饮用，并可反复冲饮至无参味。

2.将西洋参切片，加少许菊花沸水冲饮，具有清热明目之功效。

3.将西洋参切片与少许麦冬同煮，待水煮沸后用小火煮1小时后即可饮用。

4.将西洋参切片后放入焖锅，待水沸后将蜜枣放入，用中火煲1小时即可。喜欢冷饮的话可将之放入冰箱后饮用。

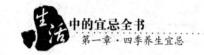 **春季养肝的药膳食疗**

肝是"四肢的根本，藏魂之所在"。按中医理论，肝属五行之木，春木旺，肝主事，因此春季护肝尤为重要。从免疫学意义和实践中看，春季护肝，对于增强对其他疾病的免疫能力亦有着重要作用。现介绍春季养肝的几种方法。

鸡肝为食补养肝之佳品，且可温胃。具体做法是：取新鲜鸡肝3只，大米100克，同煮为粥，最后加盐调味，撒上葱末、淋上香油即可。此粥有补肝、益肾、明目的作用，可以帮助身体排出毒素，使体内气血运行顺畅，改善体质，减少因为气滞而形成的脸色暗沉。但胆固醇高者不宜多吃；贫血或女性生理期间宜多食用。

醋味酸而入肝，具有平肝散淤、解毒抑菌等作用。肝阳偏亢的高血压老年患者，每日可食醋40毫升，加温水冲淡后饮服；也可用老醋泡花生，疗效颇佳。平素因气闷而肝痛者，可用食醋40毫升、柴胡粉10克冲服，能迅速止痛。

鸭血性平，营养丰富，肝主藏血，以血补血是中医常用的治疗方法。取鸭血，加适量水与食盐，隔水蒸熟。调入首乌酒（黄酒亦可）30毫升，再稍蒸后服食。可缓解面色苍白或萎黄，头晕目眩，心悸失眠等症，同时这也是肝癌患者的保肝佳肴之一。

猪肝营养丰富，以肝补肝，再掺入木耳，有补肝肾、益精血、乌发明目的功效。对肝肾亏虚、精血不足导致的头昏眼花、视力减退、须发早白、腰腿疲软等症有很好的疗效。

✿ 春季"酸碱"平衡调节老人脾胃

医圣孙思邈说："省酸增甘，以养脾气。"少吃酸味多吃甘味的食物可以滋养肝脾两脏，从而达到防病保健的目的。从中医角度来说，春天要顺应节气的特点，少吃酸味食品，多吃点甘味食品，以补益人体的脾胃之气。

春季气温频繁变化，脾胃虚弱的老人，可能会因肠道功能性病变引起腹胀、腹痛、腹泻等肠应激综合症或急性胃肠性感冒，以及由自身免疫反应引起的腹泻或便秘等非细菌性结肠炎等疾病。而甘味食物能滋补脾胃，缩短食物在肠胃中堆积的时间，并预防高血脂、高血压。

中医所说的甘味食物，首推大枣和山药，还有大米、小米、糯米、高粱、黄豆、甘蓝、菠菜、胡萝卜、芋头、红薯、土豆、南瓜、黑木耳、香菇等。此外，要少吃绿豆芽等寒性食品，它们会阻碍春天体内阳气的生发；多吃大葱、生姜、大蒜、韭菜、洋葱等温性食物，能起到祛阴散寒的作用。

✿ 老人春季宜多吃草莓

阳春三月，又到了草莓上市的季节。草莓营养丰富，果肉中含有大量的糖类、蛋白质、有机酸、果胶等营养物质。此外，草莓还含有丰富的维生素B_1、维生素B_2、维生素C、维生素PP以及钙、磷、铁、钾、锌、铬等人体必需的矿物质和部分微量元素。

100克的草莓果汁中含有1 270毫克的维生素C及1 800毫克的维生素E，可防御人体细胞膜遭遇氧化破坏，并可清除体内氧自由基等代谢"垃圾废物"，防范或减少由于内脏沉积褐脂素而导致脏器的退行性老化。

中医学认为，草莓味甘、性凉，具有清热止咳、利咽生津、健脾和胃、滋养补血等功效。近年来，又发现它有益心健脑的特殊功效，对防治动脉粥样硬化、冠心病和脑出血等有重要作用。更值得一提的是，草莓的根、叶、果实中含有抗癌活性的鞣酸，能在一定程度上减少癌症的发生。

新鲜草莓100克，粳米100克，红糖20克。将新鲜草莓去柄托，洗净，放入碗中研成稀糊状；淘净的粳米入锅，加水适量，煮成稠粥，粥成时加入红糖、草莓糊，拌匀，煮沸即成。早晚两次分服。长期服食，有健脾和胃的功效。

春季老人吃山药养胃

春天是各种病菌、微生物繁殖、复苏的季节，而合理的饮食可以提高人体的免疫力，预防疾病的发生。

山药富含碳水化合物和蛋白质，据测定每500克山药中，含蛋白质7.1克、糖67克、钙67毫克、磷200毫克、铁1.4毫克、热量1237.28千焦，还含有丰富的维生素A。山药具有健脾益气的作用，经常食用可及时"消灭"入侵体内的细菌、病毒。因此，平素容易气虚的患者在春季应该适量增加山药的摄入量。山药的食用方法很多，可以炒食、蒸食、拔丝，也可以与大米、小米、大枣一起煮粥食用。

山药也是病后康复食补之佳品。它可以促使人体T淋巴细胞增殖，增强免疫功能，延缓细胞衰老。这也证明了"常服山药延年益寿"的说法是有科学道理的。早在《神农本草经》中就有记载："山药补中益气，长肌肉，久服耳聪目明，轻身不饥延年。"

此外，山药中的黏液蛋白能够滋润胃黏膜，起到保护胃的作用，对治疗胃痛也有一定的功效。非常适合胃功能不强、脾虚食少、消化不良、腹泻的老年人食用。此外，患有糖尿病、高血脂的老年人也适合多吃山药。

❀ 春季桃花滋润皮肤

春季，正是桃花盛开的季节。桃花除了赏心悦目外，还有较高的药用价值，含有山柰酚、香豆精、三叶豆甙、柚皮素等成分，有消食顺气、祛风、镇静、美容、润肤的功效。

《神农本草经》认为，桃花具有"令人好颜色"之功效。现代药理研究发现，桃花中含的有效成分能改善血液循环，促进皮肤营养和氧供给，滋润皮肤。桃花还富含植物蛋白和多种呈游离状态的氨基酸，容易被皮肤吸收。趁桃花含蕾未放之时，采桃花250克、白芷30克，用白酒1 000毫升密封浸泡30天，每日早晚各饮

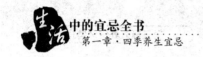

15～30毫升，同时将酒倒少许放在手中，在两掌搓至手心发热后，来回揉擦面部，对老年斑、黑斑、面色晦暗等老人面部常见问题有较好效果。

作为内服，桃花可煎汤，可研末。治水肿，用桃花30克，水煎服；治脚气，将桃花阴干，捣为散，每次3克，清酒送下；治大便困难，取桃花9克，水煎服；治疟疾，以桃花为末，用温开水送服，每次3克；治心腹痛，将桃花晒干，每次9克，水煎服，小儿减半；治脓疱疮，桃花研为细末，饭后温开水调服，每次3克，一日3次。

春季大蒜刺激老人食欲

大蒜除含有硫醚化合物外，还含有多种糖类、氨基酸、维生素、脂类、微量元素及钙、磷等，具有多种生物活性，可增进食欲，促进胃液分泌。

大蒜可以杀灭15种病菌，对由细菌引起的感冒、腹泻、肠胃炎以及扁桃腺炎有明显的疗效，还有促进新陈代谢、增进食欲，预防动脉硬化和高血压的功效。研究发现大蒜还可以刺激垂体，控制一些内分泌腺的功能，并调节人体对脂肪和碳水化合物的消化、吸收。

据研究，大蒜还具有一定的补脑作用，其原因是大蒜可增强维生素B_1的作用，而维生素B_1是参与葡萄糖转化为脑能量过程的重要辅助物质。但大蒜中的挥发油可使血中的红细胞、血红蛋白减少，引起贫血等病，对肝炎患者的治疗和康复很不利。

对春季食欲缺乏、疲倦乏力的老人，可以在陈醋中加糖熬开晾凉，将鲜蒜剥皮晾1～2天，放入陈醋中密封，置于阴凉处保存，两星期左右即可食用。糖醋蒜健脾开胃，化积利咽，可刺激老人口腔唾液分泌，缓解口干，增加食欲。

湿重体质者春季食疗法

春末湿度大，湿重体质相当常见，一般认为，湿重体质以中老年人、女性较多，主要与长期不科学的饮食、起居有关。临床特征是舌苔腻，四肢乏力，头重如裹，昏昏沉沉，胸闷不适，大便忽干忽稀。妇女白带多而黏，手脚容易抽筋。常吃以下食物，对湿重体质者有很好的疗效。

1.四仁赤扁豆粥。米仁20克，赤豆20克，冬瓜子仁（去壳）10克，白扁豆15克，白蔻仁1克，加粳米适量，共煮粥。每日1剂，连食1周。此食谱对于舌苔厚腻的人有较好的效果，因其能清热利湿、消暑止泻、和中化湿，故对女子白带、老年人慢性咳喘、脾虚泄泻等都有调养作用。要注意的是白扁豆最好先煮半小时，煮烂后再将其余食品放入同煮，因为白扁豆中含有对人体有害的血细胞凝集素和溶血性皂素，煮熟后这些成分可被破坏。

2.萝卜炖牛肉。牛肉500克，洗净切块，胡萝卜、白萝卜各200克，切块。牛肉炖2～3小时后将萝卜放入锅内同炖，熟后调味。对气虚、血虚者有补虚清火的作用。

3.冬瓜汤。冬瓜500克，洗净，取出瓤与子，切下皮，将皮和子与冬瓜一起煮熟。只吃冬瓜与汤，弃去皮和子。冬瓜性寒味甘，具有清热渗湿、滑痰排脓、利水消肿的功能。临诊观察，舌苔厚腻的人多食冬瓜，效果很好。

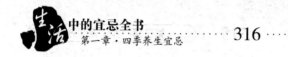 中老年春季养生粥

老年人脾胃功能较弱，消化能力下降，加之牙齿松动、咀嚼无力、口腔唾液淀粉酶分泌减少，影响食物的消化吸收。喝软硬适口的粥，不但容易消化吸收，而且多具有健脾养胃、生津润燥的效果，对老人益寿延年有益。

粥是以粮食加大量水或高汤熬煮，米中所含的淀粉得到充分的糊化，营养成分都溶在水中，胃肠可充分消化吸收。喝粥还可以补充水分，避免血液黏稠，又容易产生饱腹感，有利于减肥。如果粥里再加入具有滋补功效的食物或中药同煮，功效更能得到全面的发挥。那么，春季有哪些养生粥呢？

1.胡萝卜粥:富含维生素A，凡食欲缺乏或消化不良、皮肤干燥、夜盲症、高血压者，可经常食用此粥。

做法：将胡萝卜1～2根洗净切成细丝，沸水稍微煮过后，与植物油、葱花、姜末等佐料炒后待用。用100克粳米加水煮粥，快熟时，加入炒好的胡萝卜同煮，起锅时撒些香菜、芝麻油。

2.红枣粥：红枣粥具有补中益气、养血安神的作用，适合贫血、慢性消化不良、神经衰弱、失眠等患者食用。

做法：粳米250克，红枣60克，加水适量同煮成粥。

3.菠菜粥：菠菜粥具有养血止血、敛阴润燥、通利肠胃的作

用，尤其适合老年慢性便秘、习惯性便秘以及痔疮出血、小便不利、高血压引起头昏等患者食用。

做法：菠菜500克，粳米200克，猪油25克，精盐5克，味精3克，胡椒粉2克，加水适量煮成粥。

4.芝麻粥：芝麻粥具有润肺养肝、益精生发、润肠通便的作用，适合肝肾不足、头发早白、脱发、肺燥咳嗽及便秘等患者食用。

做法：粳米200克，芝麻（蒸晒后研细）50克，加水适量煮成粥。

5.猪肝粥：猪肝粥具有补血明目、养肝健脾的作用，适合贫血头晕、肝病等患者食用。

做法：粳米250克，猪肝60克，加水适量煮成粥。

春季的四种养生药膳

春天气候乍暖还寒，白喉、猩红热、麻疹、百日咳、流脑等疾病，都是在春天流行的。老人的身体状况不足以抵御这些疾病，因此必须提高免疫功能，选服具有调补气血、健脾补肾、养肺补脑的药膳。此外，药膳是比较安全而无副作用的，利于中老年人长期服用。以下是为中老年朋友推荐的四种养生药膳：

1.白糖栗子糊：栗子7～10枚，去壳捣烂，加清水适量，煮成糊状，再加白糖适量服用。此药膳有健胃养脾功效，对小儿消化不良引起的腹泻有疗效。

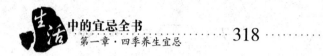

2.荠菜鸡蛋饺：鸡蛋用油煎熟切碎，荠菜洗净切碎搅和均匀加盐、麻油、葱等。用其为馅包成饺子，油煎或水煮都可。荠菜不仅味美，而且含有丰富的维生素、纤维素，能开胃助消化、减肥美容，并能治疗肾结核、血尿、赤白痢疾等疾病。

3.鸡肝饼：将鸡肝洗净，剁成末，加食盐拌匀，倒入面粉中，加水适量，揉成鸡肝面团，搓成直径为3～4厘米粗的面条，切成4厘米长的小团，用擀面杖擀成小饼。将锅内放入素油，烧至8成熟时，放入鸡肝饼，炸至两面呈金黄色时捞出即成，适宜补肝肾。

4.鲜拌莴苣。将莴苣剥皮洗净，切成细丝。将莴苣丝放碗内，加食盐少许，拌匀，然后去汁。根据自己喜好加入调料，拌匀即成。

🌸 老人春季防"上火"宜多食青萝卜

从冬季到春季的交替时期，一旦不注意补充水分，极易上火。具体表现为咽喉干燥疼痛、鼻腔火辣、嘴唇干裂、食欲缺乏、大便干燥、小便发黄等。特别是老人，更要预防"上火"。

我国医学认为，老人正气虚弱，各种病邪容易侵入肌体，病邪滞留体内，容易"郁而化火"。此外，老年人牙齿的咀嚼功能差，喜欢吃精细的食物，摄入的纤维素太少；再加上老年人的肠道蠕动功能差，腺体分泌减少，易导致便秘，中医称之为阴虚液亏，因此春季老人比常人更易"上火"。

春天防治"上火"，首先生活要有规律，注意劳逸结合，按时休息。其次要多吃含水量高的蔬菜。萝卜顺气健胃，对气郁上火生痰者有清热消痰的作用，尤其以青萝卜疗效最佳。萝卜最好生吃，如肠胃较弱的人，可做萝卜汤食用。一般能降火气的食品多属清淡、不油腻、不甜、高纤维的食物，除了萝卜，还有黄瓜、白菜、苦瓜、冬瓜等，都有润燥通便、清胃败火的功效。平时老年人也可在医生的指导下，定期服用一些滋阴降火类的中成药，如六味地黄丸、知柏地黄丸等。

春季按摩面部有延年益寿的功效

春季，经常按摩面部，有提神醒脑开窍、促进血液循环的作用。老人如能每天做几回，可达到预防感冒、防治头痛、延年益寿的目的。

双手拇指按住太阳穴，其余四指蜷曲，从额头正中刮到太阳穴为止，刮完一次后再从眉毛上方开始，一直刮到额头和头发交界处，如此重复刮额头三次。最后再用拇指按揉太阳穴，左手顺时针，右手配合，反复十次。

双手拇指按住耳垂下方和面部交接的地方，两手同时沿下颌的棱线按揉，左手顺时针方向，右手配合，一直揉至下巴。最后用一手的拇指食指夹住下巴颏，提捏下巴上方的肌肉，捏三下，如此为一次，重复三次。

双手掌心相搓，搓热后像洗脸那样反复摩擦脸部，先顺时针，后逆时针，直至脸部发热。

两手拇指或食指放在鼻根两侧上下反复揉擦。

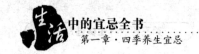
二、夏季养生宜忌

❀ 血热的人夏季如何"凉血"

　　血热并不是指血液温度高，而是内生火热，血行加快或血行力量过大，易使体内毒素上升的一种现象。中医认为，如果体内阳气过盛，火气很大，血液过热则血行加速，脉搏跳动变疾，甚至会伤害脉络、耗损阴气。

　　血热的人皮肤潮红，爱出油，容易长痤疮；个性急躁，爱发脾气，手心、脚心都感觉很热；女性经期会提前7天以上，血量多，颜色深红或紫，或经期比较长，淋漓不断；鼻子容易出血，晚上多梦。

　　血热的最好方法就是"凉血"。中医认为，莲藕有清热凉血的作用，无论凉拌、榨汁、清炒都可以，此外雪梨、苦瓜、苦菜、丝瓜、鲜芦笋、螃蟹、鸭肉也是凉血之物。

❀ 眼药夏天宜放冰箱中保存

　　眼药宜存放在阴凉、避光的地方，室温最好不超过25℃。但夏季室温超过了25℃，因此眼药在夏季应放在冰箱内保存。因为温度、光线、时间是影响眼药药效的三大主要因素。

　　已开封或溶解后的眼药如利福平眼药等，不宜久置，使用时间一般是三五天，至多不超过一周。用不完的眼药必须丢弃，不能放到下次患病时再用。每次使用眼药前都要检查眼药的色泽、透明度、有无霉菌、使用中是否刺激性突然增强等等，一旦发生这些变化，不论眼药开封、溶解时间多么短也不能再用。

开眼药瓶盖时应先洗手，开瓶所用的剪刀、针应严格消毒；滴药时不能靠近眼皮，以防眼病污染入药瓶内；滴完后必须将药瓶盖扭紧，防止空气带菌侵入；有的眼药如治疗青光眼的毒扁豆碱、贝他根等，保管和使用时还应注意避光。

女性夏季穿着不当有害健康

如果着装得当，可使女性在夏季更加健康漂亮。但如果只讲线条而不注重健康，就可能使身体受到伤害，甚至引起一些疾病。因此，夏季一定要避免不正确穿衣：

1.穿又紧又窄的胸罩。长时间穿着又紧又窄的胸罩，会影响乳房及周围的血液循环，使有毒物质滞留在乳房组织内，增加患乳腺癌的可能。

2.长时间穿高跟鞋。高跟鞋一来显高，二来能增加女人味。如果穿高跟鞋走较远路程，会引发脚部疾病，极易扭伤脚踝。发育期少女穿高跟鞋更会影响到正常的身体发育。

3.穿太小太紧的内裤。太小太紧的内裤会影响血液流通，并会使局部肌肉因为不透气而发炎。另外，太小太紧的内裤对女性阴部也不利，尤其在夏季会造成散热不佳，会使汗液分泌物增多而使泌

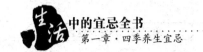
尿系统和生殖系统受细菌感染而发病。

4.长时间穿迷你裙。如果穿迷你裙时间太久，会使腿和脚部形成脂肪团。这是暴露在空调等冷气房中的身体部位作出自我保护的正常生理反应，为避免肌肉受冻所自然形成的一个脂肪保护团。

夏天宜穿白色内衣

夏季空气湿度大，人体主要依靠大量出汗散发体内的热量。而大量出汗，又致使大部分汗来不及蒸发而溢流在皮肤表面，其中多半又被贴身内衣所吸附。因此，夏季对内衣的选择是很重要的。

最理想的内衣材料是麻、丝和棉织品，它们具有良好的吸湿性、透气性、排湿性、散热性。而涤纶、化纤内衣的透气性、吸湿性比较差，稍有出汗，内衣便发黏，热量不易散发，产生闷热、潮湿的"小环境"。随着湿度的增加，局部的微生物迅速繁殖，使汗液中的尿素分解产生氨，发出难闻的汗臭味；微生物的产生也会使皮肤受到异常刺激，容易诱发痱子及皮炎。

游泳少用卫生棉条

炎炎夏季，几个伙伴约好一起游泳，是件很惬意的事情。有些单位还会组织大家到海边度假，如果这个时候"好朋友"来了，恐怕是件很扫兴的事。于是，卫生棉条派上了用场。使用时将棉条塞进阴道内，它有强力吸收经血的效用。使用卫生棉条，在衣着上不会受影响，行动、运动上也比较方便，是专门为游泳"量身定做"的。

但要注意，卫生棉条并不适合没有性经验、处女膜仍完整的女孩子。另外，因为卫生棉条会压迫阴道壁，有时会造成阴道壁的溃烂。国外还曾报导过，有人因为使用卫生棉条，而导致阴道内一种金黄色葡萄球菌大量繁殖，产生喉咙痛、发热、关节及肌肉酸痛、血压下降的症状，最后甚至休克的可怕案例。

月经期间，身体免疫力下降，塞入卫生棉条后去游泳，就会人为破坏阴道这个相对封闭的环境，发生逆向感染。女性在患有阴道炎、宫颈糜烂、盆腔炎时，也最好不要去游泳。

夏季用凉水冲脚易得病

夏日炎炎之时，穿着轻便凉鞋、拖鞋的人，总喜欢用凉水冲洗双脚，确实比较舒服，但夏天经常用凉水冲脚，会有损健康。

"寒从脚下起"。人的双脚有许多穴位，占全身穴位的1/10。而脚部是血管分支的最末梢部位，脂肪层较薄，保温性差，脚底皮肤温度是全身温度最低的部位。夏天，如果常用凉水冲脚，会使脚部进一步受凉遇寒，再通过血管传导而引起全身的一系列复杂的病理反应，最终可能导致疾病的发生。此外，因脚底的汗腺较为发达，突然用凉水洗，会使毛孔骤然关闭阻塞，久而久之会引起排汗机能迟钝。

脚部的感觉神经受到凉水刺激后，正常运转的血管组织剧烈收缩，可能导致血管舒张功能失调，诱发肢端动脉痉挛，引起相关的一系列疾病，如红斑性肢痛、关节炎和风湿病等。光脚在凉爽的

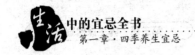
空调房内长时间逗留，跟用凉水洗脚导致的副作用没什么两样，会使毛孔骤然关闭。

夏打盹喝点糖盐水

"夏打盹"又叫"夏季倦怠症"，是由于夏季炎热，气温过高，人体大量排汗，而钾元素随汗液大量排出，又得不到及时补充，从而导致的人们倦怠疲劳、精神不振的症状。

夏天由于代谢增高，同时迫使心脏输出血量增加，高温又使皮肤毛细血管扩张，势必增加血液回流心脏的动力和心肌耗氧量，如果心泵动力不足，就会软弱无力不爱活动；同时体表充血，体内血液相对减少，心、脑血供不足，亦易困乏。其次，由于夏天体内胃肠血供减少，消化吸收能力减退，以致食欲缺乏，全身能量不足，也导致了"夏打盹"。

但对老年人来说，夏打盹也许并不是一件坏事。老年人习惯打盹是健康的标志，白天打盹可补充夜间睡眠的不足，提神养脑。但打盹次数不能太频繁，时间一般每次为10至15分钟，否则会影响夜间睡眠质量。

当人体大量出汗后，不要马上喝过量的白开水或糖水，可喝些果汁或糖盐水，防止血钾过分降低。适当补充钾元素，既可预防"夏打盹"，又可防止血压上升和血压过低。含钾较多的食物有荞麦、玉米、红薯、大豆、香菜、芹菜、大葱、青蒜、鲜豌豆等。

热带水果别放冰箱里

每到夏天，超市里的香蕉、芒果、荔枝、菠萝、木瓜、柠檬等热带水果都非常畅销。可是，这些水果买回家后一旦放进冰箱，没几天就开始出现黑斑，这是什么原因呢？

热带水果的表皮上如果出现黑色的斑点，就说明水果被冻伤了。热带、亚热带水果之所以怕冻，与它们的生长地区和气候有关。一般来说，在热带地区，尤其是夏季栽培生长的水果，比在气候较冷的地区和秋季栽培生长的水果耐低温的能力要差。因此，存放水果时应对热带水果和温带水果加以区别。一些温带水果，如西瓜、苹果放在冰箱里可以起到保鲜的作用；而热带水果在十几摄氏度的温度下保存，就会变质，并且无法食用。

日常生活中，热带水果最好放在避光、阴凉的地方贮藏，如果一定要放入冰箱，应置于温度较高的蔬果槽中，保存时间也不要超过两天。另外，土豆、红薯、萝卜等蔬菜，因其表皮比较厚实或含糖量较高，不容易腐烂，也不用放在冰箱里储存。

夏天牛奶别冰冻

夏天为了防止牛奶变质，有人喜欢将牛奶放在冰箱内冰冻保存，殊不知，这样不但破坏了牛奶的营养价值，而且加快了牛奶的变质。

当牛奶冻结时，牛奶由外向里冻，里面包着干物质（蛋白质、脂肪、钙）。随着冰冻时间的延长，干物质含量相应增多，而干物质又不结冻。这时奶块外层色浅，里层色深，解冻后，奶中蛋白质易沉淀、凝固而变质。

太过冰冷的牛奶蛋白质会被破坏，但稍冷的牛奶营养价值并未减低，日光、灯光也会破坏牛奶中的维生素。牛奶放在温度高的地方，1小时内品质就会变坏，所以牛奶应放置在阴凉的地方，最好是放到冰箱里2～3℃冷藏。但不要长时间放在冰箱里。

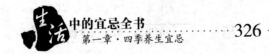 梅雨季节需防霉

阴雨连绵，人们吃够了潮湿的苦。如何防潮成了最关心的事。采用如下招数，可做到梅雨季节无"霉"。

1.使用除湿机或空调。除湿机可将空气中的水分抽出，保护房间内的大多数物品。家用空调一般也有除湿功能，可别浪费了这个功能。

2.衣柜里放樟脑丸。衣服、鞋子、被单等小件物品可连同樟脑丸放入衣柜，尽量封严实，将物品与潮湿空气分隔。不同的物品要使用不同的樟脑丸，尤其是直接接触衣物的。

3.利用好冰箱、米缸。药材、香烟等可存放在冰箱内；贵重药材，如虫草、鹿茸等，可先用密封袋封装或防潮纸包裹，放入米缸底部。

4.漂白粉擦洗防霉。墙壁若已出现霉斑，可以用4%的漂白粉溶液进行刷洗，消毒效果较好。如果在5份漂白粉中加7份石碱效果更好，消毒几小时后进行通风排气。

❀ 劣质太阳镜不能戴

夏季，人们佩戴太阳镜以减少强烈阳光对眼睛的刺激。但太阳镜选择不当，更易引起眼部疲劳，造成一定的伤害。

太阳镜之所以能够阻挡紫外线，是因为镜片上加了一层特殊的涂膜。镜片涂膜后，在阻挡、吸收紫外线的同时，也阻挡了一部分有用的光线，使镜片的透光度有所下降。一般质量优良的太阳镜，阻挡紫外线的能力强，透光度下降又不多，不影响一般的视物清晰度，而且镜片涂膜有一定的硬度，表面不易磨损。

如果戴上了没有防紫外线功能的劣质眼镜，比不戴太阳镜更危险。因为人体有自我保护的本能反应，眼睛遇到强光时，瞳孔会自然变小，使得进入眼睛的紫外线能量减少。一旦戴上没有防紫外线功能的眼镜，会使瞳孔放大，再加上这种眼镜没有隔离紫外线的作用，这时的眼睛等于门户大开，任凭紫外线侵入，对眼睛的伤害可想而知。再加上镜片表面不正规，看到的外界物体产生变形扭曲，使眼球酸胀，逐步出现恶心、食欲下降、健忘、失眠等视力疲劳症状。

❀ 夏季必备风油精

风油精是由薄荷脑、桉叶油、丁香粉、樟脑、香油精等多种祛风、除湿、活血消肿和止痛的中草药提取而制成的油剂外用药，中暑、伤风感冒、风湿骨痛，或遇到头晕目眩、神经疼痛、晕车晕船及蛇虫咬伤等情况，都离不开它。

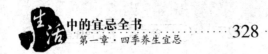
风油精涂在额头或太阳穴处，能治疗中暑引起的头昏头痛，夏天夜晚因贪凉引起的腹痛等。治疗腹痛时，则可外涂在肚脐部。

夏天洗澡的时候，如果在水中放几滴风油精，洗几次后身上的痱子便会逐渐消退。蚊虫较多时，以布条沾风油精悬挂于房内，可驱除蚊蝇。若将风油精洒几滴于蚊香上或风扇上，会增强驱蚊效果，并使人感到凉爽。将风油精滴于药棉上，塞在鼻孔里，可治疗伤风鼻塞或慢性鼻炎，使头部感到凉爽舒适。

除此之外，风油精还有一些特殊功效。夏季气候潮湿，脚气瘙痒难忍，每日洗脚后取风油精适量洒于患处，连续5天，可止痛止痒，治疗脚气；由水火引起的轻度烫伤，每隔2～3小时用风油精涂抹1次，重者水泡破裂时，先用风油精外搽，再用消炎膏外涂，连用3～5天即可获愈；夏季用风油精涂抹冬季易生冻疮处，每日1次，连续7～10天，冬天可不生冻疮或使发病程度减轻。

有些人为了防中暑，还会喝一点风油精。这种做法不对。因为风油精属于外用药，含有一定的毒性，且对口腔、皮肤黏膜等部位刺激很大，所以，千万不要把它当成内服药使用。

夏天冰箱要勤清理

夏天，很多人喜欢把蔬果和吃不完的剩饭、剩菜统统装入冰箱。其实，食物放在冰箱里也容易感染细菌。

检测表明，有的冰箱细菌总数高达1万～3万个/平方厘米，其中大肠杆菌每平方厘米也多达数百个，成为名副其实的"污染箱"。另外，还有一些"嗜冷菌"，可以在0℃～20℃的环境中生长。肉类、奶制品、豆制品、沙拉和水产品都是较易受污染的食物。误服了被这些细菌污染的食物，轻者造成腹痛、腹泻、发热，严重的甚至可导致败血症。因此，定期对冰箱进行清洗消毒，是必不可省的"大事"，夏季最好每天擦一次。

冰箱的消毒方法很简单，用过氧乙酸稀释液擦拭15分钟～20分钟即可。家庭配制标准的浓度有一定困难，可以用普通洗脸盆大小的盆，接满水，然后倒入一可乐瓶盖的过氧乙酸，大约就是0.5%了。过氧乙酸稀释液极易分解，所以配制时最好戴上橡胶手套，防止药液腐蚀皮肤。如果药液不慎溅到眼睛或皮肤上，要马上用清水冲洗，必要时立即到医院治疗。药液在阴暗处存放，并远离易燃物品。

冰箱消毒前，首先要拔下电源插头、停机，然后取出存放的食品，除霜并擦净内胆及附件后，实施消毒。消毒后应用清水擦洗冰箱，然后揩干。

夏天洗澡警惕心绞痛

夏天，老人经常遇到洗澡时出现胸痛的情况，发生的原因多为冠心病引起的心绞痛。心绞痛是人体内给心肌供应血液的血管发生了病变，导致心肌缺血、缺氧而引起的疼痛。洗澡时身体表面皮肤血管扩张，血液增加；相反，此时内脏血流减少，如果本来心脏已缺血，那么这时缺血将更加严重，会出现明显的胸痛，严重时可发生心肌梗死。

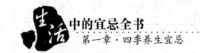

出现这种情况，必须立刻休息。患有冠心病的老人，要赶快拿一片"硝酸甘油"放在舌下含化，如果症状很快缓解，可以稍后到医院就诊。如果症状加重，并伴有烦躁、出汗，应立即打急救电话。

夏季洗澡避免洗澡水过热，一般以35℃～40℃的温水为宜；洗澡时间应限制在半小时以内。由于浴室内氧气少，二氧化碳浓度高，时间过长会加重心脑缺氧、缺血。还应牢记，餐后一小时再洗澡。饱餐后立刻洗澡，全身表皮血管被热水刺激得扩张，较多的血液流向体表，会引起低血糖，甚至虚脱或昏倒。

❀ 夏季定期更换枕芯

我们有三分之一的时间是在睡眠中度过的，并且呼吸系统近距离接触滋生大量真菌的枕头，再加上睡觉时汗渍、油渍等头皮分泌物浸染枕芯，潮湿的枕芯就成为各类微生物繁衍的温床。特别在炎热的夏季，渗入枕芯的汗液增多，用棉絮等填充的枕芯容易吸潮、滋生霉菌，若不经常晾晒，会危害人的健康。

螨虫、细菌、尘埃还会使人患上呼吸道疾病、消化道疾病、皮肤病等。有些枕头外表干干净净，枕上去却隐隐传来难闻的气味，这就是没有经常晾晒枕芯的缘故。那么，怎样才能保持枕芯的清洁呢？一、晒。微生物在干燥的环境中不易繁殖，阳光也可杀死绝大部分微生物。最好是半个月晒一次。二、洗。用合成纤维或羽绒填充的枕芯可以进行洗涤，以去除脏物。三、换。荞麦皮、灯芯草等为芯的枕头就不适合洗涤了，最好定期更换。

❀ 夏季穿拖鞋不当也"惹事"

夏天很多家庭都会准备多双拖鞋，不仅自家人用，还给客人换用。据研究，新拖鞋很少使人生病，多数是在穿了一段时间之后，如第二年、第三年，再穿的时候，会患皮炎，通常称为"拖鞋皮炎"。

拖鞋皮炎初起时脚背上的皮肤瘙痒、发红、出现丘疹，严重者还会产生水疱、糜烂、脱屑等现象，时间长了皮肤会变得粗糙。另外，脚趾、脚跟处也会发生。拖鞋皮炎与拖鞋的种类有直接关系，有的人对布质拖鞋的染料过敏，还有的人对塑料材质的拖鞋过敏，以上这些过敏体质的人并不是不能穿拖鞋，只要穿上袜子就可以了。

不过，拖鞋皮炎并非"一触即发"，从最初感染到发展为疾病，大概需要3~6天的时间，在别人家里或是在宾馆、酒店穿过拖鞋以后，五六个小时以内用流动的清水洗脚，这样一般就不会被传染了。清洗拖鞋用清水就可以了，最好不用消毒剂，因为消毒剂一般会对皮肤产生刺激，如果没有将其冲洗干净的话，不但不会起到消毒除菌的作用，反而会适得其反。

❀ 夏季凉席要常清洗

夏季天气炎热，家家户户都准备了凉席，很多人在睡过凉席后，身上起了红豆大小的皮疹，奇痒难忍。其实，这都是凉席惹的祸，也叫"凉席过敏症"。

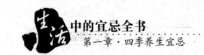
引起"凉席过敏症"的原因有两个，一是对凉席本身过敏，用苇、草编织的凉席容易使人过敏，而用麻、竹、藤编织的凉席过敏者较少；另一个原因是，凉席上常会隐藏着一种体形微小的害虫——螨，肉眼难以发现。凉席存放不好，常可造成螨虫滋生繁殖。螨的幼虫在咬人时会释放出毒素，导致人体过敏，常会在胸背、四肢皮肤出现丘疹、红斑，如果破损，还会造成皮肤感染化脓、浅表淋巴结肿大等。另外，螨的排泄物及死螨尸体碎片是一种很强的致敏源，一些过敏体质的人接触后也会出现过敏性皮疹，甚至诱发过敏性哮喘。

有皮肤过敏史的人，应选用精编细织的麻、竹、藤席。开始使用凉席时，可适当服用一些抗过敏药物。还要注意保持凉席的清洁卫生。每年首次使用凉席时，首先用清水把凉席、枕席、沙发垫席擦洗几遍，再用开水烫洗，可将螨虫有效地杀死。

夏天坐火车防暑是关键

夏日坐火车，容易得"旅途精神病"。"旅途精神病"一般在长途旅行中或刚结束旅行后发生。发病前常有明显的精神应激、躯体过度疲劳、过度拥挤、慢性缺氧、睡眠缺乏、营养过分缺乏等因素的综合作用。症状体现为烦躁不安、乏力、坐卧不宁、头痛、头晕、恶心等，重者可出现怀疑、多虑、心烦、抑郁或兴奋躁动。该病在停止旅行或休息数小时至1周内能自行缓解，可服用小剂量弱安定剂进行治疗。

夏天坐火车，特别是绿皮火车，在列车满员或超员的情况下，很容易中暑。因此，衣服要穿得宽松些，以利于汗液的排泄和蒸发；多喝些开水或茶水，如果能喝点淡盐水或清凉饮料，效果更好；适当带些清凉油等解暑药物，不时使用有好处；天气燥热容易失眠，带包牛奶有助于睡眠。

夏季莫与宠物"亲密接触"

夏季，动物陆续进入发情期和换毛期，家里原本温顺的宠物也会变得性情狂躁，容易伤人。此外夏季人们衣着较少，四肢接触了寄生在宠物皮毛里的螨虫、跳蚤，会引发皮癣、湿疹等皮肤病。

寄生虫病源的传染是最难以避免的。如果人在处理宠物粪便后没有及时或彻底清洁手部，则可能由手将动物的寄生虫如蛔虫和绦虫的虫卵传染给人。虫卵在人体内继续发育，会使人出现恶心、呕吐、腹痛腹泻等症状。

由养宠物而引起的过敏症是人体产生过敏的四大元凶之一，其中由猫引起的过敏比由狗引起的过敏多1～2倍。要避免接触：猫狗等宠物的脱毛、皮屑或唾液；动物身上寄生的跳蚤、螨虫、钩虫等寄生虫的排泄物；附着在动物皮毛、皮屑上的真菌代谢产物。

应定期给猫狗等宠物及时消毒清洗，保持宠物的身体清洁和环境卫生，不要让宠物进入卧室，更不要与宠物共寝，保持室内清洁。养宠物的家庭应避免使用地毯，因为地毯更易藏污纳垢。要定期为宠物驱虫，注射疫苗，体检。

夏季驱蚊有妙方

蚊子之所以令人讨厌，不仅因为它影响人们的工作、学习和睡眠，更重要的是会传播疾病，例如疟疾、流行性乙型脑炎等。那么如何躲避蚊子的骚扰呢？

1.及时清除阳台、窗台的积水，保持室内环境卫生。由于蚊子具有喜水性，一些摆放在家庭阳台、窗台和露台上不用的花盆、缸罐和酒瓶等都有利于蚊虫的孳生，一定要及时清理。

2.注意家里的下水道。经常用清水清洗下水道，不用下水道的时候用纱网遮盖，或者是将浸有杀虫剂的软木塞或者棉纱悬吊在下水道口。

3.定期给家养水生植物换水。灭蚊尽可能使用物理方法灭蚊，在家庭装修时一定要同步安装纱窗和纱门。夏天洗澡最好少用香皂。蚊子喜食花蜜露，使用香水、化妆品、面霜等带花香味的物品后，被蚊子叮咬的概率会上升。不过，如果香水中带有檀香味，能起驱蚊的作用。夏天许多人喜欢光脚穿鞋，其实穿袜子后，蚊子感觉人的皮肤湿度降低、皮表挥发物减少，会减少叮咬。

夏日电扇莫直吹

炎炎夏日，电扇又派上了用场。但随之而来的却是腰背脊椎疼痛、胃痛、痛经、疲乏无力、恶心呕吐等。对此，夏季要慎防"电扇病"。

　　电风扇吹来的风之所以使人感到凉爽，是因为风使身上的汗随空气流动蒸发加快，蒸发带走了身体表面的热量，因此感到凉爽。如果过于贪图凉快，对着电扇猛吹，则要小心"电扇病"的危害。这是因为风扇使气流和振动按固定的频率进行，不如自然风温和。同时，能吹到风的一面汗水蒸发很快，体表温度显著下降，血管收缩；而另一侧皮肤表面温度仍然较高，汗水蒸发慢，血管仍处于舒张状态。血管状态不平衡，导致汗液排泄也不平衡，可能发生头痛、头晕、全身不适等症状，严重的还会诱发中风、心绞痛、心肌梗死或脑血栓。

　　白领久坐、长时间用眼，脊椎、腰椎、颈椎的抵抗力已削弱，外加电风扇的风邪入侵，致使腰酸背痛等老年病频频发作。此外，一些女性常穿露肩、露背装，容易诱发肩周炎，进而导致颈椎发生退行性改变。

　　电扇的使用时间不宜过长，以30分钟至1小时为宜，转速不要太快；而且电扇不宜直吹，也不要太近，吹一段时间后，应调换一下风扇的位置，以免局部受凉过久；还有，晚上不要开着电扇睡觉，如果气温过高，也只能用摇头微风，并使用定时功能。

❀ 夏季饮用瓶装水慎防病

　　夏季，是瓶装饮用水生产、销售、消费旺季，但目前生产厂商质量参差不齐，只有正确选购安全、优质的瓶装水，才能避免水中有害物质和微生物对人体健康造成的伤害。

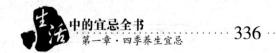
目前市场上销售的瓶装水名称很多，有太空水、蒸馏水、纯净水等，统称为饮用纯净水。纯净水杀菌的方法主要有渗透法、蒸馏法、离子交换等，去除了水中的金属离子、有机和无机物质、微生物等，但这个过程也去除了一些对人体有益的物质。

购水时，要认真看清水桶的标识是否齐全，如厂家、厂址、执行标准、批次，以及生产日期和保质期，并学会辨别用来贮装纯净水的正品"白桶"和有毒"黑桶"的方法。正品"白桶"外观比较透明光滑，桶身呈均匀、纯正的淡蓝色或白色，无杂质，无黑点；而有毒"黑桶"外观呈暗蓝色或乳白色，色彩暗淡不均匀，透明度较差，桶壁有杂质，多黑点，多次使用后易开裂、变形。

凉鞋选不好伤身又惹事

天气渐热，各式凉鞋早已粉墨登场，让人眼花缭乱。但凉鞋挑不好，会引发过敏反应。

鞋跟的高以2～3厘米最为适宜，鞋跟过高，会使人体重心移到前脚掌，使脚趾受挤压影响全身血液循环。人在行走时会改变正常姿态，腰部过分挺直，臀部凸出，这会加大骨盆的前倾度。另外，夏季扭伤中，最多的就是踝关节扭伤。穿高跟鞋是一大诱因，穿鞋时踝关节最不稳定。一旦崴了脚，撕裂的韧带会变松、拉长，如不及时治疗，那么韧带在变松的位置重新长合，很容易导致习惯性崴脚。

夹脚趾的凉拖鞋会令穿鞋者行走时缺少力的支持，脚趾慢慢蜷缩成爪型。凉拖鞋可以在去沙滩玩的时候穿，其他时间最好给自己的脚选择一双有后跟的或带有鞋带的凉鞋，尽量不要选择不能帮助脚趾和脚背受力的鞋子，比如脚背鞋带既细又少的那种。

夏季驾车注意光污染

在夏天刺眼的阳光下，司机高度紧张后视物不清，往往造成中心性视网膜炎。此外，刺眼的阳光还会造成人视觉疲劳，引发交通事故。另外，夏天阳光强度较高，阳光反射到城市里建筑物的玻璃幕墙、釉面砖墙、磨光大理石上会造成光污染，影响安全驾驶。

为了安全起见，司机开车时应佩戴合适的太阳镜保护眼睛，防止强烈的紫外线伤害晶状体，紫外线过强还可能影响眼底，造成视网膜黄斑变性，进而影响视力，造成晶状体混浊而致白内障。如果觉得戴眼镜比较麻烦，可以在前挡风玻璃上安装防紫外线遮阳板。但太阳镜颜色不宜太深，过深的墨镜会把司机对情况的反应时间延长100毫秒，结果增加了2.2米的急刹车距离。

平时注意饮食的选择和搭配，多吃对眼睛有利的、富含维生素、矿物质和微量元素的食物，如青蒜、番茄、玉米、红枣、山楂、橘子、草莓等瓜果蔬菜。微量元素硒、锌缺乏，会使晶状体的抗氧化酶活性明显降低，造成晶状体混浊。

休息时，要活动颈部和肩部肌肉，因为颈部肌肉僵直也会影响到视力。可以把棉花球浸满盐水后放入冰箱里冷藏，每天早上取一块冷敷眼睛，可以改善眼部水肿，有效预防眼睛疲劳。

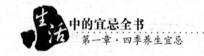

皮肤晒伤抹点芦荟汁

芦荟中含有大量的天然蛋白质、维生素、叶绿素、矿物质、氨基酸、脂肪酸等营养成分，还含有芦荟素、芦荟黏多糖、芦荟甙、活性水等多种使皮肤美白的特殊功效成分，其中脂肪酸和维生素E是芦荟中含量最高的成分，而这两种成分恰恰是表皮细胞所必需的营养，它们可以及时修护晒后受损的肌肤。

如果外出忘记采取防晒措施，导致皮肤晒红、晒肿或晒伤，那么将新鲜的芦荟汁涂在发热的皮肤上，经过固定后保留一晚，使芦荟成分充分渗透，第二天早晨，皮肤发红发热的现象就会消失。

用芦荟消除晒斑效果也不错。将切开的芦荟放在皮肤上涂擦，几分钟后洗掉即可。经常使用，不仅晒斑颜色会逐渐变浅，而且雀斑也会逐渐变浅、变淡。细胞的分裂与新陈代谢在夜晚10点至凌晨2点最旺盛，因此睡觉前用芦荟敷脸，效果更好。至于将芦荟捣碎，加入适当的蜂蜜、面粉，自制成面膜的做法，也是一种护肤的良方。

盛夏时节慎拔牙

炎夏时节，牙病患者上医院看病，口腔科医生往往尽量不给患者拔牙。

因为病牙拔除后，都有一个暂时性的创口。夏天，由于口腔黏膜内毛细血管明显扩张，创口周围的毛细血管内的血液不易凝结，很容易出血或引起血肿。此时，如果卫生消毒不理想，细菌就可能在血肿内生长、繁殖，引起感染。一旦感染扩散，就会造成黏膜下组织感染、肿胀和剧烈疼痛。

当然，这并不意味着盛夏季节不能进行任何拔牙手术。如果一定要在夏天拔牙，时间应选择在上午。而且一次拔牙的数目不宜过多，应控制在1～2颗，因为创面过大容易引起出血和血肿。此外，牙齿拔除后，在拔牙侧的面部应立即进行冷敷，并在拔牙两小时后吃一些冷饮。医生放在口内的棉卷，要轻轻咬住，30分钟以后才能吐掉。

❀ 夏天少用爽身粉

夏季，许多女性都喜欢用爽身粉保持清爽。但研究发现，它也会给妇女健康带来隐患。因为爽身粉的主要成分是四氧化镁和硅酸镁等。四氧化镁对人体健康没有损害，而硅酸镁就是常说的石棉，它是一种容易诱发癌症的物质。医学专家通过解剖癌症患者的卵巢，也证实了这一点。

如果妇女长期在外阴部、大腿内侧、下腹部等处搽用爽身粉，微小粉末会通过外阴、阴道、宫颈、宫腔及开放的输卵管进入腹腔，并附着积聚在输卵管、卵巢表面，刺激卵巢上皮细胞增生，这种长期慢性反复刺激便可诱发卵巢癌。此外，爽身粉含有氧化镁、硫酸镁，如果吸入量多，会侵入支气管，破坏气管的纤毛运

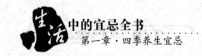

动，导致防御能力降低，容易诱发呼吸道感染。爽身粉吸水后形成的颗粒状物质，还会阻塞汗腺，导致摩擦发红，甚至产生皮疹。

❀ 夏季巧用花露水

花露水长期以来一直是防暑降温的夏季必备用品，除了防止蚊虫叮咬，还有一些民间妙方值得一试。

夏季普遍使用空调，房间门窗封闭严密，室内空气污染严重。可将水与含有"六神原液"的花露水按40∶1的比例装入喷水壶中，喷洒地面及空气中，保持门窗关闭状态10分钟左右，即可开窗通风。或直接选购喷雾花露水，早晚各一次小范围喷洒居室，起到去除异味、降尘除菌的功效，对于感冒、咳嗽等常见轻微病症有一定前期预防及抵抗作用。

夏季随着人体皮肤表面接触外界的面积扩大，接受细菌入侵的几率也在上升。洗头、洗澡时在盆中加入5～6滴花露水，不但能够除菌，并可使头发光泽发亮，亦有清凉、祛痱止痒的功效。

在洗衣物、洗毛巾前滴入4～5滴花露水，浸泡15分钟后再清洗可使衣物变得清香；擦拭家具时滴两滴也可起到消毒防菌的作用；外出坐车时带一瓶喷雾花露水，每隔4个小时喷一次可起到消毒作用。

三、秋季养生宜忌

❀ 秋天洗手水别太热

繁杂的工作，频繁的清洗，或是经常使用含消毒杀菌成分的香皂，都会对手部造成损伤。如果洗手不当，最容易造成损害的是手掌心，这个部位角质层厚，皮脂腺稀少，稍不注意就会粗糙、干裂，甚至脱皮；手背皮肤柔软、细嫩，比脸颊的皮肤还薄，也极易老化、松弛。

因此在秋季，应该掌握正确的洗手方法：第一，避免频繁洗手，在清洗衣物时，不要让双手长时间浸泡在水中。第二，洗手时水温不应过热，否则会破坏手部表面的皮脂膜，促使角质层更加干燥甚至皲裂，最佳水温应该在20℃～25℃之间。

❀ 汽车空调别"休息"

秋天，不少人已经不再使用汽车空调了。然而，汽车空调长期不用，也会对车内环境造成污染。所以，在秋季，汽车空调最好每个月开一次。

汽车空调不同于普通家用空调，车辆行驶时，空气中的灰尘、脏物等极易进入发动机舱，污染冷凝器、进气口、风箱和进气道。在冬天使用暖风时，由于汽车空调采用外循环，就容易将尘土

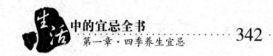

和脏物带进车内。同时，由于空调风道内阴暗潮湿，长期不开会滋生细菌，造成车内细菌和可吸入颗粒物污染。

秋季每隔一个月，要把汽车空调开启一会儿，先冷风后热风。首先，打开车窗或车门，将空调机调到内循环，把冷气调到最高档，查看空调运转和出气情况是否正常；然后让空调机运转3～5分钟；最后，将暖气调到最高档，让空调机运转3～5分钟。

清洗也是保养空调的重要步骤。及时对冷凝器、蒸发器表面尘污进行处理，在增强制冷效果的同时，也保护了管道，减少了各器件的消耗。由于冷凝器处在车头最前面，脏堵情况比较重，用水枪仅能冲去浮土，只有把冷凝器取下来，反向吹洗方能除净。

秋后蜂蜜不要吃

深秋，食用秋后采制的生蜂蜜（养蜂人在蜂房旁现采现卖的"生蜜"）容易发生蜂蜜中毒。李时珍在《本草纲目》中也告诫人们："七月勿食生蜜。"这是怎么回事呢？

自然界的植物可分为无毒和有毒两大类：无毒植物的花期较早，多在春天。而有毒植物的花期则较晚，入秋以后，绝大部分无毒植物花期已过，有毒植物则正是开花季节。农历七月，不论在我国的农村还是城市，绝大部分无毒植物的花期已过。因此，有益于人体健康的花源越来越少。

此时，蜜蜂往往会饥不择食，采集有毒植物的花粉酿成蜜，使蜂蜜中混进有毒物质——生物碱。人们吃了这种含有毒素又未进行加工处理的生蜜，就会出现头晕、头痛、恶心、呕吐、腹泻、腹痛等现象，也可能造成人精神烦躁、易怒，还会影响睡眠。

❀ 鼻子干用热水熏熏

秋季气温多变，鼻内毛细血管为了适应外界气温骤冷骤热的变化，会出现一时扩张、一时收缩的状态，再加上气候干燥，鼻腔黏膜会变得干燥、脆弱，毛细血管很容易受伤出血。

这个时期粉尘颗粒在鼻腔内积聚，很容易形成鼻痂。这时，最好不要用手指挖鼻子，以免损伤鼻黏膜的血管，使其破裂出血，甚至引起炎症。如有鼻痂形成，可以按住一边鼻孔，用另一边的鼻孔轻轻地擤一擤；如果鼻痂较硬，可以点一两滴香油或橄榄油后再擤。

一旦出血也不要惊慌，因为80%～90%的人都是鼻腔前部出血，没有太大危险，用棉球堵一堵就可以止血。如果血流不止，就应该到医院就诊，让医生找出明确的出血点，帮助止血。

此外，秋天过敏性鼻炎发作比较多，主要是由于空气中飘浮着大量的蒿草、五行草和涂草等植物的花粉。所以当空气中花粉含量高时（早晨5点到10点是花粉高峰时间），应尽量减少户外活动；花粉易积聚于人的头发和衣服上，外出回家后及时淋浴可去除身体上的过敏源；洗衣后用干燥机干燥而避免在外面晒干。另外，香烟烟雾、香水、化妆品也可使过敏性鼻炎症状加重，要尽量避免与这些物质接触。

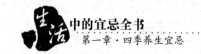
入秋后少用拔罐祛寒气

立秋过后，早晚温差大，很多人的关节在这时开始怕冷，怕风，疼痛，甚至刺痛。不少人青睐于用拔罐来抽出体内的寒气，达到缓解这些不适症状的目的。但拔罐时毛孔处在开放中，容易引起寒气入内，会加重病情，立秋后最好少用。

骨病患者祛寒气可以选择用艾灸或拔火罐，使皮肤的毛孔处在局部温热的环境中，从一定程度上能够防止外感风寒。拔罐时，要选择适当体位和肌肉丰满、皮肤平滑、没有毛发的部位，如确实需要在不平部位及毛发部位拔罐，最好用圈垫在罐口下面，或选取异形罐，以防漏气。秋季皮肤干燥，可先将皮肤湿润后再拔罐。

当天气刚刚转凉时，就要注意保暖，穿厚些的衣服和袜子。膝部最好不要用护膝保暖，因为护膝弹性很大，用在膝部会缩紧周围血液循环的疏通，使膝部的活动更加困难。而痛风性关节炎则要注意避免保暖过热引发关节损害。

"秋冻"别乱来

"春捂秋冻，不生杂病"是流传已久的养生保健谚语。秋季到来之后，不要气温稍有下降就立即增衣，应有意识地让身体适当"冻一冻"，以增强身体的御寒能力，为适应寒冷的冬季做好充分的准备。

但是，秋冻不能简单地理解为"遇冷不穿衣"，而是要视各人的体质、年龄以及气候的突然变化而定。

初秋暑热未消，气温仍高，无须急忙加衣。仲秋气温刚开始下降，虽凉却不甚寒，这时是"秋冻"的较佳时期，尤其青壮年人，穿衣要有所控制，有意识地让人体"冻一冻"，以免身热汗出，伤阴耗气。晚秋气候变化较大，早晚温差增加，特别是秋冬交接之时，常有强冷空气侵袭，此时若再一味强求"秋冻"，不但达不到强身健体的目的，反而会患感冒等呼吸道疾病。

为了提高身体对寒冷的适应能力，人们应从秋天就开始锻炼。主要以户外活动为主，还要定时开窗，呼吸新鲜空气，让冷空气刺激皮肤和气管以增强耐力。

皮肤瘙痒洗澡别太勤

秋季空气干燥，皮脂分泌减少，很容易造成皮肤缺水、缺油现象，严重的还会引起皮肤脱屑、过敏等症状。那么，在干燥的秋季应如何保养皮肤呢？

首先，最好穿质地柔软的纯棉衣物，或者是真丝等天然纤维织物。而化纤质地的衣物，会在干燥环境下与身体表面产生静电，加重皮肤瘙痒。特别是内衣要以棉织品为佳，应宽松舒适，避免摩擦。

其次，洗澡不能太勤，每两天洗一次即可，过度清洁反而会把皮肤表面起保护作用的油脂洗掉；洗澡水不能过热，水温最好保

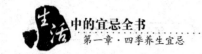
持在25℃左右；洗澡时不要搓洗皮肤，也不要用碱性香皂。

最后，要保证每天大便通畅，使体内毒素充分排出。因为体内一部分毒素会随汗液排出，这也是造成皮肤瘙痒的原因之一。

皮肤瘙痒者可为自己做一款"泥鳅煲红枣"：泥鳅30～50克，红枣20克，食盐少许。置于大火上烧沸，再用小火煮25分钟，加入盐、味精即成。宜每天服用1剂，连服10剂。泥鳅性味甘平，入脾、肝、肾三经，能补中益气，强精补血，与红枣共奏养血润燥之功效。

天凉重点护肚脐

处暑节气过后，天气渐凉，人们开始防寒保暖。但很少有人注意到肚脐也很容易受寒。

中医称肚脐为"神阙"或"脐中"穴，内连十二经脉，五脏六腑。它既是治疗某些疾病重要的穴位，也是屏障功能最弱的部位，对外界的冷、热等气候变化很敏感。因此，肚脐的防护工作一定要跟上。脐部极易受凉并导致胃肠不适，严重者还可能因受凉而诱发胃肠痉挛、腹痛、腹泻等。时间一长，寒气逐渐积聚在小腹部位，会导致泌尿生殖系统的疾病。如：男性的慢性前列腺炎、前列腺增生、阳痿，女性的痛经、月经不调，严重的还可出现闭经、不孕。

到户外活动或晒太阳时，也要注意保护好腹部，使胃肠道始终保持正常功能。晚上睡觉时可用双手按住肚脐，顺时针、逆时针按摩，各50次。平时要保持脐部皮肤清洁卫生和干燥，如肚脐有异味，可用无菌棉签蘸75％酒精擦洗脐残留部或脐窝凹陷处的分泌物，然后涂上1％的龙胆紫或2.5％碘酒，一周即可消除异味。

秋天静电危害多

在干燥的秋天，常常会碰到这些现象：晚上脱衣服睡觉时，黑暗中常听到噼啪的声响；早上起来梳头时，头发会"飘"起来；拉门把手、拧水龙头时都会"触电"，不时"啪、啪"地产生静电。

皮肤与衣服、衣服与衣服之间长期摩擦，便会产生静电。而家用电器、电脑等电器产生的静电荷会被人体吸收并积存起来，伺机向外释放。

过多的静电会损害人体健康，容易刺激面部长斑。由于老年人的皮肤相对比年轻人干燥，加上心血管系统老化、抗干扰能力减弱等因素，因此静电对老年人的危害更大。过高的静电还常常使人焦躁不安、头痛、胸闷、呼吸困难、咳嗽。

为防止和消除静电，室内要保持一定的湿度，房间里要勤拖地、勤洒水，或用加湿器增加湿度；要勤洗澡、勤换衣服，以消除人体表面积聚的静电荷；发现头发无法梳理时，将梳子浸入水中消除静电后再梳理头发；脱衣服之后，要用手轻轻摸一下墙壁；接触金属用品前，用手摸一下墙，可以将体内静电释放出去。

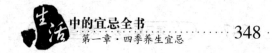

秋天谨防"毒雾"

秋天雾多了，于是很多人纷纷走出家门，欣赏雾中美景，但这样却会使身体在不知不觉中受到伤害。

雾天，污染物与空气中的水汽相结合，将变得不易扩散与沉降，这使得污染物大部分聚集在人们经常活动的高度。而且，一些有害物质与水汽结合，会变得毒性更大，如二氧化硫变成硫酸或亚硫化物，氯气水解为氯化氢或次氯酸，氟化物水解为氟化氢。因此，雾天空气的污染比平时要严重得多。

还有，雾核的颗粒很容易被人吸入，并容易在人体内滞留，而锻炼身体特别是剧烈运动时吸入空气的量比平时要多很多。因此，雾天不宜锻炼身体。

常言道："秋冬毒雾杀人刀"。起雾时气压低，来自四面八方的污染物难以消失，特别是像酸、胺、苯、酚与病原微生物等剧毒物质滞留其中，从而聚集为较高的浓度，刺激人体的某些敏感部位，引起喉炎、气管炎、结膜炎和一些过敏性疾病，中医称之为"疠疫之气"，对于老年体弱者还可能危及生命。

秋令常做健鼻功

中医认为，肺开窍于鼻，如《黄帝内经》里说："肺气通于鼻，肺气和，则鼻能知其香臭矣。"意思是，鼻的通气和嗅觉功能，主要依靠肺气的作用，肺气和，呼吸利，鼻的嗅觉才能灵敏。

若肺气不足，鼻的功能减退时，则嗅觉不灵，清涕自出。由此可见，肺与鼻的关系密切，因此，秋季宜多做健鼻功。

《诸病源候论》里说："东向坐，不息三通，手捻鼻两孔，治鼻中患，通脚痛疮，去其涕唾，得闻香臭。久行不已，彻闻十方。"意思是说，向东坐定，屏气连做三次，再用手捻鼻两孔，可治鼻中疾患，也可通治脚上痛疮，还能使鼻道畅通，能分辨香臭。长做此功，嗅觉可以闻达周围远处。

除此以外，秋季经常按摩鼻部也有好处，方法是用两手拇指外侧相互摩擦，略微发热时，用两手拇指外侧沿鼻梁、鼻翼两侧上下按摩30次左右。接着，按摩鼻翼两侧15～20次。每天按摩鼻3～4次，可以加强鼻子的耐寒能力，亦可治疗伤风、鼻塞不通。

❀ 初秋保健适宜药浴

秋天气候多变，人体的肺脏因直接与外界相通，容易受到刺激。中医认为，"肺为娇脏"，"肺主皮毛"，最容易受自然界气候变化的影响，进而发病。这也就是为什么一进入秋天，患伤风感冒、扁桃体炎、气管炎、肺炎的人较多，支气管炎、哮喘等慢性病容易复发的原因。

初秋适合洗药浴。药浴不仅可以促进血液循环，让人体及早适应温度变化的刺激，进一步提高耐受能力，而且还可以驱除体内残留的暑气，缓解因酷暑带来的紧张、焦虑情绪。如果能根据体质

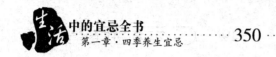

及患病情况，灵活配出适合每一个人的药浴处方，那既能治病，又可健身。

　　现在常用的药浴有温泉硫黄浴、香茅草浴、艾叶浴、当归浴、红花浴、薄荷浴、藿香浴等许多种类。一般来说，健康人群只要选用1～2种功效不同的药物入浴即可。如硫黄浴可止痒杀虫，当归浴可活血通络，红花浴可祛淤血，薄荷浴可除疲劳，藿香浴和艾叶浴可驱风湿等等。

秋天被子要经常晾晒

　　秋天，许多人都把闲置了几个月的棉被拿出来御寒。但是，被子可别拿出来就盖，要先在阳光下晒一晒。

　　因为被子中会存留一些人体的皮屑、汗液等，即使是干净的被子，连续3个月不晒，里面也会滋生几百万只螨虫，而阳光中的紫外线能有效杀菌。另外，由于家具中含有甲醛等化学物质，时间久了，放在里面的被子会吸附大量的游离甲醛。把被子拿到阳光下晒晒，不仅能杀灭有害微生物，还可以使棉纤维舒展蓬松。

　　上午11点～下午2点，阳光最充足，在这个时间段晒一下被子，棉纤维就会达到一定程度的膨胀，还能达到很好的杀菌效果。

四、冬季养生宜忌

冬天保养头发防静电

随着冬季到来，头发变得容易打结发涩，蓬松杂乱，难于梳理，还容易产生静电。要想消除静电，首先应做好"防屑"。可以适当减少洗发频率，清洁头发时，可使用少量洗发香波或用水将香波稀释后使用。洗完后不要让香波残留在头发上。另外，洗发后往头发上抹一点护发素，有助于减少静电。

另外，梳头前可以将梳子放在水中浸泡片刻，等静电消除之后再梳理头发。冬天应尽量选择柔软、光滑的棉纺织或丝织上衣，尽量不穿化纤类衣物，这样也可以将静电的危害减少到最低限度。

很多人在冬季习惯洗完头后用吹风机吹干头发，但吹风机会将头发的水分减至2%左右，而健康发丝的含水量应该在11%左右。同时吹风机带来过高的温度，一旦加热不均，就很容易灼伤头发及头皮。如果一定要选择吹风机，就要选择一款优质吹风机，能把温度保持在50℃～60℃之间。

过敏体质不宜穿羽绒服

冬天快到了，放了大半年的羽绒服该派上用场了。一般人穿之前都会先晾一晾，一来可以去掉衣柜中沾染的樟脑丸味道，二来

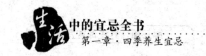

能使羽绒恢复蓬松，保暖效果更好。但将羽绒服放在阳光下曝晒是不可取的。

首先，羽绒服多采用化学纤维和混纺纤维等作为面料，化学纤维的耐热性差，长时间处于高温下会加速其老化。面料所使用的染料在阳光下曝晒容易褪色，还有可能分解出有害的化学物质。其次，为了防水和防风，羽绒服的面料通常都经过树脂处理。树脂涂层不耐高温，经过曝晒可能被破坏，从而使羽绒服的面料变薄，影响美观。

此外，有过敏体质、喘息性气管炎、哮喘病的人不能穿羽绒服。因为家禽羽毛、皮毛等会使人产生过敏反应。尤其是当羽绒服内的羽毛和细小的纤维吸入呼吸道后，体内支气管平滑肌痉挛，黏膜水肿、充血，使支气管腔变得狭窄而出现咳喘、流鼻涕等症状。所以羽绒服并非人人都能穿，有过敏体质的人选用衣服要格外注意。如果发生过敏现象，可适量服用氯苯那敏、酮替酚等进行治疗，发生支气管哮喘者可服用氨茶碱，发生过敏严重时，应到医院诊治。

🌸 脚后跟裂了穿宽松的鞋

脚后跟的角质层比身体其他部位都厚，弹性相应更小。冬季气候寒冷干燥，手足的皮脂腺分泌较少，暴露在外的机会又很多，水分极易散发。皮肤缺乏水分和油脂就会失去弹性，变得粗糙，时间一长，就容易发生皲裂。一旦伤及真皮中的神经血管，就会发生出血的现象。

脚后跟出现皲裂，有几点要注意：首先不要剪、撕裂开的皮，以免形成创面；其次，别穿太高太紧的鞋，少走路，以免摩擦脚后跟，使角质层更厚；还有，用水浸泡脚后跟的时间不能太长，最好不超过半小时。当手足发生皲裂后，可在医生的指导下使用一些外用药膏，如5%～10%的水杨酸软膏、10%～15%的尿素软膏等。倘若裂口大而深，可用伤湿止痛膏贴于患处或进行包扎，这样既可以减轻疼痛，又能使裂口尽快愈合。

预防手足皲裂，最重要的是要注意手足保暖。其次，要尽量减少使用碱性的洗护用品。洗完手脚后应立即擦干，并适当涂抹一些油脂或护肤膏。同时，还要适当吃些维生素A含量高的食品，如胡萝卜、牛奶和动物肝脏等。

冬季养花草室内不干燥

冬季寒冷，很多家庭比较注重室内温度，却忽视了湿度对人体的影响。

如果空气中的湿度太低，人体内的水分会慢慢地失去平衡，出现嘴唇干裂、肌肤干燥、咽喉肿痛等"暖气燥"症状。冬季最适宜的室内空气相对湿度为40%到65%，人们最舒适的环境湿度为55%～65%。如果低于30%，说明空气十分干燥，应采取有效的增湿

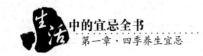
措施。如果养一些吐氧植物，不但能调节室内相对湿度，还会使居室内充满绿意。

君子兰、仙人掌类植物可以在晚间呼出氧气，在清新空气的同时，可使室内感觉湿润温和，比较适合放置在卧室；大盆君子兰可放置在厅堂，直接用来调节客厅的空气。

吊兰能将有致癌作用的甲醛转化成糖和氨基酸类的天然物质，还能分解复印机、打印机排出的苯等有害物质；蓬莱蕉、绿萝等也能消除甲醛等有害物质；菊花在开花时能消除空气中的苯；另外，富贵竹、百合等常青的观绿植物都有"消毒"的功能。

冬天手套应专人专用

严冬季节，手套是必备的御寒用品。选购手套时，不仅要根据不同的地区、气候，还要因人而异，大、小尺码要适宜。太大达不到保暖效果，并使手指活动不便；太小手部血液循环受阻，会引起不适。应以戴脱方便、大小适宜为佳。

手套要固定自己使用，不要随便乱戴别人的手套，以免传染疾病。例如疥疮、手癣等，都可以通过手套传染。多汗症的病人，要选用棉织手套，既保暖又有良好的吸水性，并且可以常洗换。对于患有手足皲裂的人，冬天皲裂加重，由于手部天天需要擦药，为了便于经常洗换，里层手套宜用薄织品。有少数人皮肤对某种化学纤维过敏，应该避免使用这种材料做的手套。

儿童皮肤薄嫩，手套材料以柔软的棉绒、绒线或者弹性尼龙制品为好。老年人血液循环较差，手足特别怕冷，皮肤也比较干燥，手套以轻软的毛皮、绒线、棉绒为宜。

孕妇禁用电热毯

寒冬时节很多人都用起了电热毯，然而电热毯并不是每个人都适用的，它也有禁忌。

长时间使用电热毯，人的身体容易对其产生依赖性，导致人体自身产生热量的能力降低。再加上被窝里的温度会逐渐升高，造成里热外冷的状况，稍有不慎，很容易着凉。由于电热毯通电后，往往会产生电磁场，影响胎儿的正常发育，使流产率增高，也可能使出生后的婴儿智力低下，因此，孕妇尤其要注意。对于育龄男子来说，主要是由于电热毯产生的高温，会影响睾丸产生精子的能力，所以也不要使用。

有身体疾患的患者也不适宜用电热毯。呼吸道疾病患者如果经常使用电热毯，会引起咽干喉痛、声音嘶哑，甚至会引起咯血等更为严重的后果；高血压、动脉硬化等心脑血管疾病患者血压会升高，诱发中风、心肌缺血等疾病；患有喉炎、口腔溃疡等疾病的人使用电热毯会加重疾病；另外一些出血性疾病的患者也不宜使用电热毯，否则会因血液循环加快而加剧出血。

相比电热毯，用热水袋取暖更有利于健康。睡觉时把热水袋置于脚底，能温暖足部经络，促进气血流通，使热量到达全身各处。水温以60℃～70℃为宜，使用前一定要检查塞子的密闭性。

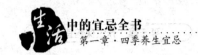
冬天出门别忘戴围巾

俗话说："冬季戴棉帽，如同穿棉袄。"头颈部接近心脏，血流量大，向外发散热量多，保暖不及时，易诱发各种疾病。天气变冷后，老人们的帽子戴得很及时，却往往忽视了颈部保暖，而颈部保暖可以有效预防颈椎病的发生。

颈椎病的发病原因很多，大体上可分为两方面。一是随着年龄增长，颈部长期承受压力过大，椎间盘退化、变窄，或者突出，影响局部神经和血管的功能而出现症状。二是天气变冷以后，暴露在外的颈部肌肉的血液循环缓慢，常可导致局部发生肿胀。因此，在寒冬要注意颈部保暖。

另外，研究证明，当受冷患感冒、咽喉炎时，除鼻咽黏膜易发生局部小血管炎症，使血管功能紊乱、血流淤滞外，还会引起颈后部、肩上区、肩胛区疼痛。

得了痔疮少喝啤酒和可乐

冬季气候寒冷干燥，导致很多人痔疮发作。饮食是预防痔疮、减轻痔疮症状、减少痔疮复发的重要因素。

便秘是诱发痔疮的病因之一，从预防的角度来讲，为防止大便秘结，保持大便通畅，在饮食方面应多食青绿蔬菜、新鲜水果，如芹菜、菠菜、韭菜、黄花菜、茭白以及苹果、桃、杏、瓜类等含有丰富纤维素的食品，可以增加胃肠蠕动，润肠通便，排出有害物质和致癌物质。另外，对痔疮有预防作用的食物还有赤小豆、槐花、黑芝麻、肉苁蓉、猪大肠、羊大肠、鳖肉、胡桃肉、竹笋、蜂蜜等等。

得了痔疮的人最好别吃辛辣食物，包括辣椒、咖喱、胡椒、生姜、大茴香、白酒等。因为辛辣食物对直肠黏膜有直接刺激作用，会使它明显充血，造成排便时肛门口灼痛。有些食物虽然不会恶化痔疮，但可能在排便过程中引发患处进一步发痒，如咖啡、啤酒、可乐等，也不宜饮用过量。

❁ 冬天晚上别怕上厕所

冬季，北方夜里暖气温度较白天偏低，在没有暖气的南方，晚上寒冷刺骨，很多老人为了避免起夜，不仅晚上尽量少喝水，就连有了尿意也不愿意起床排尿，一直憋到天亮。其实，憋尿对老人伤害很大。

正常人的膀胱是有一定容量的，当尿液在膀胱里积累到一定量时，大脑中枢就会发出尿意的信号。偶尔憋尿不会对身体造成什么危害，但如果冬季经常憋尿，就会促使膀胱内括约肌和逼尿肌天天处于紧张状态，破坏它们的协调作用。憋得时间过长，膀胱内储尿量增加，内压渐渐升高，还容易引起膀胱炎、结石等并发症，严重时还会影响肾脏功能。

女性尿道比较短，本身就容易感染炎症，上了年纪后抵抗力下降，长时间憋尿更易引发尿路感染。而伴有前列腺疾病的老年男性尿管较窄，排尿比正常人困难，强忍尿意，更容易造成尿潴留。

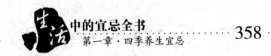

冬天洗浴当心"晕澡"

寒冷的冬天，洗澡是一件十分舒服的事。但是，年老、体弱者很容易在洗澡时"晕澡"，主要表现为：洗澡时，突然出现头晕、恶心、胸闷、心悸、口渴、呕吐、出汗、四肢无力，严重者会晕倒在地。

造成这种现象的原因是浴室温度过高，患有心血管病的人，全身大量的血液集中到皮肤表面，导致心血管急剧缺血、缺氧，引起血管痉挛。如果这种状态持续超过15分钟，就会发生急性心肌梗死，甚至引发猝死。高血压患者还会出现头晕、心慌等症。

因此，冬季老年人、体弱者若想在浴池泡澡，最好先在温池洗浴，然后再过渡到热池。入水要缓慢，循序渐进，如感到头晕、恶心，应马上出来休息。患有严重冠心病的老年人，如出现心前区憋气、闷痛，应立即含用速效救心丸，一次用药数量要增加到10粒。患有高血压病的老年人，在洗澡前半小时服1片硝酸甘油或1片单硝酸异山梨酯。

严重心脏病、高血压患者冬天最好洗淋浴，不要去公共浴室泡澡。洗澡时间不宜过长，以不超过30分钟为宜，水温最好保持在37℃左右。

❀ 冬天别穿太紧的鞋

冬季有的人怕脚冷，刻意穿一双比较紧的鞋，或是穿很厚的袜子，觉得这样更保暖。其实这样做并不会使人感到暖和。

由于"寒从足下生"，脚部尤其是脚趾如果受挤压，会影响脚部血液循环，引起脚趾肿胀、疼痛，甚至形成血栓。鞋太紧了，还会引起足底趾骨炎等严重的疾病。特别是那种鞋头又尖又窄的鞋，走路时人体的重心会向前倾斜，时间一长，足部皮肤就会破损或长水泡，遇到寒冷天气，这样的脚最易冻伤，如果冻伤得厉害，来年还有复发的可能。

只有脚部血液循环通畅了，脚部保暖才有效。所以，不论大人、小孩，冬季最好穿双舒适、保暖的鞋子。

❀ "鞠躬" 10次暖和全身

严冬里，身体发冷时很不容易一下子暖和过来。感觉冷的时候，可以试试"速效增热法"。

"速效增热法"做起来很简单，且适用于任何年龄。无论男女，都可以在身体感到寒冷时试一把——既不用很大空间，又不用花钱，只需要10次90°鞠躬。专家们认为，通过大鞠躬的举动，腹部周围的神经和血管受到刺激，都会充满活力，而腹部穴位也与身体热度有直接关系。这种瞬间暖身法的效果可以持续20分钟，即鞠躬10次，身体暖和20分钟。

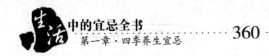
除了鞠躬暖身外，另一个小办法也颇有效，即暖脚运动。尤其是对那些冬天手脚冰凉的女士而言，被窝里双脚冰冷时，很难入睡。简单的暖脚运动可以在被窝里进行，方法是：用力将脚趾向前弯，然后再用力向反方向拉回，这样来回弯曲10来次，身体也会跟着暖和起来了。

❁ 冬天穿厚料长裙

冬季，很多裙裾飘飘，美丽"冻"人的女士，会感到双腿麻木、发凉和酸痛，用手摸摸，有的地方还有一些硬块。这是患上了"裙装病"。

在冬天寒冷潮湿的天气里穿着裙装，双腿会受到寒气的侵袭，引起血管收缩，致使表面血流不畅，出现发凉、麻木、酸痛等症状。此时，脂肪细胞会发生病变，大腿部位的皮下脂肪组织容易出现杏核大小的硬块，有时单个出现，有时多个出现，表皮呈紫红色，触摸较硬，有轻度的痛痒感，严重时还会出现皮肤溃烂等症状。尤其是那些皮下脂肪偏少的女性，更容易被寒冷空气冻坏，引发关节炎等疾病。久而久之，还容易引发一些妇科疾病等。

❁ 冬天，被子大点更健康

良好的睡眠是人们劳累一天之后恢复精力和体力的最好方法。一年中，人们至少有6个月以上的时间要盖着厚厚的被子，而北方则更久。冬天如果室内温度过低，即使盖着被子也会感到露在外面的脸非常冷，不知不觉就会形成蒙头大睡的姿势，对身体非常不利。研究表明，温度在18℃～22℃时，最有利于人们睡觉。空气的湿度太大或过于干燥也不利于健康。在条件允许的情况下，可以安装空调或暖气来调节室内温湿度，从而改善睡眠。

此外，能否迅速入睡与被窝温度也有非常密切的关系。据研究，被窝温度在32℃～34℃时人最容易入睡。被窝温度低，需长时间用体温焐热，不仅耗费人体的热能，而且人的体表经受一段时间的寒冷刺激后，会使大脑皮层兴奋，从而延迟入睡时间，或是造成睡眠不深。被窝内相对湿度保持在50%～60%最好，而最好的办法就是盖大一些的被子。

❀ 冬季干活戴上橡胶手套

冬季皮肤汗腺、皮脂腺分泌减少，许多人出现手足裂口，有的还出现了局部出血等症状，严重者容易发生皲裂，给生活和工作带来诸多的不便。

冬季双手皲裂，多与本人从事的职业有很大的关系。如寒冷气候露天作业的工人，经常接触能溶解脂肪、吸水物质和碱性肥皂的工人，以及家庭主妇等。

对于户外工作者，要避免双手粗糙的现象，一定要戴上手套，使双手不要长期暴露在空气中，也不要直接接触刺激皮肤的物

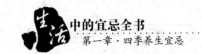
品，更不要用汽油、煤油清洗手上的油垢。对于家庭主妇，要尽量少用有刺激性的洗涤剂，洗东西时尽量戴上橡胶手套，避免洗涤剂与双手直接接触。其次就是要养成洗完手后马上抹护肤品的习惯。

如果手足皲裂，千万不要用热水去烫，这样不但不利于裂口的愈合，反而会使病情加重。平日应充分摄取富含维生素A、维生素E及锌、硒的食物，如绿色蔬菜、瓜果、鸡蛋、牛奶、海产品、杏仁、胡萝卜等，以避免肌肤干燥。此外，还应注意钙、铜等营养素的摄入。

❀ 天冷出门戴口罩

冬季气候寒冷，空气干燥，咽喉炎的发病率会增加。老人在季节交替、气温骤降时更容易发生上呼吸道感染。

那么，老年人在冬季应如何护嗓呢？保护嗓子应从一点一滴做起，比如平时增强人体抵抗力，用嗓多了或者感冒的时候要减少说话；不吸烟、饮酒，和辛辣食物说再见；注意合理用嗓，说话要保持适宜的音量和音调，最好是匀速；在寒冷季节，外出最好养成戴口罩的习惯，少在人群密集地活动，并尽量避免与上呼吸道感染者密切接触。

咽喉炎的发病尤其与口鼻、身体不注意保暖有关。所以，睡觉时房间内温度不要太冷，早晨起床要及时穿衣服，同时注意室内空气的质量，冬季用火炉烤火应保持室内空气流通，用暖气取暖时应注意室内不要太干燥，夜间床边可放盆水保持空气湿润。

米醋可对付冬季落枕

在冬季，寒冷的空气很容易诱发落枕，特别是有颈椎病的老年人。"落枕"的滋味很难受，不但不能低头、仰头，就连左顾右盼，也需要挪动整个身体。

造成落枕的原因主要有：一是睡眠时枕头过高或过低，使颈部肌肉处于一个不良的位置，造成刺激而引起疼痛；二是睡觉时被风吹袭而受凉，并产生疼痛。大多数落枕疼痛一般持续2～3天，不作治疗亦可自己康复。因此，预防落枕反复发生，枕头的高度很重要，平时不要过久保持同一姿势，多做颈部的旋转活动。气血虚弱的老人，可以食用一些补血养血品。如果希望尽快减轻痛苦，可采用以下方法：

取米醋300～500毫升，准备一块棉纱布浸入米醋中，然后将浸湿的棉纱布平敷在颈部肌肉疼痛处，上面用一个70℃～80℃的热水袋热敷，保持局部温热20～30分钟。热水的温度以局部皮肤感觉不烫为宜，必要时可及时更换热水袋中的热水，以保持温度。热敷的同时，也可以配合活动颈部，一般治疗1～2次，疼痛即可缓解。如果家中没有棉纱布，也可用纯棉毛巾代替。

冬季不能久卧久坐

冬季对于关节炎病人是道"坎"，寒冷潮湿的气候和环境，都可诱发关节炎或使病情加重。

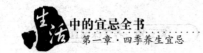
关节炎最明显的特征是遇冷疼痛加重，所以要注意关节部位尤其是病变部位的保暖。每天对病变部位进行1～2次热敷（用热毛巾或热水袋），水温一般保持在50℃～70℃，每次热敷15～30分钟。另外保持皮肤干燥，衣物被褥要经常在阳光下翻晒。

要注意适当运动，不可久卧不起、久坐不动。饮食上要补充适当的营养，特别要吃富含蛋白质的食物，如鸡蛋、瘦肉、大豆制品，还宜多吃富含维生素C的蔬菜水果。因为维生素C可抑制炎性渗出，促进炎症吸收。风湿活跃、关节红肿热痛时，要忌吃辛热燥火的姜、辣椒、葱、羊肉、狗肉之类。

✿ 冬季穿纯棉袜要"对症"

冬季，容易足跟裂的人最好少穿纯棉袜子。因为，容易足跟裂说明皮肤很干燥，在干燥的冬季更容易缺乏水分。此时，穿上吸湿性良好的纯棉袜子，反而把皮肤水分吸走了，这样就加重了皮肤干燥的程度，让足跟裂得更严重。有足跟裂的人可以穿尼龙袜子，或在外面套上一双纯棉袜，这样才会有效地保护皮肤，防止皲裂。

足跟裂与足部皮肤增厚、干燥、缺乏弹性及少运动有关，某些皮肤病，如慢性湿疹、足癣及冻疮等均可发生皲裂。因此，治疗要从源头开始，每天用热水泡脚，并将增厚的表皮略加削剪，外擦15%尿素脂、10%～20%尿素软膏或复方苯甲酸软膏，裂口较深处贴上创可贴或肤疾宁贴膏。如果有条件，可以把维生素E丸用针扎一个小孔挤出后涂抹患处，一周左右就可以治愈了。

冬季脸部防雪花伤害

美丽的雪景是令人神往的，人们往往会情不自禁想与冰雪亲近，可是在享受快乐的同时，是否会想到它对人体肌肤带来的危害呢？

冬季气温较低，空气比较干燥，所以迎面的寒风会夺走皮肤表面的水分，保养得很好的皮肤也会变得干燥，所以冬天的皮肤经常有干涩的感觉。

如果雪花扑面，肌肤就容易受到损害，多次受到雪的侵袭，脸上会产生许多小皱纹及黑斑，而且不易除去。这是由于雪表面反射回来的强烈紫外线照射的缘故。因此，冬季的皮肤保养要特别注意，最好不要让雪花碰到脸上。

如何防止雪花扑面带来的危害呢？很简单，隔离霜是最好的预防措施。脸部涂上隔离霜后，能够给皮肤提供一个清洁温和的环境，形成抵御外界侵袭的保护膜，防止皮肤变得晦暗，另外使雪反射回来的一部分紫外线产生折射，并可抑制紫外线的吸收。

冬季，老人患流感小心用药

秋冬季节是流感高发季，老人服用感冒药要多加小心。现在市场上的感冒药种类很多，配方也不同，一定要在弄清病情的前提下正确选用药物。

虚寒体质的老人，常有肢体畏寒、小便清长、面色发白等特征。一旦因服偏凉中药造成不适，应多吃大米粥，并多加些糯米。

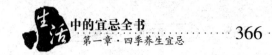
虚热体质的老人，常常口鼻干燥、面色赤红、手足发热、小便黄赤、大便干燥。这类老人可在医生的指导下，适量服用清热类中药。

❈ 冬天也别吃剩食物

冬季气温低，有人误认为"天冷不坏菜"，加上有冰箱储存及保鲜，故将剩饭菜重热后再吃，或将剩饭炒了再吃。其实，剩饭菜重热后再吃难以消化，久而久之可能引起胃病。

许多细菌在低温情况下照样繁殖，比如耶耳赞氏菌、李斯特菌等，在4℃～6℃的低温下或冷藏箱里照样能繁殖。牛奶、乳制品、肉类、禽类及其制品和蔬菜、水果、水产品等带此类菌率均较高，所以不宜久放，以吃多少做多少为好。以酵米面黄杆菌为例，它是一种专门生长在糯米制品上的病原体，用水和好的糯米粉、包好的元宵，在15℃的环境中放置3天，就会发红变质不能吃了，此霉菌在60℃的热水中虽可杀死，但它所产生的毒素———黄杆菌素A却十分顽固，无论蒸煮油煎都不能破坏和消除其毒性。

所以，长期食用剩饭，容易发生消化不良和胃病。消化功能减弱的老人或病患者，特别是患有肠胃病的人，更不要吃剩饭。

❈ 冬季坐长途车需要常开窗

冬季，很多人在坐长途车的过程中，会感到头痛、头晕、胸闷等身体不适的症状。其实，这是汽车污染引起的中毒反应。

造成这种现象的原因是车内空气质量差，废气和微粒不能及时排出车外。特别是冬季乘车时人们习惯紧闭车窗以保持车厢温暖，车内废气和微粒达到一定程度时，就会发生中毒现象。因此冬季乘车，不要因为怕冷不开窗，做到定时开窗换气。如果发生头昏、胸闷等症状，立即开窗通风或下车休息片刻。当汽车中途加油、休息时，可以抓紧时间下车活动，呼吸新鲜空气。此外，适当多吃一些碱性食物，如海带、紫菜、豆制品、乳类以及新鲜的苹果、香蕉、梨和柚子等，也可以有效缓解头痛、头晕等症状。

❀ 冬天洗澡不宜搓

正常皮肤表面由皮脂腺、汗腺分泌物及酸性保护膜以及角质层组成，只有0.1毫米厚，呈弱酸性，但它却是阻止病菌和有害射线入侵人体的第一道防线。这层"死皮肤"更换速度缓慢，最快的也需要10多天。冬天洗澡时如果用毛巾在肌肤上反复用力搓擦，很容易损伤皮肤，使表皮角化层过多脱落，皮肤就会变得干燥，甚至发生皮肤瘙痒，还会让病菌和有害射线乘虚而入，使人易患毛囊炎、疖肿等多种皮肤病。

所以说，搓澡巾搓出来的"泥"并不是因为脏产生的污垢，而是新陈代谢的角质细胞脱落。为了少破坏角质层的完整性，冬天一周洗一两次澡即可。洗澡时，只需将全身淋湿，在软毛巾上抹沐浴露，然后用毛巾对全身皮肤进行力度适当的揉搓，再用水彻底冲洗干净即可。

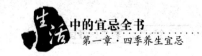
现在，越来越多的人用起了搓澡巾。然而，科学调查表明，除了方便外，尼龙搓澡巾对皮肤健康几乎没有什么益处。首先，搓澡巾粗糙的表面直接损伤皮肤。其次，与他人共用搓澡巾，传染的机会更多，经常使用搓澡巾，还容易得疖子、脓疱疮等皮肤病。如果用搓澡巾，也要专人专用。

❀ 冬天洗菜更要细心

入冬后，市场上大棚里生产的蔬菜越来越多，许多人认为，大棚蔬菜干净，洗起来省事。其实，越是大棚里的蔬菜，越要仔细清洗。

在蔬菜的种植中，经常会喷洒一些农药来预防或者控制病、虫等影响蔬菜生长的因素，这些物质都会不可避免地残留在蔬菜中。农药在蔬菜上的残留主要取决于农药的自然降解程度，而自然降解时间和阳光、温度关系密切，冬季阳光少，温度低，农药的自然降解就会减缓；大棚内受气象条件的影响很小，农药的自然稀释很慢；此外，大棚内的植物日照时间短，光合作用相对少，未被吸收的农药也会更多地残留在叶子和果实上。因此，大棚蔬菜的农药残留反而要高于大地蔬菜。

另外，冬季寒冷，生活用水的温度较低，在洗涤蔬菜时更应小心细致，尽可能去除蔬菜上的农药残留。最好的方法是：用温水将蔬菜充分浸泡20分钟以上，并彻底冲洗3次，还可以用淘米水洗菜，如此才能使蔬菜上的农药残留大大降低。

第二章

四季运动宜忌

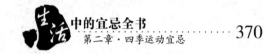
一、春季运动宜忌

🏵 春天放风筝放松眼睛

清代诗人高鼎在《村居》一诗中说："草长莺飞二月天，拂堤杨柳醉春烟。儿童散学归来早，忙趁东风放纸鸢。"春季放风筝是极富情趣和养生意义的雅事。

春放风筝不仅是民间百姓喜爱的文娱活动，而且有益人的身心健康。《续博物志》载："春季放风筝，引线而上，令小儿张口仰视，可以泄内热。"《燕京岁时记》载："放风筝，最能清目。"放风筝时，或缓步，或迅跑，缓急相间，张弛有变，活动周身关节，促进血液循环，是一项很好的全身运动。放风筝时昂首翘望，极目远视，能调节眼部肌肉和神经，消除眼的疲劳，可以达到保护视力的目的。

🏵 出游拒绝蜜蜂"骚扰"

春暖花开，正是人们外出郊游的季节。同时，也是蜜蜂采蜜的好时机。人们在近距离欣赏美景时，不经意间就会与蜜蜂起"冲突"，一旦被蜂蜇了将为游玩带来不便。防止被蜜蜂袭击，要用正确方式，学会自我保护。

靠近有蜜蜂的地方，尽量不要涂抹有刺激性气味的物品，如香水、发胶、香粉等。如果刚刚吃过葱、蒜等辛辣食物，也不要接近蜜蜂。旅途奔波劳累，身上有汗味的时候应远离蜜蜂。太鲜艳的衣服，可能招来蜜蜂，黑色或深色也是蜜蜂厌恶的颜色，靠近时容易引起蜜蜂的蜇刺行为。

蜜蜂一般不主动袭击人，要保持安静，最好绕行。如果我们发出尖叫或者扑打，蜜蜂会认为它们将要受到侵袭，就会立即采取防御措施，进行蜇刺。如果不小心惊扰了蜜蜂，不要扑打，赶快用衣服将头颈部包裹住，为了防止蜜蜂刺穿衣服蜇中头部，最好在头部与衣服之间保持一定距离，慢慢蹲下或者趴下，用衣服遮住头部，蜜蜂很快就会散去。

❀ 春游为何眼睛痒

春游时，有些人的眼睛会奇痒难忍，躲在家里则稍有缓解。这很有可能是春季卡他性结膜炎"找上门"了。

现代医学认为，卡他性结膜炎的发病原因，是由于肺炎双球菌科——韦氏杆菌、流行性感冒杆菌、溶血性金黄色葡萄球菌直接侵入感染结膜所致。我国传统中医学认为，是因风热之邪外袭，客于内热阳盛者，内外合邪，风热相搏，上攻于目突然成病。此病多发于春秋季节，发病时患者会感觉到奇痒难忍，有的还有灼热感，在天热时或揉眼后感觉更强烈。

患者还会有轻度畏光、流泪，分泌物为黏丝状等症状。该病

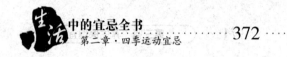

虽然没有传染性，但可能合并其他过敏性疾病。

一旦患有这种疾病，首先要确定过敏源，消除或离开过敏源后通常都能得到良好效果。眼睛特别痒的时候，不要用手揉，可以用冷敷来降低眼睛局部的温度，但是不能用冷水或冰水（生理盐水也不可以）直接冲洗眼睛。

在药物治疗上，滴眼液可选用色埃美丁、欧嘶啉等，症状严重者可选用低浓度的激素类眼药水点眼，但长期用激素类药会引起青光眼、角膜炎和白内障等并发症，所以一定要在医生的指导下进行用药。

✿ 春雨中散步好处多

散步的好处很多，长期坐着或站着工作的人，肺的呼吸会受到一定限制，散步时身体挺直，胳膊摆动自由，使肺活量大大提高。在春雨中散步更是有许多晴天无可比拟的优点。蒙蒙细雨，洗涤了空气中的尘埃。在空气污染日益严重的城市，呼吸到这样纯净的空气更是难得。

此外，雨前太阳照射，初降细雨时产生了大量阴离子，这些享有"空气维生素"美誉的阴离子，有利于雨中散步者安神逸志，血压平稳。雨中散步还能增强人体对外界环境变化的适应能力，加强下肢肌肉活动能力，并有节奏地挤压静脉血管，促进血液循环，对血液迅速回心有利，是理想的"解毒剂"。

此外，春雨也带来了天然的冷空气浴，对头部、皮肤进行按摩，会使疲惫的神经细胞得到充分的休息。享受在春雨中散步的乐趣，能使人疲劳顿消，愁烦俱除。

春季锻炼忌大汗淋漓

经过寒冷的冬季，身体各器官的功能包括肌肉功能都处在较低的水平，肌肉和韧带也都比较僵硬，因此，初春的运动应注意适度，不能盲目追求运动量。

有些人对春季锻炼有误解，认为和往常一样运动到浑身大汗才能够达到目的。其实在初春乍暖还寒的气温条件下，在健身运动中出汗过多，一旦被冷空气吹拂又没有及时做好保暖措施，很容易使身体受凉感冒，诱发各种呼吸道疾病。而且在春天，身体需要一个阶段的调整才能适应较大的运动量。这时如果突然加大运动量，会对身体造成较大的消耗，影响锻炼效果。

慢跑是适宜初春的运动项目，它对于改善心肺功能、降低血脂、提高身体代谢能力和增强人体免疫力、延缓衰老都有良好的作用。慢跑还有助于调节大脑皮质的兴奋和抑制、促进胃肠蠕动、增强消化功能、消除便秘等。

保健操除了活动肌肉关节外，还有保持形体美、促进全身血液循环、增强内脏功能等作用。针对腰腹肌的健美操，可以去除腰腹部脂肪，提高腰部肌肉的弹性和韧性，特别适合于中青年人锻炼。

春天运动需防扭伤

春天，蛰伏了一冬的人们纷纷走到户外。不过春天运动，一定要防止扭伤。

关节是靠肌肉和韧带来保护的。冬天气温低，肌肉、韧带的柔韧性较差，对关节的保护力度减弱，所以运动中只要稍微不注意，就会造成损伤，尤以发生关节骨折为主。到了春天，随着温度的升高，肌肉弹性增加，不太容易骨折，但人们往往由于运动热情过于高涨，忽视了运动前的热身，肌肉缺乏对运动姿势的适应，就容易出现扭伤。

热身运动可以很好地预防扭伤。热身运动能打开体内较小的血管，提升身体热度，有效预防做爆发运动所造成的肌肉撕裂。另外，还可以通过屈伸活动拉长肌肉、增强关节灵活性，为进入良好的运动状态做准备。

热身运动最好从系统的拉伸活动开始。拉伸时要缓慢，避免突然用力。拉伸之后，应该做一些一般性的准备活动，如轻微的原地跑跳等，既调动了内脏器官，又让全身的关节得到了预热，时间应不少于15分钟。

天凉锻炼，喝水易被忽视

夏天做运动的时候，大汗淋漓，很多人都知道要及时补充水分。不过，在春寒料峭的初春，很少流汗，致使运动的人很少能想到要随时补水。再加上天干物燥，人体新陈代谢加快。因此初春运动，补充水分格外重要。

事实上，冷天运动时，水消耗量并不少。只是身体在运动的时候需要御寒，血管收缩，胃肠部位仍有较多的血液循环，从而让大脑误以为身体还有大量水分，所以不会发出"需要喝水"的指令。

但是，一旦身体缺水没有及时得到补充，就会出现心跳加快、血压升高、耐力和体力减弱等状况。在这个时节里锻炼的很多人，常常运动后会出现头痛、眩晕等问题，也跟喝水不足有关。

春天运动搭配首选碳水化合物

春天运动，碳水化合物是最首要的"搭档"。

碳水化合物是肌肉中最首要的动力来源。膳食中缺乏碳水化合物将导致全身无力、疲乏、血糖含量降低，产生头晕、心悸、脑功能障碍等，严重者会导致低血糖昏迷。而当膳食中碳水化合物过多时，就会转化成脂肪贮存于体内，使人过于肥胖而导致各类疾病如高血脂、糖尿病等。一般情况下，每天需摄入50～100克可消化的碳水化合物来预防碳水化合物缺乏症。

碳水化合物的主要食物来源有：蔗糖、谷物（如水稻、小麦、玉米、大麦、燕麦、高粱等）、水果（如甘蔗、甜瓜、西瓜、香蕉、葡萄等）、坚果、蔬菜（如胡萝卜、番薯等）。

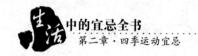 春季练出修长美腿

有双修长、结实、比例好的美腿，再穿上合身的裙子，一定会让爱美的女士更加光彩照人。不过漂亮的腿并非一朝一夕所能拥有的，要从春季开始锻炼。

1.坐在椅子上，单腿屈放于另一腿上并伸直。小腿的肌肉必须紧张。单脚进行10~20次，可自行在办公室或家里反复练习，这个动作可以使膝关节与脚踝的肌肉更结实。

2.一只手握住脚尖使其旋转。右转10次，左转10次，交替进行。经常做此运动，可以活动脚踝关节，去除小腿脂肪。

3.握住椅把或桌角，进行脚踝伸直运动，反复做10~20次。常做这个运动，对小腿上较发达的肌肉有紧缩效果，使腿更紧致漂亮。

4.仰卧，不要枕着枕头。两腿并拢后，膝盖屈曲，然后向上抬起。用力将双腿伸直，保持1~2分钟，然后再回到前一个动作。长期坚持可以使腿更加修长。

春天游泳前需补充热量

虽然只是春天，不少人已经忍不住到泳池试试身手了。虽然春天温度不低，但是发生抽筋的可能性还是很大的。

游泳发生抽筋的原因包括：没有做足够的热身运动就突然跳到水里，过冷的水温就会刺激皮肤、肌肉的血管大量收缩，血流因

而减少减慢，不能满足肌肉活动的需求，就会引起抽筋。如果在下水前半个小时补充点高热量食物，下水就不用怕了。

高热量的食物可以是肉类、鸡蛋等"荤食"，也可以是巧克力、蛋糕、饼干等零食，或者是直接补充钠、钙、磷等微量元素，增加体内热量，以便在短时间内为自己的身体做好保护。如果游泳时间较长，运动中还需补充含糖丰富的饮料，最好是运动饮料，可以弥补运动中消耗的水分，并提高血糖水平。

春季马拉松运动的注意事项

春季，一年一度的马拉松运动让很多长跑爱好者跃跃欲试，但有些人不习惯做热身运动。跑步前不仅应做一下脚部的热身和放松运动，而且由于跑步对膝关节压力较大，还要加强膝关节的热身。

长跑结束后，千万不要马上停下休息应使身体各部位慢慢放松下来，跑完后再慢步行走一段距离，待全身彻底放松后，再做一些力所能及的腰、腹、腿、臂的活动。

此外马拉松并非人人适宜：有心脑血管疾病潜藏者；轻度活动就有胸闷、头痛、头晕等不适症状者；老年高血压和糖尿病患者；平时没有锻炼习惯的人，如果运动量大大超出平时负荷，产生运动过度紧张，会造成猝死或者其他运动伤害。

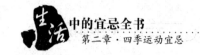 带醋春游益处多

醋不仅是调味佳品，还是旅游的好帮手。这是因为醋的主要成分是醋酸，它有很强的杀菌作用，对皮肤、头发能起到很好的保护作用。另外，醋还能减少肝病的发病率、软化血管、降血脂、降低胆固醇等。醋含有的氨基酸、B族维生素、乳酸、葡萄酸、琥珀酸、糖分、甘油、醛类化合物以及一些盐类，对防止外界伤害皮肤极其有用。

人们喜爱春季出游，而醋有预防晕车、晕船和杀菌的功效，不妨带它同行。食醋可起到止吐、止泻、止鼻血和消肿止痛等作用；用温开水送服一小杯食醋，还可防止晕车的发生；而在用餐时喝一点醋，能提高肝脏的解毒功能和避免肠道传染病；此外，在洗澡水中加入1～2汤匙食醋，不仅能去除皮肤老化的角质层，而且消除疲劳，焕发精神，面部也显得很红润。

由于旅游走路多，脚会感到不舒服，特别是患有脚癣及脚汗过多的人，每晚洗脚时在水中放点醋，即可睡得舒服。

春天谨防身体"缩筋"

站立，挺直身躯，然后扭头从肩后看自己的脚后跟。如果不仅看不到，反而还感觉脖子痛、后背疼，就是"缩筋"了，需要抻筋。如果患了筋缩，不但关节活动范围会减小，而且会压迫神经造成疼痛，压迫、挤压血管造成供血不足，引起麻木抽搐等一系列

病症。不同部位的筋缩也会引起不同的疾病，如头晕、头痛、颈肩疼痛可由颈肩部的筋缩引起；胸闷、背痛、乏力可由胸背部筋缩引起；腰酸膝软、臀、下肢疼痛麻木可由腰、臀、大腿筋缩引起。以下几个动作可以帮着"抻抻筋"：

动作一：两脚与肩同宽，站立，两手伸直引领上肢上举，全身尽量往上升举，收腹抬头，头颈上仰看天，到达极限后，再用力向上抻拉一下，保持三秒钟左右；两手伸直引领向下弯腰触地，到达极限后，再用力向下抻拉一下，保持三秒钟左右；上身沿左腿转半圈回到伸手够天的位置；重复以上动作，上身再沿右腿转半圈，再回到伸手够天的位置。

动作二：坐在地上，两脚心尽量张开，将上身倾向一边，手往同方之斜上方尽可能伸展。注意脚跟不可离地，左右进行；将上身往一边的方向倾倒，手尽可能往脚尖伸展。左右交替进行；一脚膝盖向内侧弯曲，另一脚伸直，上身朝向已伸直脚的方向。

动作三：两腿分开，吸气，下蹲，双手上移至头顶交叉后从两侧缓慢分开；再次吸气，下蹲，双手上移至头顶交叉后，保持静止，慢慢下移，轻滑过脸颊，经过胸部，下移到腹部分开。

春季爬山掌握呼吸频率

趁着大好春光去郊游、爬山，着实是一件很惬意的事情。但爬山还有一些注意事项，是十分有必要了解的。

爬山前一定要做准备活动，要让肌肉、关节活动起来，让组

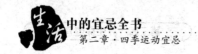
织的温度提高。另外，内脏器官有惰性，要把它先调动起来，再去爬山就不容易出意外事故。爬山结束以后，一定要做整理和放松。

在爬山过程中要按照一定的呼吸频率，逐渐加大强度，切不可突然加快脚步或在最后一段拼命冲刺，使呼吸频率在运动中发生突然改变。一般情况下心率保持在每分钟120～140次最为适宜。

不论什么年龄段，若患有以下慢性病，都不宜爬山：关节病、慢性肾炎、血液病、慢性气管炎、肺心病、糖尿病伴有并发症、痛风、红斑狼疮、皮肌炎、风湿炎、肝硬化等。此外，有心绞痛、冠状动脉粥样硬化的人不能爬山，有心肌病或风心病的青年人不适宜爬山。

经常久坐的人，比如机关工作人员，没有运动经历的，爬山也要循序渐进，否则容易突发心脏病。中年人如果执意要爬山，请记住一定要慢爬，而且不必强求登到山顶。

春季郊游，不要乱碰溪水

几名登山爱好者由于在旅行途中出汗，歇息时用溪水洗脸，几星期后，却出现了间歇性鼻塞和鼻出血。检查发现，原来是溪水中的水蛭钻进鼻中所导致的。旅游时切勿在溪水中洗脸、洗澡或游泳，更不要以为它是"天然矿泉水"，可以随便饮用。

春季是外出踏青的好季节，但看起来清澈透明的溪水，并非真的那么干净。它含有大量的无机物、有机物和水中生物，据研究表明，可能传播的疾病包括血吸虫病、红眼病、肝炎、霍乱、伤寒和痢疾等。最常见的水源性疾病多数由细菌、病毒、寄生虫等致病微生物引起。而且，随着工业的发展，大量污染物不断进入河流、湖泊、海洋或地下水，这也是造成溪水污染的重要原因。因此，不可小视溪水对健康的影响，出去游玩一定要对溪水提高警惕。

外出旅游，正确的饮用水是纯净水、开水和消毒净化过的自来水、山泉和深井水。必要时可用瓜果代水。但瓜果除了受农药污染外，在采摘与销售过程中也会受到病菌或寄生虫的污染，所以削了皮食用才安全。

踏青太累当心脚趾"抗议"

春天踏青时，有些人在长途行走之后，脚的趾关节部位感到疼痛或肿胀，这在临床上叫做"足部疲劳骨折"。

造成足部疲劳骨折的主要原因是，行走时间过长，足弓塌陷，增加向下压力，平常负重较少的第二、三、四脚趾的肌肉压力增加，从而导致骨头薄弱部位断裂。最初表现为足痛，走路多、劳累后加重，休息后减轻。再走路时，随走路时间的增长疼痛加剧，以致最后疼痛难忍无法行走，前脚掌不敢着地。

因此，踏青时一旦出现脚趾疼痛的现象，要特别注意。最好及时停下来脱下鞋袜，用手揉一揉脚趾，看看有没有青紫肿胀的现象。如果有，可用足跟行走，避免前脚掌受力，并尽快去医院诊断。如果被医生怀疑为疲劳骨折，应中止旅游，以石膏固定后回家休养。如果继续活动，会加重周围软组织的损伤，可能会产生后遗症。

旅游途中或长距离行走时应注意足部保健，如每晚睡觉抬高双足，促使血液回流；睡觉前用热水泡脚，增强血液循环；按摩双足，放松肌肉，缓解疲劳。

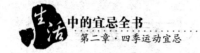 毒蛇出洞别大意

俗话说：三月三，蛇出洞。天气明显变暖后，蛇的活动开始活跃，大家外出时应避开草长石头多的地方。

近年来不止南方地区，北方地区春季也发现蛇类活动频繁，毒蛇伤人病例增多。这与全球气候变暖，尤其是近年来北方地区高温、闷热，适于蛇类活动有关。不止蛇咬会致蛇伤，被剖蛇刀刮伤也同样有蛇伤的症状。春季野外活动要谨防蛇伤，慎去池塘、河边、沟洼地。

万一被毒蛇咬伤了，不要惊慌，否则可能促使毒液吸收、扩散。被蛇咬伤后的3分钟是救命的"黄金时刻"。先用布条、绳子等在伤口上方5～10厘米的部位扎紧；再用小刀把伤口割开一些，挤出毒血，减少活动，延缓毒素扩散。争取2小时内送医院治疗。

春来花毒要提防

春天百花盛开，正是人们出门踏青的大好时光。然而，春季踏青需防花毒，更不能因一时好奇而误食了有毒的花果。容易过敏的人接触有毒花卉后，轻者会出现皮肤瘙痒，重者导致头晕、呕吐，甚至死亡。

导致头晕的花卉包括含羞草、郁金香等。含羞草含有毒碱，接触过多会引起眉毛稀疏，毛发变黄，严重者会引起毛发脱落；郁金香含有毒碱，人在这种花丛中呆上2个小时，会明显感觉头昏，严重者可能导致毛发脱落。

导致呕吐的花卉包括杜鹃花、水仙花等。黄色杜鹃花含有四环二萜类毒素，中毒后会引起呕吐、呼吸困难、手脚麻木等症状；水仙花因鳞茎内含有拉丁可毒素，误食后会引起呕吐。

导致皮肤不适的花卉包括一品红、仙人掌等。一品红全株有毒。它的白色乳汁一旦接触皮肤，会使皮肤产生红肿等过敏症状，误食茎、叶有中毒死亡的危险；仙人掌类植物，刺内含有毒汁，人体被刺后，易引起皮肤红肿、疼痛、瘙痒等过敏症状。

春季钓鱼有益养生

春天是一年中垂钓的黄金季节，经过一个冬天的潜藏，鱼儿纷纷出来活动、觅食，加之要蓄卵、产卵，需要充分的营养，就得大量进食，所以春季的鱼最肥。

中医认为春季肝木偏盛，临河的鱼可调节人的情绪，得以平肝潜阳，有益养生。经常参加垂钓活动，有利于促进下列疾病的治愈或好转：肩周炎、颈椎病、支气管炎、肺气肿、消化性胃溃疡、慢性胃炎、消化不良、伪神经官能症、习惯性便秘、慢性肝炎、高血压、冠状动脉供血不足等。

钓鱼可以锻炼性格。钓鱼是耐心和信心的结合，全神贯注于钓鱼，凝神静气严肃以待，安然自得地等着鱼儿上钩，可以克服急躁轻浮的习惯，培养稳健机智的性格，养成稳重含蓄的人格。所以选择微风和煦的天气，约上亲朋好友，带上渔具一起垂钓，不失为养生的好方法。

六、夏季运动宜忌

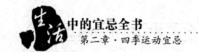 ## 夏日爬山可"突击排盐"

夏季本身就容易出汗，爬山会增加出汗量，能够突击排出体内的有害物质。如果出汗量没有达到一定的程度，体内的有害物质就会大量存留于体内。而盛夏爬山主要的目的就是追求一定的出汗量。在春秋冬季，如果出汗量不够，体内多余的盐分没有及时得到排泄，盐分在体内聚集过高，对细胞、组织或器官，如肾脏、肝脏等不利。同时，出汗量不足会造成皮肤功能障碍。夏季登山能够达到大量出汗的目的。

很多人喜欢早上爬山，但事实上，清晨4点至上午10点为时段性血黏稠阶段。如果爬山者本身没有早锻炼的习惯，加上有高血脂、血黏稠、糖尿病、高血压或心梗史，选择早晨去爬山，有可能诱发心梗或脑梗。下午3～4点钟爬山是最好的，别忘记带上一瓶淡盐水，适时补充水分，以免因流汗过多，造成脱水。同时，每周至少爬一次山，有条件可以选择两至三次。

郊游别乱吃野味

每年5、6月是郊游的黄金季节。现在，出游的人们已经不满足于饱饱眼福了，饱"口福"也同样重要。不过，野生动物、野菜、菌类都存在安全隐患，一定要慎之又慎。

1.野生动物易携带病毒。野生动物大多生存环境、来源不明，许多疾病的病原体就在对野生动物的猎捕、宰杀、加工和食用过程中传播开了，非典就是其中一种。而且野生动物的营养成分一点也不比家养的猪、羊、鸡要好，千万不要听信所谓的"进补"功效。

2.路边的野菜不要采。有的野菜生长在工业废水流经的草地、马路两旁，遭受废水、汽车尾气等污染，导致其中汞、铅等重金属有害物质含量高，服食不慎或过多，很容易造成中毒。城郊的田地，每年春天，农民都会喷药防病虫害，致使野菜也受到了农药污染，随意食用会危害身体健康。

3.野生蘑菇别乱吃。我国目前已知的300多种蘑菇中，有100多

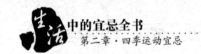
种都有毒。这些有毒蘑菇多生长在树林里或公园树下的草丛中，且与食用蘑菇外形相似，难以辨认。食用后，轻者会感到闷、胀、呕吐，重者还会危及生命，因此切勿自己采食。

夏季垂钓注意防蚯蚓病

垂钓是夏季有益于身心健康的活动，被越来越多的人所喜爱。许多人垂钓时喜欢用蚯蚓做诱饵，但一定要注意卫生，谨防患上"蚯蚓病"。

蚯蚓是雌雄同体的动物，有精囊孔3对，卵1～3个，繁殖时产卵。垂钓者如吃了被卵污染的水和食物，会引起慢性腹泻、腹痛、恶心、呕吐和消化不良等，症状可持续5～7天，继而可引起发热。蚯蚓还是多种病菌的宿主，当垂钓者被鱼钩等物划伤后，病菌会趁机侵入人体，引起各种疾病，体弱多病者若感染后会危及生命。此外，垂钓者若在有血吸虫的水域中垂钓，极易感染血吸虫，引起血吸虫病。

春夏出游须防"莱姆病"

春末夏初，去游玩的人越来越多。不过，游玩的同时，特别是穿过草丛或露宿时，千万当心莱姆病。莱姆病是一种人畜共患病，由伯氏螺旋体引起、由蜱（俗称草爬子）传播的一种慢性自然疫源性疾病。莱姆病对人体的影响相当严重，其中以男性居多。

莱姆病的潜伏期较长。早期以慢性游走性红斑为特征，同时，伴有全身不适、乏力、头痛、发热、淋巴结肿大等症状。后期则出现关节、心脏和神经系统等受损表现，如剧烈头痛、恶心、呕吐、面神经麻痹、关节肿胀、活动受限等。

莱姆病多发生在林木茂密的地区，丘陵和平原地区少见。同时，气象、地理等自然因素对莱姆病的发生和传播均有着非常明显的影响，一般在4月份开始出现，5月份明显增多，6月份达到高峰，而这些季节正是旅游旺季。到郊外林木茂密的地区游玩时，一定要注意防止被蜱叮咬。

✿ 夏季健身别钻空调房

炎热的天气，很多健身爱好者把健身活动从室外转移到了室内，结果，各大健身场馆开始人满为患。由于空调开放，尽管锻炼的人很多，但所有的窗户全部紧闭，温度很低，室内空气污浊，二氧化碳淤积。过低的室内温度会使人出不来汗，导致毛孔堵塞，容易引发感冒。此外，在空调下进行高强度的锻炼，经过锻炼预热的身体被强制降温，很容易出现腰酸背痛的症状，甚至诱发关节炎。

健身房的各种健身项目也很吸引人，但夏季锻炼身体不能单独依靠健身房。每天定时的户外有氧运动，比如每天30分钟的露天散步、做操、骑自行车等，这些强度不大的运动，都是不错的选择。另外最好选择较大的空间，如室内体育馆、篮球场、羽毛球馆等，更有益于健康。

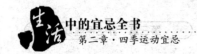

🌸 夏季试试"轻运动"

一般来说，运动强度越大，排汗量越多。因为随着运动强度的增加，产生更多的热量，以及大量的代谢物———二氧化碳和水。为了保持正常体温，人体就必须通过增加排汗量才能把多余的热量散发出来，因此，运动强度与排汗量呈正比关系，且夏季运动更容易出汗。

但出汗的多少是因人而异的。首先，出汗多少取决于体液含量。有些人体液较多，运动时出汗就多；反之，运动时出汗就少。其次，汗液取决于汗腺的分泌，而汗腺的数量，不仅有性别差异，还有个体差异。

运动前的饮水量对出汗也有影响，如果运动前大量饮水，会导致体液增多而增加出汗量；再者，还要看个人的身体素质，体质强壮的人，肌肉与运动器官都比较健康，即使进行强度较大的运动，也毫不费力，出的汗自然就少；相反，体质差的人稍稍活动，就会大汗淋漓。因此，并非出汗越多锻炼效果越好，"无汗运动"亦有效。

🌸 夏季试试水中慢跑

夏天什么运动既消耗热量，又不必大汗淋漓？不妨试一试水中慢跑。医学专家认为，在水中慢跑能平均分配身体负载，不但能去除腹部多余的脂肪，还有益于受伤后身体的恢复，好处多多。

　　所谓水中慢跑，就是选择水深1.5米左右的水池，腰上系着一条漂浮带。这样可以保持身体垂直站在水中，不必担心前倾，能集中精力锻炼。运动时，脚不着地，头部和肩膀露出水面，手脚模仿跑步的动作：手臂弯曲90°，以肩为轴，前后挥动，手指不露出水面。膝盖提到与臀部平行的高度，然后再向下踩，从而达到全身肌肉都得到充分锻炼的效果。

　　由于水的密度和传热性比空气大，因此水中慢跑时消耗的能量比陆地上多。在水中跑45分钟，相当于在陆地上跑两小时，通过此法可以逐渐减掉体内多余的脂肪。一些肥胖者的双脚几乎难以承受身体的重量，所以，水中跑步对肥胖者尤其适宜，而且不必担心运动受伤。水中慢跑要循序渐进，在水中慢跑5分钟后，心跳速度不应超过每分钟110～130次。最好以休息和运动交替的方式进行。

✿ 海边慎做"沙滩浴"

　　吹海风、晒太阳、沙滩漫步……无疑是许多人夏日休闲方式的首选。然而一项最新研究显示，沙滩上的沙子里可能藏有大量细菌，不要随便进行沙滩浴。

　　城市的废物污染了海水，以至于海水中充满各种细菌。细菌在沙子里还能繁殖，在海水将它们冲掉之前，细菌能够在沙子中存活很长时间。即使海水非常干净，沙子中的细菌也能存活一个星期。

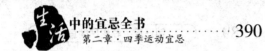

在这种情况下，有两种人尤其应该注意：一是身体有伤口的人，不要在沙滩上赤脚行走，或进行沙滩浴，否则伤口极易感染；二是身体在海水中浸泡时间过长、皮肤出现糜烂的人，不要接触沙滩，以免导致伤口感染。

此外，沙滩是中暑的高危地区，原因是高热季节，沙滩温度高，空气湿度大，气流小。如果在这样的环境下长时间剧烈活动，出汗过多又不能及时补充水分和盐分，就很容易中暑。儿童、老年人、孕产妇、心血管病和糖尿病患者更易中招。

🏵 泳衣不要选深色

夏季，有人在穿了新泳裤下水后，下体肿到原先的5倍大，原来是泳裤上的染料惹的祸。

造成这种现象的原因有两种，一是过敏反应，一是毒性反应。过敏反应比较常见，主要是个人对面料或染料过敏引起的接触性皮炎，表现为表层皮肤红肿、瘙痒等，经过治疗会很快好转。

至于毒性反应，可能是泳衣染料中甲醛等有毒物质含量过高、被皮肤吸收并扩散于体内造成的。有些泳装工厂为了降低成本，常采用劣质染料，这种染料容易上色，含有过高的对苯二胺、过氧化氢、甲醛等物质，对皮肤健康有害。

所以要购买质量有保证的泳衣，对于颜色过于饱满，特别是红色或黑色的泳衣一定要特别注意，因为厂家很可能使用了有害染料。买泳衣前还应摸一摸、闻一闻，如果手感特别硬或有类似机油、油墨等刺鼻的味道，则甲醛含量有可能超标。同时，新泳衣在下水前一定要洗一下，先用冷水浸泡15分钟，再用洗涤剂正常洗涤即可。

游泳时要补水

很多人认为，游泳是在水中进行的，没有出汗，身体不会失水。但实际上，游泳后常常会感到口渴，这主要有两方面原因：一是游泳时呼吸加深，气体通过潮湿的口腔环境呼出，从而使水分排出增多，体液变得黏稠；二是游泳时用嘴呼吸，造成唾液量减少，嘴里发干、发黏，咽喉干燥。

因此，应在游泳前15分钟～30分钟，补足水分250～500毫升；游泳间歇时可适当少量饮水，每次以不超过100毫升为宜；运动结束后，也不要一次饮用大量水，可分几次补足250～500毫升水，以胃部不产生胀感为宜。饮用水温度应在5℃～10℃之间，不可饮用冷饮，以免影响消化系统。

挑泳镜，垫圈吸力要适中

游泳时一定要挑选一副好泳镜，因为它的好坏直接关系着身体健康。镜片要挑清晰度高的。买的时候要仔细观察镜面的清晰度、透光度以及防雾效果。很多人买泳镜注重防雾性，其实新泳镜

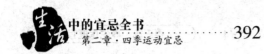

的防雾有效期大多为3个月，3个月过后需要涂抹防雾涂层。

眼镜垫圈的吸力要适中，不是越紧越好。目前市场上的泳镜以橡胶、硅胶等材料为主，其中橡胶是最传统的材质，它较硬，易老化，价格便宜；硅胶产品对皮肤无害，适合过敏性人群，抗老化性强。

检验防水性能时，首先把镜面朝下，把泳镜按在眼睛上，感受垫圈的吸力，同时轻压镜片将镜内空气排出，若吸力适中，说明防水没问题。当然，防水性能会因脸形的不同而略有区别，所以选购时一定要亲自试一试。

❀ 夏季不要过度健身

夏季里，不少人为了达到减肥的目的，几乎每天去健身房，而且一练就是两三个小时。这样苦练只会导致身体疲劳。

在夏季，本来人体的能量消耗就大，锻炼时更要量力而行，养护阳气。人体运动到一定程度，就会达到一个兴奋点，如果继续练下去，就会出现比较疲劳的感觉，进而出现体力透支现象，对健康不利。

特别是缺乏经常锻炼、身体素质比较弱的人，在进行了高强度的体能锻炼后，身体里的一种叫血液乳酸的无氧代谢物会迅速升高，可能会出现头疼、头晕的现象。很少锻炼身体的白领偶尔做剧烈运动，还容易引发腰椎间盘突出。因此每次运动时间大约为1小时，每星期3次为佳。

那么如何测试锻炼强度是否合适呢？在运动强度的指标中有一个叫做靶心率范围的指标值，它要求运动到心跳次数在每分钟140次为最佳状态。

🌸 夏季运动避免受伤

夏天到了，正是运动减肥的最佳时机。然而如果运动不当，会导致一些损伤，现介绍一些简单的急救措施，从而将对身体的伤害减少到最低程度。

1.肌肉拉伤。肌肉拉伤后，要立即进行冷处理——用冷水冲局部或用毛巾包裹冰块冷敷，然后用绷带适当用力包裹损伤部位，防止肿胀。在放松损伤部位肌肉并抬高伤肢的同时，可服用一些止疼、止血类药物。24～48小时后拆除包扎。根据伤情，可外贴活血和消肿胀膏药，可适当热敷或用较轻的手法对损伤局部进行按摩。

2.手指挫伤。手指刚挫伤的时候，马上用冷水或冰块对伤处冷敷半小时左右，这样可使毛细血管收缩，减轻水肿。一般急症期会持续24小时，其间每隔一段时间冷敷一次，大约要敷2～3次。急症期后，可以用一些活血化淤的药物如红花油、云南白药喷剂等擦拭患处并轻轻揉搓。

3.手足痉挛。手掌痉挛，首先握住双手使手指交叉，反转掌心向外，用力伸张后弯，多次运动后即可复原。脚趾痉挛，要将腿伸直，用发生痉挛的脚趾抵住另一只脚的脚跟，用脚跟尽力压迫脚，

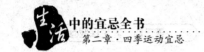
使脚掌尽量向后弯。大腿痉挛，使腿屈于腹前，用双手抱住小腿，用力内收数次，然后将腿伸直，如此反复多次。

夏天傍晚锻炼最合适

从事体育锻炼时，尽管人体不断产生热量，但在体温调节中枢的调节下，通过辐射、对流、传导和汗液蒸发等途径，使体内多余的热量散发掉，从而维持体温的相对稳定。但是，在气温高、湿度大的条件下运动时，人体散热过程发生困难，于是体热大量积累，体温急剧升高，易导致中暑。夏天除早晨、上午和傍晚比较凉快之外，其他时间的温度都很高，特别在上午11点～下午4点这一段时间温度更高。因此，应尽量避免在这段时间内从事体育锻炼。

人体受控于"生物钟"，并形成一定的生物节律。节律显示：傍晚时人的体力等各项指标达到峰值。如心跳、血压调节最佳时间在傍晚，人体氧摄入峰值也在傍晚，此外傍晚还是体内激素、酶等调节的最佳状态时间，人的各种感觉如视、触、嗅觉也处在最盛时期，故此时锻炼更利于健康。

去公共泳池当心"泳病"

炎炎夏日，游泳是清凉消暑、休闲健身的好方法，但游泳之前的准备工作必不可少，只有懂得自我保护，"泳病"才能不上身。

抽筋是游泳时常遇到的意外，一是事先准备运动不够，游泳时忽然进入剧烈运动状态，导致肌肉过度痉挛、收缩，发生抽筋；二是游的时间太长，肌肉疲劳，乳酸聚集过多，导致抽筋。因此下水前必须做热身运动，热身主要以伸展四肢的运动为主，弯腰、压腿、摆手等，但准备运动不能过分剧烈，因为剧烈运动后马上游泳，会加重心脏负担。 游泳时也应注意预防皮肤病，游泳池中传染性最强的是淋病病毒。因此，游泳者在游泳时应自带衣物储存袋和泳衣、泳帽、拖鞋及洗浴用品，不要多人合用或交换使用。游完后及时沐浴，并用一些含碘的洗液稀释后擦拭皮肤，然后用清水冲洗掉。可在游泳前在外耳道内滴1%的酚甘油2～3滴，以避免耳道进水，防范中耳炎。游泳时带耳塞，如果耳朵不小心进水，可将头向进水侧倾斜，同时单脚跳动，切忌用手去抠。

七、秋季运动宜忌

🏵 秋季锻炼，别喝矿泉水

尽管气温骤降，但人们运动的热情似乎并未减退。也许是天凉的原因，很多沉迷于运动中的人往往感觉不到口渴，于是发生了

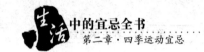

运动后脱水的问题。在长距离或长时间运动中，身体大量出汗，体内液体环境平衡会被打破，从而影响中枢神经活动，当失水达到体重的5%时，还会明显影响活动能力。

那么，是不是大量喝水就足够了呢？错了，单纯补充白开水或者矿泉水会事与愿违，甚至越喝越渴，从而出现体温升高，小腿肌肉痉挛等"水中毒"症状。正确补水应该做到如下几点：

运动前2小时喝约500毫升的白开水或者矿泉水；在运动过程中，如果时间超过1个小时，就应该在水里添加4%～8%的碳水化合物，如糖，或者在每升水里加0.11～0.15克盐，并将水温控制在15℃～22℃之间；即使不感到口渴，也最好每运动20分钟左右就喝一两口水。

秋季出游带块巧克力

巧克力是秋季出游和运动时理想的能量、营养补充品。它不仅能为日常膳食提供能量，而且还会提供许多能满足人体基本需求的矿物质和营养素。

研究测试发现，吃巧克力一组的人在吃完巧克力后15分钟，血糖开始升高，休息15分钟开始跑步，跑到1小时30分钟后，血糖一直处于比较高的水平。而没有吃巧克力一组的人的血糖却处于很低的水平。这种现象与巧克力是低血糖指数食物有关。即当吃完巧克力以后，其中的糖缓慢释放，血液中血糖的升高也是缓慢的。如果血糖能维持一个比较高的水平，就会延缓疲劳症状的出现。

此外，巧克力的能量和营养密集，体积小，便于携带，除了适合旅游者和参加运动的人食用外，还适合于摄食量低、重体力劳动、吃饭没规律的人群食用。

秋游野炊的注意事项

秋季去郊外野炊，实是一件高兴的事。然而，在野炊中，若不注意卫生保健，则有可能染上疾病而令人扫兴。秋季野炊该怎样保健呢？

秋季气温仍偏高，特别是国庆节前后，有利于细菌的繁殖，某些食物容易腐败变质，吃了可能引起食物中毒。所以，卤菜、肉类食品最好当天购买，如前一天购买需放在冰箱内，出门前也应用消过毒的专用容器，或用塑料保鲜袋包好后带走。喝水最好带瓶装水，或自带茶杯，饭前便后洗手可用消毒湿纸巾擦拭。

许多人野炊喜欢吃熏烤食品，但是食物经过烟熏火烤以后，会产生大量的多环芳烃。煤、木柴或木炭在不完全燃烧时也会产生苯并芘，烟熏火烤食品中还有一些亚硝胺化合物，而这些物质都有强烈的致癌作用。偶尔吃一次，也要配合多吃新鲜蔬菜水果，起到防护作用。

消毒湿纸巾由于方便携带，又卫生安全，因此人们在外出野炊或进行户外活动时，可以带上一些，以便擦手、擦脸。

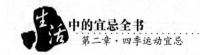

老年人秋游防止过度疲劳

金秋时节，是秋游的大好时光。但老年人由于脏器老化，功能减退，抵抗力弱，适应性差，因此，要特别注意自我保健。

有些老人仓促出门，来不及准备。这样毫无准备的秋游难免节外生枝，旅游前最好做一次体检。因有些老年病潜伏在体内并没有明显的症状，一旦出现急症，在旅途中难以处理。经过体检，一旦发现有不适宜参加旅游的病症，应毫不犹豫地放弃旅行而就医。

旅行时间不能安排得太紧张，休息的时间要宽裕。老人容易疲劳且不易恢复，如果旅途中马不停蹄地连续观赏，极易出现过度劳累，会出现乏力、多汗、头晕、眼花、心悸等症状。老人多有心肺方面的疾病，太疲劳会加重心肺的负担，引发心绞痛等急重症。

秋游时，最好有亲朋好友陪伴，否则，生病或发生意外，无人照顾，后患无穷。为防止老年人跌跤发生伤害，最好佐以手杖。在乘车时，最好选择中间位置及舒适座位，以防晕车引起恶心、呕吐等。老人腿脚不灵便，游览时要尽量少爬高登险。

路边的秋花不要采

秋季，外出旅游的人不少会出现流鼻涕、打喷嚏、流眼泪、浑身发痒等花粉过敏问题，或不慎被有毒的动物、蚊虫叮咬。因此，在外出旅游的时候，对不明的野花最好不要去采摘。

秋天，一些对人体构成威胁的毒虫、蛇、马蜂等，往往利用灌木丛隐蔽起来，当人们侵入它们的领地或不慎碰到它们时，就会对人们发起攻击。

秋季是空气里花粉浓度最高的季节，空气中的花粉浓度越高，就越容易使人患上感冒、肺炎、过敏、支气管哮喘、鼻炎、咽炎、头痛、眩晕、高血压等疾病。这些现象很多都是花粉从鼻子进入身体后导致的。

❀ "秋登"姿势很重要

金秋送爽，正是登山的好时节。但是，爬山前一定要做好准备活动。

秋季气温较低，人体需要一段时间才能进入状态。准备活动不但可以减免运动损伤，使心肺系统尽快进入"备战状态"，还能提高神经系统的兴奋性，使人对环境变化反应灵敏。

通常的准备活动包括两方面内容：热身活动和柔韧性练习。首先，简单活动一下膝关节、踝关节，快走或慢跑5～10分钟，让身体微微出汗。而后，充分拉伸肌肉和韧带，让身体更轻巧、更灵敏。或者做一遍广播体操，它能全面活动身体各个肌肉关节。

登山虽好，但必须掌握正确的姿势：上山时切忌时快时慢，应匀速攀登，以不出大汗为度，每隔半小时左右休息几分钟。具体动作是，上身稍微前倾，双臂自然摆动，全脚掌着地，步幅较小，以免小腿肌群劳损。

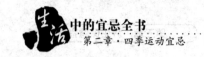

所谓"上山容易，下山难"。下山时仍要全脚掌着地，别让脚后跟过分受力，膝关节始终保持微微弯曲状态，才能使身体反应灵活，震动较小。如果山坡比较陡，还可以沿"z"字路线行走，以免大腿过度劳累。

立秋后冬泳者该下水了

立秋之后，喜爱冬泳的朋友就应该下水了。适当的冷水泳既能达到满意的健身效果，也能为日后冬泳打下良好的基础。

初秋的冷水泳能对神经系统起到明显的刺激作用，加快心跳速度、促进血流量，进而加速身体的新陈代谢。冷水泳对皮肤的刺激作用，可以有效地锻炼血管的收缩和扩张。长期坚持，能达到良好的健身效果，增强人体的免疫力。另外，秋季游泳还能增强对温度的适应能力，增强人的血管反应性，从多方面增强体质。

如果不循序渐进，在寒冷的冬季突然下水，只会对身体造成严重损伤，降低身体的免疫力，并使组织、脏器的器质和功能受损。因此，想冬泳的人应尽早下水。过了秋天，为安全起见，还是等来年为好。秋季游泳的时间长短应因人而异，下水前，可适当涂些松节油或者凡士林来保护关节。

耐寒锻炼始于初秋

秋冬交替之际，何以疾病多发，死亡率增高呢？这恐怕就是人们过惯了"温饱"生活，温度适应能力下降的结果，因此，秋季加强耐寒锻炼对人体的健康非常重要。

在气候多变的秋天，人们对冷一般都以加衣盖被来御寒，但这是被动的、身外的。而耐寒训练有助于改善大脑皮层调节体温的功能，一旦受到冷空气刺激，大脑能更快地调节，以保持体温的平衡。耐寒训练后，人体的新陈代谢明显加快，人体的产热总量扩大，还能明显改善呼吸系统的功能，促使呼吸道适应冷空气的刺激，从而提高呼吸道和肺部的耐寒能力。

耐寒锻炼的方式很多，如户外散步、慢跑、广播操、打太极拳等，只要是接触寒冷的运动，都算是耐寒锻炼。不过一般应选择运动量不太大的项目，避免因剧烈运动而突然加重心肺负担。

❀ 早秋锻炼防止咽喉肿痛

早秋时节，天气逐渐凉爽，人们开始走出室外活动健身。然而，由于秋季早晚温差大，气候干燥，如果忽视这一点，在"健身"的过程中也容易"伤身"。

秋天锻炼后应多吃些滋阴、润肺、补液生津的食物。运动后还要多喝开水，多吃甘蔗、梨、苹果、乳类、芝麻、新鲜蔬菜等柔润食物，以保持上呼吸道黏膜的正常分泌功能，防止咽喉肿痛。同时，也可配合一些保健小运动。

1.舌根运动法。闭口、舌尖抵牙齿，正转18次，反转18次，早晚坚持各做一次。

2.按摩法。每天早起后，左手掌心涂上3～4滴风油精，按摩（顺时针方向）咽喉部位20～30次。

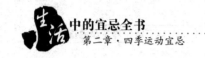 练瑜伽可避"秋老虎"

虽然立了秋，但是"秋老虎"还要发一下威。正确的瑜伽练习，能使毛孔扩张，调节体温，保护身体的阳气，还能梳理并按摩脏腑，使周身通畅，平衡全身的气血，令身体感觉清凉舒适。下面就介绍几种适合秋季的瑜伽操：

1.牛面式。坐姿，两脚踝相交，脚趾全向后指，轻轻地坐下来。把左臂高举过头，弯曲左肘，试图把左手放低到两肩胛骨之间。放下右臂，弯曲右肘，把右前臂收向背部，直到右手指能和左手指相扣。头、颈坚挺，向前直视。保持这个姿势5～20秒钟。

2.莲花坐。右小腿盘在左大腿上，再弯曲左小腿盘到右大腿上，两脚脚跟尽量靠近小腹处，足心向上。头、颈、身成一条直线。尽量把两膝贴在地上，尽量长时间保持这个姿势。交换双脚重复练习。

3.犁式。仰卧，双脚并拢，双手靠体侧掌心向下。吸气，收紧腹部肌肉使两腿离地，平面举起，升到躯干上方。呼气，将两脚伸过头后，臀部和下背部自然离开地面，保持10～15秒，缓慢而有规律地呼吸。将两手滑动着收回躯体两侧，膝部弯曲，伸直双腿，然后脊椎一节接一节逐次"展开"，直到臀部再次贴到地上。臀部接触地面后，双腿就可伸直，然后放下手，尽量保持头部不离开地面。

八、冬季运动宜忌

❋ 冬季健身随身带包奶

在冬季参加体育锻炼对于促进身体健康、提高心肺功能有非常大的益处。但是，冬季低温的环境能使人的基础代谢增加5%～7%。如果不注意营养补充，就很容易出现营养缺乏，导致疲劳的产生，甚至生病住院。所以，冬季健身的人不妨在包里放袋奶。

在寒冷情况下由于代谢加强和出汗、尿液较多等原因，一些矿物质损失增大，较容易丢失的无机盐主要是钠和钙，注意多补充富含钙的食物。而运动又能消耗大量汗液，应及时补充水分，饮料中应该含有一定浓度的糖，对维持血糖稳定起到一定的帮助。在包里放袋奶可以在锻炼时随时饮用，比如巧克力牛奶、高热量牛奶等，含有合适的糖浓度和无机盐，对迅速补充消耗很有帮助。

寒冷情况下对维生素的补充，一般比平时多30%～50%，包括维生素B_1、维生素B_2、烟酸等。与抗寒有关的维生素有维生素C，以及维生素A、维生素D。必要时，可服用复合维生素制剂。

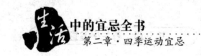
冬泳，细节很重要

冬泳是一项很好的健身运动，它能增强血管的弹性，有利于防治心血管疾病，在坚持常年进行冬泳锻炼的人中，患动脉硬化、高血压之类的人极其罕见。

同时，冬泳可以在一定程度上缓解人的紧张情绪。在冬泳过程中，人体为抵御寒冷产生的大量激素，特别是肾上腺素会使冬泳者精神振奋，身心得以放松。此外，进行冬泳锻炼还会减轻风湿病患者的疼痛，在某种程度上还可消除一些炎症。

冬泳虽好，但如不能科学合理地锻炼，就很可能发生伤害事故，因此如何科学冬泳至关重要。

冬泳者下水前应充分做好准备活动，一般为3～5分钟。冬泳上岸后要立即用毛巾擦干皮肤，下身、脚趾缝处也要擦干净，防止皮炎的发生。有条件的要用冷水冲澡，切不可立即用热水浸泡，这样会加重心脏的负担，易造成脑缺氧，产生头晕、恶心等症状。擦干身体，穿好衣服，同时进行适当的运动促进复温。

冬泳的时间以中午游泳最为合适。此时日光充足，气温相对偏高，而早晨的水温是一天中最低的。夜间冬泳光照不足，易发生事故。当水温与气温在10℃以上时，采用重复下水的方法可以取得较好的锻炼效果，例如每次游50～100米，上岸休息3～5分钟。但当水温在5℃、气温在0℃以下时，会出现水中与陆地上过强的冷刺激与散热现象，不利于冬泳者的身体健康。

❁ 初冬锻炼防鼻出血

初冬时节，天气渐冷，正是开始耐寒锻炼的大好时光。可是，有些人在室外活动时，鼻子常常出血，是为什么呢？

鼻子是呼吸道的门户，鼻腔内由鼻黏膜覆盖着，鼻黏膜里有丰富的毛细血管，平时处于湿润状态，使外界空气在进入身体前变得温暖、湿润。但是，初冬时节，鼻黏膜容易干燥，毛细血管壁变得脆弱。体育锻炼时，血管受到震荡，就比较容易破裂出血。另外，鼻子在面部比较突出的部位，受到碰撞的机会较多，相对也容易出血。

❁ 中老年滑冰要把安全放在首位

冬季，中老年人可以选择太极拳、扭秧歌，或者跑步、打球等健身方式，其实滑冰运动也适合中老年人。经常参加滑冰运动，能改善心血管系统和呼吸系统的机能。不过中老年人学滑冰比不得年轻人，尤其在安全方面一定要多加注意，安全防范工作一定要提前做到位。

首先是准备活动。岁数大了，上冰前的准备活动一定不能省略，热身运动可以有效地避免受伤。滑的时候能做的动作就做，如果实在有困难也不要勉强自己。

然后是服装。滑冰时穿的衣服既要保暖，又要利索一些。这样便于活动，有条件的最好能戴上护膝、护腕。服装厚度、松紧度以不妨碍运动为宜。练习完后要及时擦去汗水，穿好衣服，以防感冒和冻伤。因此，多层的轻质服装比一件单单只有厚度和体积的服装具有更好的效果，像保暖内衣、羊毛衫以及羽绒服等都可选择。

由于现在北方是暖冬，非专业冰场的冰面多数不够结实，如果一定要选择野外滑冰，先要勘察冰面的断面是横茬还是竖茬，横茬说明冰面安全，竖茬则不能尝试。另外，在标准场地，老人应滑里圈。

🌸 冬季健身减肥效果好

冬季，人的皮肤血管收缩，胃肠供血量增多，消化吸收能力增强，食量增加，且冬季往往早睡晚起，所以冬季是人体最易发胖的季节。不过，冬季锻炼时消耗的热量也大，是去除脂肪的好季节。

冬季气候寒冷，爆发性的无氧运动容易引起身体不适，甚至造成运动伤害，所以，健身时一定要选择动作幅度较小、热量消耗较大的有氧运动。可根据年龄差异而有所不同：年轻人可以安排跑步等有氧运动，以消耗更多热量；中年人可安排快走、慢跑、爬楼梯等低冲击有氧运动；老年人可安排散步、瑜伽、太极拳等项目。

年轻人冬季锻炼可以适当加大运动量，时间可以长一些，比如跑步，可以比春夏季多10~15分钟；中年人身体状况普遍处于下降趋势，不要因为工作忙就不健身了，更不能因为天气冷或者下雪就轻易放弃。

冬季室内瑜伽可抗寒

冬季瑜伽是一种抗寒效果明显的运动，可以对血液循环不良、手脚经常冰冷、昏昏欲睡、容易感冒这类人群有尤为明显的效果。女性经常练习，对妇科疾病也很有帮助。

扭转式。双脚平行站立，与肩同宽，保持自然呼吸；右手放在左肩上，将身体推往左后方，左手自然甩向右后方；左手放在右肩上，将身体推往右后方，右手自然甩向左后方；重复2～3次动作，连续转动身体10～20次。练习扭转式可以促进新陈代谢，提高身体温度，预防感冒。适合各类人群练习。

云雀式。跪在地上，上身挺直，双手自然下垂；左腿往后伸展，脚背着地，吸气，两臂平伸，与地面平行；呼气，身体向后伸展，骨盆前推，头部后仰；保持这个姿势，深呼吸5次；还原至起始姿态，换腿，重复练习。练习云雀式可以促进血液循环，消除四肢冰冷。

此外，适当增加低温下户外活动的时间，也可以增强人体的抗寒能力。在10℃左右的环境下每天慢跑7公里，一个月后，即可取得满意的抗寒锻炼效果，但年老体弱者需慎重。

"冬练三九"有学问

俗话说得好："冬天动一动，少闹一场病；冬天懒一懒，多喝药一碗。"寒冬季节，坚持室外锻炼，能提高大脑皮层的兴奋性，增强中枢神经系统的体温调节功能，能有效地改善人体抗寒能力。所以，坚持冬练的人，很少患贫血、感冒、扁桃体炎、气管炎和肺炎等疾病。

运动锻炼宜在小区内、公园或林荫道上进行，切勿到车辆多、行人拥挤的大街上去。运动量应由小到大，逐渐增加，必须有一段时间的热身运动，活动肢体和关节，待人体适应后再加大运动量。通过锻炼，会感到全身有劲、轻松舒畅、精神旺盛、食欲和睡眠良好，说明这段时间的运动是恰当的。倘若感到身体软弱无力、提不起精神、疲乏不堪、食欲减退、睡眠差、厌恶锻炼，就说明运动过量，要注意减少运动量。

滑雪热量消耗大

滑雪时，最容易出现的伤害就是体温过低和冻伤。因为人体一般只能储存大约6 270～8 360焦耳的热量，而在户外滑雪每10分钟就会消耗掉热量至少418焦耳。这也意味着滑两三个小时之后，就会因为热量耗尽而"透心凉"了。因此在滑雪过程中，应及时补充热甜饮料。

滑雪引起的肌肉拉伤主要是因为寒冷致肌肉兴奋而出现的肌张力增高，严重的会导致痉挛，如果没有热身就立即进入到运动状态极容易发生肌肉拉伤。而长时间暴露在外面的部分如耳朵、鼻子、脸颊、双手也极可能发生冻伤。

除了在滑雪前应进行充分的热身活动，如韧带和肌肉牵拉、慢跑等，还要对体温过低的伤员给予补充热的甜饮料。因为热甜饮料不但能够提高身体温度，还能补充糖类，提高运动能力。此外，不时吃点零食，也是补充能量的好办法，像巧克力、花生酱夹心饼干、牛肉干、核桃仁、花生仁等都是不错的选择。不过，运动之前不可吃得过饱，以免滑雪时产生恶心、呕吐的反应。

❁ 冬季长跑的防护要领

冬季进行长跑锻炼，不仅能增强体质和人体的耐寒能力，还能培养坚强的意志。但由于冬季气温较低，血液流动缓慢，肌肉的黏滞性增高，所以在冬季长跑时，应当注意以下几方面的问题：

外出晨跑穿着不能太单薄，尤其是腹部要注意保暖，以免受凉引起脾胃不适。出门前最好喝一杯温开水，不仅能补充水分，解除一夜的口干舌燥，而且能降低血黏度，促进血液循环和物质代谢。跑步前，先搓搓手和脸，戴好手套，以防止冻伤。再分别转动左右脚腕，活动膝关节，待准备活动做好再起跑。

起跑后，两臂随跑的节奏自然摆动，脚尖要朝向正前方，后蹬要有力，落地要轻柔，动作要放松并注意呼吸节奏。可两步一吸或三步一吸，注意节奏不能起伏过大。吸气方式上，应采用鼻呼吸和口鼻混合呼吸，以避免冷空气直接大量吸入而造成对肺部的刺激。跑步后，不要急于休息，原地蹦跳踢腿，能使肌肉充分放松。

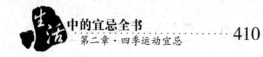
冬季健身防肌肉拉伤

人体会随着季节的变化在体内形成自己的生物钟。人的肌肉和韧带在气温较低的情况下会条件反射性地引起血管收缩，使伸展度降低、关节的活动幅度减小、神经系统对肌肉的指挥能力下降。如果准备活动没做好，甚至没做准备活动就立即进行猛烈的运动，就会引起关节韧带拉伤、肌肉拉伤等。准备活动的时间可因人而异，一般以做到身体发热为宜。

肌肉拉伤究其根本原因，一是在完成动作时，肌肉主动猛烈的收缩超过了肌肉本身的负担能力；二是由于突然被动的过度拉长，超过了肌肉的伸展性。在发生肌肉拉伤后，会出现局部疼痛、压痛、肿胀、肌肉紧张、痉挛、功能障碍等现象。

为防止肌肉拉伤，冬季运动前必须做好准备活动，这样可升高身体和肌肉的温度，提高肌肉的灵活性，从而提高肌肉抵抗损伤的能力。此外，平时加强锻炼，提高肌肉力量也是很重要的。

冬季发汗可健身

"发汗法"是我国医学应用最早、最广的治病方法。正常新陈代谢过程中产生的代谢废物以及糖、脂肪、蛋白质、微量元素等代谢紊乱所产生的毒素，若不能及时排出，将时刻影响着健康。

中医学认为，发汗是排除体内毒素的一种有效途径，可以防止或延缓人体酸中毒的发生，每周发汗2～3次能活络通经，增强人体血液循环，改善微循环功能，提高神经系统活动能力，维护全身各组织器官正常的生理功能。此外，汗水里含有一种天然抗体——"皮西丁"蛋白，可杀死大肠杆菌、葡萄球菌、鹅口疮酵母菌等有害细菌，防止细菌感染伤口。

发汗法有如下几种：

运动发汗法。体育运动时，人体肌肉活动能更快更多地产生热量，为加快散热，身体会微微出汗甚至加大出汗量。运动是健身"发汗"的最佳良方，能解表祛邪、解热止痛及防治多种疾病。

桑拿发汗法。洗桑拿时，由于湿度大且周围环境温度高，很容易使人出汗，自然也很容易使毒素随之排出。但饭后的半小时内不宜洗桑拿，因为皮肤血管扩张，血液大量回流到皮肤，势必影响食物的消化吸收。

饮食发汗法。在温度较高的室内，喝一些热粥或酸辣汤。但应注意，患胃病和痔疮及肛裂的人不宜食用辣椒，可服用江米葱姜红糖粥。先把江米煮到6分熟后，放入切好的葱姜末，最后放入红糖，搅拌均匀。红糖和姜都有促进血液循环的作用。

❀ 滑雪摔跤也有技巧

滑雪是冬季年轻人爱玩的项目，不过，因为滑雪是高速运动，向下的冲击力很大，一旦出现意外，造成的伤害会更加严重，常见的受伤部位是膝关节和踝关节。因此，掌握正确的摔跤姿势很重要。

当感觉要摔倒时，应迅速扔掉雪杖，双手抱在胸前，用臀部

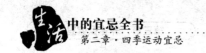

向侧面摔倒。切忌往后坐，因为这样雪板仍然会沿雪道继续前行，而"板带人走"非常危险。此外，如果滑雪前没有做好热身运动，猛然的剧烈运动或不规范动作，也容易造成软组织损伤，如肌腱拉伤、韧带扭伤等。同时，滑雪前应很好地检查滑雪板和滑雪杖，包括有无折裂的地方、固定器连接是否牢固等。戴隐形眼镜的滑雪者，一定先要摘掉眼镜，因为如果跌倒后隐形眼镜掉落，很难再找回来。尽量佩戴有边框的由树脂镜片制造的眼镜，它在受到撞击后不易碎裂。在结伴滑行时，相互间一定要拉开距离，切不可为追赶同伴而急速滑降，那样很容易摔倒或与他人相撞。宁可摔倒，也不要发生碰撞，碰撞是很危险的，不是撞在别人身上，就是撞到树上、拦网上，轻则挫伤，重则骨折。

第三章

四季两性生活宜忌

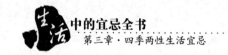
一、春季两性生活宜忌

❀ 春季吃出激情的4种食物

现代医学认为，某些食物与营养素能够促进性欲，调节性感和滋养性功能。多食用它们，就可以使男女性爱达到理想境界。

麦芽油：

严重缺乏维生素E会导致阴茎退化和萎缩，性激素分泌减少并丧失生殖能力。而麦芽油能预防并改变这种情况，男性应常食小麦、玉米、小米等含麦芽油丰富的食物。

南瓜：

南瓜子中含有一种能影响男性激素产生的物质。此外，芝麻、葵花子、核桃仁、杏仁、花生、松子仁等也对性功能有益。

海藻：

海藻含碘量超过其他动植物，而碘缺乏或不足会导致流产、男性性功能衰退、性欲降低。因此，要经常服用一些海藻类食物，如海带、紫菜、裙带菜等。

鱼类：

鱼肉含有丰富的磷和锌等，一般而言，体内缺锌，男性会出现精子数量减少且质量下降，并伴有严重的性功能和生殖功能减退；而女性则发生体重下降，性交时阴道分泌液减少等症状。

春季气候对房事的影响

春季对房事的影响主要有两方面，一是春阳升发，二是春风吹拂。

春阳初升，气候由寒转暖，从阴转阳。男性体内性激素睾酮水平也随着季节而改变，可促使性欲有所冲动，这并不是邪念，而是性成熟。春天好发的"青春痘"，面部痤疮斑斑，这也是性激素偏旺的象征。

从中医而论，春风当令，应于肝木，肝气旺于春季。肝气疏泄，具有舒畅、开展、调达、宣散、流通等功能。对房事来说，也呈春情萌动之态，春季的房事明显多于寒冬，甚至可能发生性冲动的行为。此时性生活既要迎合春季的特点，使生发之性充分展露，身心调畅，意气风发，切忌恼怒抑制，有悖春季疏发之性；但又不能任其春情滋生，任意放荡，过犹不及，当用理智加以克服，以保持身心的健康。

春季性保健有讲究

春季男性的性需求明显增多，于是一些妻子就给自己的丈夫买补肾壮阳的保健品。可事与愿违，本想让他补补身子骨，结果他反而不舒服，胸闷头晕、夜间盗汗等。经医生仔细检查、询问，才知道其实并无什么病症，主要是服用壮阳类保健品造成上述症状的。所以，男性春季保健切忌盲目。

很多人认为，动物的阳具，如牛鞭、狗鞭、鹿鞭，以及海狗肾、犀牛角等，都有益肾通阳的作用，能够刺激性欲。因此，有人把牛、狗、鹿的阳具割下来，风干后，当做壮阳药高价出售。而这些所谓的壮阳药多含各色热性成分，在冬季适量服用会有一定的辅助效果。春季如再像冬天那样服用壮阳品，不仅会使人体受到内热与外热的夹击，而且会使药性滞留体内难以排泄，导致头晕目眩、心热胸闷、焦躁不安，有的还会常出鼻血。如服而不断，一旦停药，还会导致无法恢复的勃起功能障碍。

初春不宜怀孕

季节的环境因素对胎儿能否健康成长有间接关系，初春时节就不是怀孕的最佳选择。

因为这时空气的湿度开始增大，温度逐渐升高，有利于各类病毒的复制和生长，病毒性疾病在人群中广泛迅速的流行增加了孕妇的感染机会。风疹病毒、巨细胞病毒、脊髓灰质炎病毒、流行性腮腺炎病毒、流感病毒、水痘病毒、疱疹病毒等在春天容易传播，孕妇容易被感染，故不宜在该季节怀孕。

当然，这里是就我国中部和北部大部分地区而言。如在温差对比不强烈的南方一些地区，则可根据当地流行病发生情况及营养供应条件，选择适宜的季节怀孕。比如北方选八九月份，南方选六月左右。

此外，冬季不宜受孕，因为冬季北方新鲜蔬菜和水果都较缺乏，微量元素和维生素相对摄入较少，容易影响胎儿的生长发育。而且外出发生病毒感染的机会比较多，一旦孕妇被病毒感染，将直接导致胎儿智力低下或胎儿畸形。

别让春天影响了睾丸健康

睾丸炎是流行性腮腺炎的并发症之一，常见于腮肿后一周左右，突发高热、寒战、睾丸肿痛、伴剧烈触痛。因有时腮肿不明显，也有人常忽略了腮腺炎的发生而直到出现睾丸炎时才就诊。春季是流行性腮腺炎的高发期，所以也要及早预防睾丸炎。

腮腺炎性睾丸炎为病毒感染引起。该病在青春期前较少见，睾丸炎常于腮腺炎出现4～6天后发生，但也可无腮腺炎症状。约70%为单侧，50%受累的睾丸发生萎缩。

治疗原则为清热解毒和消肝平火，药物有龙胆草、柴胡、黄柏、黄芩、车前子、泽泻等。如为病毒性睾丸炎，可用中药银花、连翘、板蓝根、玄参、蒲公英、青黛等。或用中药制剂板蓝根注射液每次2毫升，每日1～2次，肌肉注射。或用赤小豆粉和鸭蛋清外敷阴囊，或采用黄如意散用醋调匀后外敷阴囊，每日1～2次。

春季，三种锻炼增强性耐受力

春季阳气升发，此时做些性耐受力的锻炼活动，可以更好地享受鱼水之情。性耐受力锻炼的重要部位包括：腹部、双肩、髋部和腹股沟。

腹部。腹部的肌肉是男人做爱时最重要的肌肉。仰卧，双膝弯曲，双臂交叉抱于胸前或扣紧在颈后作为支撑，慢慢地抬起头和双肩，使双肩离开地面10厘米。保持这一姿势10秒钟，然后放松并重复这一动作，次数以个人的舒适程度为限。

双肩。双臂向前伸直，右手抓住左手腕，再将双臂伸拉到头的上方，并稍微向后用力，直到腋窝处感到轻微的拉力。保持这一姿势5秒钟，然后放松双臂，换手再做。这套动作可增加双肩的力量，还可增加柔韧性。

髋部和腹股沟。坐在地板上，两脚并拢，双腿屈起，双膝分开，将双肘放在两膝之间去够踝关节。然后握住双踝，并使两只脚掌相碰，身体稍微向前弯曲，同时用双肘分别顶住两个膝盖处，缓缓地将两膝压向地板。当感到腹股沟有伸拉感时，停住并保持这一姿势5秒钟。放松一下，再重复这一动作2～3次。做这个动作时，要确保动作非常柔和。

春季喝茶也助"性"

不同的茶成分不一样，根据人体状况选择不同的茶，不仅不会抑制性欲，而且可以起到补肾强身，甚至增强性功能、提高性兴奋度的作用。

药理学研究证明，茶叶，特别是春茶，含有生物碱如咖啡因、茶碱等物质，对人体中枢神经系统有明显的兴奋作用，能消除疲劳，振奋精神，提高人体对性刺激的感受能力和反应能力。茶中的芳香油使茶水散发出沁人肺腑的香味，也可以使人精神振奋，身心愉悦。

在民间，许多地方也有将药用植物配合茶叶用来当茶饮的习惯，与茶叶的兴奋作用相互辅助、滋阴壮阳。如杜仲、菟丝子、莲子、桑葚等，这些植物或辛温助阳，或补肾滋阴，或行气活络，对于不同病因造成的性功能障碍可以起到一定的辅助治疗作用。

春季，警惕血压升高

性生活不仅是体力劳动，而且也是一种包含兴奋与紧张的情感活动。只要有性活动，血压的剧烈变化就在所难免。春季血压容易波动，因此，对于血压高的人来说，性生活最好"做早操"。

性交时可以采用"女上男下"位，可以充分进行接吻、拥抱以及抚摸等方式代替剧烈运动。高血压病人在劳累一天后，如果在夜间进行性生活，容易使血压升高，导致危险。如调整到清晨进行性生活，性生活前后均能得到充分休息。另外中老年还应该对性生活有所节制（一般1～2周1次为宜），且应避免不太情愿的性生活。

春季须防前列腺疾病

春季性生活频繁，容易引起前列腺充血，长期充血会使细胞的代谢受到影响，会引起细胞对细菌抵抗力的下降，还会让细菌乘虚而入。现代生活节奏加快，年轻人生活尤其不规律，一些不良的生活习惯如熬夜、吸烟、喝酒、吃辛辣食物、在电脑前久坐等，给身体造成极度疲劳，这也会引起前列腺长期充血。

前列腺疾病有症状复杂、病程迁延、顽固难愈、容易复发等特点。传统医学应用清利湿热、热毒通淋法多能奏效。

萝卜浸蜜

将萝卜1 500克洗净，去皮切片，用蜂蜜浸泡10分钟，放在瓦上焙干，再浸再焙，不要焙焦，连焙3次。每次嚼服数片每日4～5次。适用于气滞血淤型慢性前列腺炎。

爵床红枣汤

将爵床草100克（干者减半）洗净切碎，同红枣30克一起加水1 000毫升，熬至400克左右。每日2次分服，饮药汁吃枣。适用于前列腺炎。

车前绿豆粱米粥

将车前子60克、橘皮15克、通草10克用纱布包好，煮汁去渣，加绿豆50克和高粱米100克煮粥。空腹服，连服数日。适用于老人前列腺炎、小便淋痛。

白兰花猪肉汤

将猪瘦肉150～200克洗净，切小块，与鲜白兰花30克（干品10克）加水煮，加食盐少许调味。饮汤食肉，每日1次。补肾滋阴，行气化浊。适用于男子前列腺炎及女子白带过多等症。

春季慎防阴茎包皮炎

春季，许多男士因包皮过长、包茎，没有根据季节气温的变化及时注意卫生，而患上了阴茎头包皮炎，给自己带来痛苦，也给家庭增添了麻烦。包皮过长、包茎，容易在包皮下积聚由皮脂腺分泌物和上皮脱屑组成的包皮垢或包皮结石，尤其在春季，由于温度开始升高，更容易使包皮垢内的细菌共生滋生，引起阴茎头包皮炎。

所以，包皮过长、包茎的男士，在春季，更应注意阴茎和包皮的卫生，要坚持天天清洗，以保持局部清洁；食用清凉可口的食物，饮用消暑止渴的饮料，除禁食辛辣品外，可根据病情选择下列食疗方法：

赤小豆50克，粳米500克，煮粥食用，能清热解毒，利水消肿；

丝瓜1条，粳米50克，白糖适量。先煮粥至半熟，入丝瓜待粥煮熟，去丝瓜加糖，食粥，可清热解毒，凉血消痈。

猪蹄4只洗净，加葱50克，食盐适量，放入锅中中火炖煮至熟烂，分顿吃肉喝汤，有解毒消肿之功效。

银花15克，绿豆衣10克，代茶饮用，有清热解毒、消肿作用。

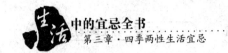
二、夏季两性生活宜忌

❀ 性爱时开空调易感冒

炎炎夏日，过性生活时难免要开空调，否则就会汗流浃背。但很多夫妻不知道正确使用空调，只为贪图凉快，把温度调得极低，在低温下同房，容易引发夏季感冒。

阴冷环境不是性爱的最佳环境。在性交过程中，周身血管充血扩张，汗腺毛孔均处在开放排汗状态，此时受凉风吹拂，皮肤的血管会骤然收缩，使大量血液流回心脏，加重心脏的负担；同时还会造成汗腺排泄孔突然关闭，使汗液滞留于汗腺，不利于排汗，容易感冒。当身体出现疲劳出汗的状态时，抵抗力也会下降，容易感染其他疾病。当然，在炎热的环境里做爱也不舒服，因此最好将室温调到与室外相差5℃～10℃，并保持室内空气流通。

❀ 夏天性爱小心抽筋

夏日，有些男性在性生活过程中，会突然发生抽筋现象，移动困难，非常痛苦。性生活过程中臀部肌肉抽筋，通常是臀肌疲劳，局部处于缺血、缺氧状态导致的。通常是由于房间冷气开得太大，臀部保温不足造成的。

一旦抽筋应该怎么办？这时可让妻子协助自己俯卧于床上，

循尾椎骨两侧自脊椎用力推按或敲打。尤其需要向站立时臀部凹陷的地方（环跳穴）用力按摩，紧张的肌肉马上就会松弛了。抽筋停止时后马上给予保暖，喝下大量的温开水，躺正并慢慢地做抬腿与屈伸膝盖的动作，一会儿就可以恢复正常了。此外，一些男人为了在性生活中一味迎合妻子，而故意拖延性交过程，这样也容易造成抽筋。

平时也可让爱人协助，抚按腰部肌肉，可以增强肾脏的血液流通。双手对搓发热后，抚按对方腰部，动作及力度要适度，不宜过大。由腰骶向两旁抚按，反复多次直到搓热其腰肌。然后，两手将其两侧腰肌向中部收拢，以其感觉舒适为宜，反复多次。

夏季补阳喝点药茶

夏季，如果男性长期处于缺水状态，会使尿液浓度大大提高，不仅会加剧肾结石病人、尿路结石病人及前列腺炎病人的病情，还会加重性功能障碍病人的病情，使男性精液生成减少，所以男性夏季一定要保证饮水量。此外，适当地喝些中药茶，不仅可以解渴，还可以起到补阳功效。可以选择的药茶有：

1.虾米茶：将虾米与绿茶按3∶1比例入杯，沸水冲泡15分钟后即可饮服。长期饮用有温肾壮阳之功效，可治疗阳痿滑精、肾虚腰痛等症。

2.韭菜子茶：韭菜子与绿茶按4∶1比例，加冰糖适量，一同放入茶杯内，沸水冲泡，代茶饮用。此方具有养心、益肾固精之功效，适用于房事不振、遗精早泄、心胸烦闷等症。

夏季女性冲洗外阴别用香皂

进入夏季以来，女性泌尿系统遭受细菌侵袭的几率明显增加，尿道炎成了女性夏季的多发病之一。尿道一旦受到感染，便会有排便疼痛以及尿频、尿急的症状。

夏季细菌异常活跃，女性尿道短而直，尿道口离肛门、阴道又近，细菌很容易侵入致病。很多女性夏季都有用香皂或专用洗液清洗外阴的习惯，但过于频繁反而不利于健康。因为女性阴道里的分泌物，其pH值呈酸性，能使绝大多数细菌的活动繁殖受到抑制。而香皂和洗液都呈碱性，会改变外阴具有自净作用的酸性环境，致使酸碱失调，反而使细菌容易侵入，增加了发病的危险。其实，只要用清水冲洗外阴就可以了。

夏日性生活后别喝冷饮

性生活时，人们的呼吸、心跳增快，周身的血液循环加速，不仅体能消耗大，水分随呼吸和汗液分泌丧失也较多。因此，性生活刚刚结束时，常常会感到燥热和口渴。此时补充些水分，促进代谢产物的排出是很有必要的。

但如果急于喝冷饮，对身体是极其不利的。因为在性生活过程中，胃肠道血管都处在扩张状态中，而摄入冷饮无疑会使胃肠道黏膜突然受冷收缩，极易引起胃肠道不适或者绞痛。同时也为致病细菌入侵创造了有利的条件。

夏季性生活后，即便口干难耐，也不要急于喝冷饮。在性生活结束后1个小时左右，身体各部分器官恢复常态后，再喝冷饮为宜。

游泳提升女性性能力

炎热的夏季，游泳的好处是众所周知的。而对性生活感觉日渐平淡的女性来说，游泳还能提升性能力。

游泳可以调节女性的内分泌，为女性打造流畅的线条，使皮肤更光洁润滑，增加女性在性生活时愉悦的感觉。不同的游泳姿势所运动到的肌肉不同，给身体带来的影响自然也不同。蛙泳由于有张腿、合腿的动作，所以对女性盆腔肌肉及会阴部肌肉的锻炼更多一些，能有效提高腹肌功能。相对其他泳姿来讲，蝶泳对腹部、臀部的运动强度更大，而这些部位恰恰是性生活时最需要用力的部位。因此，多游蛙泳和蝶泳能提高女性的性功能。

此外，如果女性盆腔肌肉松弛的话，则会患上子宫脱垂、直肠脱垂、膀胱下垂等疾病，而游泳尤其是蛙泳和蝶泳，正好着重加强盆腔肌肉力量，从而对固定子宫等器官有一定的作用，可以预防脱垂，对于已经患上脱垂疾病的女性，还能起到辅助治疗的作用。

夏季，性病也升温

夏天阳光照射会增加人体的敏感性，而红外线可使皮肤温度升高，全身血液流速加快，使人体的兴奋性加强。这种光对人体能产生激素效应，提高性功能，故夏季性事活动随着阳盛而有所增多。而夏季性病病人也明显增多，尤其是尖锐湿疣、淋病、非淋性尿道炎、非淋性阴道炎患者。

是什么原因导致性病呈现"热胀冷缩"的现象呢？一是夏天夜晚外出活动的人增多，因非常规性生活而导致的性病也随之增多；二是夏季出汗多，如穿衣不当，易使生殖器处于闷热潮湿环境，诱发疾病。

对此，青年男女要爱，更要健康。乘坐交通工具，尽可能不让皮肤直接接触座椅；避免使用消毒不严格的公用坐式马桶及公用浴巾；注意不要酗酒过量，以免导致酒后乱性。而年轻的女孩子，着装不可过于暴露和性感，以防引发激情行为。

夏日经期更要防寒

夏季气候炎热，很多人喜欢冲凉或游泳，但经期妇女应避免这些活动。由于妇女在月经期间，子宫内膜脱落，在子宫腔表面上会造成伤口。同时，阴道内的酸度被经血冲淡，降低了自身杀菌的能力。在这种情况下，若游泳或冲凉，细菌会侵入生殖器官而发生感染。

月经期间也不宜大量喝冷饮或吃凉食。因为月经期间，盆腔和阴部发生充血，大量食用冷饮或凉食，既加重了胃肠道和心脏、肾脏的负担，还会引起反应性子宫、盆腔内血管收缩与痉挛，发生痛经、停经等病症。所以，"经期忌生冷"是有一定道理的。

夏日里许多人喜欢开着空调睡觉，但月经期间却不宜。由于月经期大脑皮质的兴奋性降低了，抵抗力也比平时差。加之肢体处于平静状态，肌肉放松，汗毛孔扩张，很容易受潮湿凉气侵犯，发生腰腿疼痛、月经紊乱或诱发关节炎等病症。

❀ 夏季患尿道炎内裤是祸首

夏季里，女性最为常见的疾病就是尿道炎。尿道炎可由细菌、真菌或病毒引起，对于女性来说，细菌一般是从阴道侵入尿道的。发病年龄段是20～50岁的女性。

女性的尿道天生较短，细菌本来就容易侵入尿道。加上夏季气温比较高，细菌活跃，侵袭力增强。另一方面，人们夏季睡眠不足、过度疲劳或食欲不强等都有可能使人体抵抗力降低，尿道容易充血、肿胀，加上出汗多，如果饮水又少，导致尿液减少变浓，细菌易滞留在尿道，这样就增加了感染的机会。如果内裤面料质地选择不当，使外阴局部长时间潮湿，也容易引起尿道发炎。

由于尿道炎可以引起上行性感染及多种并发症，女性可出现阴道炎、宫颈炎、输卵管炎、子宫内膜炎，甚至引起不孕。因此，一旦出现尿频、尿急、尿痛的症状，同时伴有腰酸和小腹胀痛，甚至出现血尿时，就应及时到医院就诊。应避免盲目用药，以免延误病情，更不要擅自停药停治。

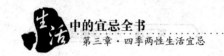 夏季保养好阴囊

男性的阴囊具有温度调节的功能，它为睾丸提供一个较低的温度环境，保护着精子的健康成长。但是，夏季里阴囊也需要"保养"。

阴囊的温度维持在33℃左右的恒温状态，该温度比体温低3℃～4℃，这是睾丸产生和保存精子的最适宜的温度。

当阴囊长时间受挤压或夏季温度过高时，它就不能让睾丸和精子保持在适宜的温度中。所以要养成良好的生活习惯，应保持局部干燥凉爽，不要穿化纤的内裤和紧身牛仔裤，最好穿纯棉宽松的内裤，平常洗澡的时候一定要清洗夹缝，但不要用肥皂清洗。饮食上少吃辛辣的食物，多食新鲜的蔬菜和水果。

三、秋季两性生活宜忌

秋天要适当节制性欲

秋天气候变冷，正是人体阳气收敛、阴气潜藏体内的时候，所以秋季养生离不开"养收"二字。具体到房事，就是修心养性。既不要像春天阳气生发时的躁动不安，也不要像夏天阳气过盛时的兴奋无度。

随着秋天的到来，人的性欲冲动和亢奋也随之有所下降。男子在行房之时，若发生偶尔暂时的"阳痿"，不必惊慌，可稍事休息，放松情绪，因为这种情况和节令气候的属性有一定的关系，且往往都是"继发性阳痿"。只要精神专一，精力集中，完全可以消除气候影响而顺利行房。

到了秋季，女性则会出现性欲减退的现象，表现为在性交时出现阴道干燥，这是秋季燥气当令所致。出现这种现象，不但会影响夫妻双方的"性趣"，还有可能带来阴茎与阴道摩擦的疼痛和损伤。因此，在秋季行房前应适当延长性前嬉戏的时间，以充分调动激发女性的性欲。

总而言之，秋季房事应加以收敛，从而达到以养神气的目的。同时，对阳事渐衰、阴道干涩等对于性生活不利的因素要正确认识，并采取相应的措施，从而打造和谐的夫妻生活。

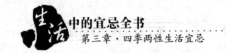
秋季食疗治阳痿

男性阳痿病的发病率在秋天常常高于其他季节，有哪些食疗方法可以防治呢？

1.黄焖狗肉：狗肉1 000～2 000克，调料适量。将狗肉洗净，用沸水烫一下，切成大块，炸至金黄色；砂锅中先投入葱、姜、辣椒垫底，再放上狗肉块，加精盐、酱油、清汤，旺火煮沸，然后改用小火炖约30分钟，加入适量清汤再慢慢炖1小时，至熟，加入适量白糖，撒入胡椒粉即成。

2.冬虫夏草鸡：冬虫夏草10克，嫩母鸡1只（重约1 500克）。味精、姜、葱白、精盐、料酒、胡椒粉、鸡清汤适量。将干净的鸡块在沸水锅内略焯片刻，去掉血水，捞出用清水洗净。冬虫夏草用温水洗净，姜切片，葱切段；将鸡头顺颈劈开，将8～10条冬虫夏草放进鸡头和鸡颈内，用棉线缠紧，余下的冬虫夏草同姜、葱一起装入鸡腹内放入汤罐中，注入清汤，加盐、料酒、胡椒粉，用绵纸封口，上笼蒸烂；出笼后，揭去绵纸，拣去葱、姜，加味精调味即可食用。

妇科疾病秋季猖狂

秋季是妇科疾病的高发季节，特别是乳房肿块、子宫肌瘤、面部黄褐斑三种常见病。这是因为秋季人体水分营养流失严重，很容易产生内分泌失调。中医认为，秋燥会损伤女性的气血，导致内分泌失调、脏腑功能紊乱，从而导致这三种常见的妇科病。

这三种病的共同发病原因是，雌激素和孕激素分泌不均衡，一般通过调理气血、化淤散结着手，调理女性各脏器功能，从而调整内分泌，消除体内淤积，使雌、孕激素的分泌水平趋于平衡状态。

预防子宫肌瘤要注意调节情绪，保持开朗乐观的心态。气行则血和，气血和则百病不生。另外，要注意房事卫生，保持外阴清洁。良好的饮食习惯对子宫肌瘤也有一定的抑制作用。坚持低脂饮食，忌食辛辣、酒类、冰冻等食品。

预防乳房肿块同样要注意调节情绪，避免过度劳累。乳房肿块大多能通过自我检查发现出来，一旦发现肿块要及时治疗。

预防面部黄褐斑的关键是调整好内分泌，此外要注意面部不要长时间在阳光下曝晒。

❁ "秋老虎"天气四项运动帮你健康助"性"

"晚立秋热死牛"，"秋老虎"天气十分容易耗气伤津，而性事又是一项剧烈活动，所以，要享受完美的性爱，还离不开日常生活中的锻炼。

骑马：锻炼身体的敏捷性与协调性，尤其可以使男性的腿部肌肉结实有硬度，使男人在性爱中更勇猛有力。同样，骑马也会使臀部变得更结实，使肌肉更加紧凑。

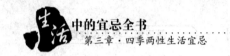

网球：研究显示，打网球有助于改善内分泌系统，促使脑垂体分泌激素，提升性欲和性满意度。

瑜伽：瑜伽中的许多动作能促进脑部供血，帮助脑垂体和甲状腺素及性腺素正常运行，保持雌雄激素分泌平衡。

普拉提：很多普拉提练习者都明显感觉练习后性能力得到加强。这可能得益于普拉提练习中强调身体的控制能力。普拉提是全身塑形运动，能够改善身体线条，增加自信和身体柔韧度。

秋季"男人病"进入高发期

秋天是泌尿系统疾病的高发季节，而前列腺炎又是泌尿科最为常见的疾病，具有病原体种类多、发病率高、发病年限长等特点。前列腺炎发病原因主要是患者不注意个人卫生，不良的生活方式引起的尿路逆行感染。

不少男性罹患此病后，表现为尿频、尿急、尿痛、排尿不畅，或大小便出现白色分泌物，并有腰酸、会阴部酸胀不适，以致出现血尿等一系列症状。由于难以彻底治愈，使得不少人痛苦不堪。

秋季男性要注意下肢的保暖，局部保持温暖的环境可使前列腺和精道的腔内压力降低，平滑肌纤维松弛，减少出口阻力，使前列腺引流通畅。保暖还可以减少肌肉组织收缩，使前列腺的充血、水肿状态得到恢复。微量元素锌可以增加前列腺的抗感染作用，海产品、瘦肉、粗粮、豆类植物、白瓜子、花生仁、南瓜子、芝麻等含有大量的锌，应多摄入。

此外，天气变冷，很多人不爱出门，喜欢在家里打麻将、看电视，但久坐会加重前列腺负担。因此，要加强户外锻炼，避免需久坐的娱乐活动。另外，洗热水澡也可以缓解肌肉与前列腺的紧张。

✿ 秋季，冷热水洗澡增强性功能

秋季阳气收敛，而冷热水交替淋浴可以增强男性的性功能，尤其适合中年男士。

冷热水交替淋浴可以增强血管壁的弹性，加快阴茎海绵体的充血速度。性交中，阴茎的勃起坚硬程度与其充血的能力相关。适当通过冷热水交浴刺激进行锻炼，可以达到锻炼阴茎血管弹性、促进血液循环、助其充血和持久勃起的目的。

具体方法是，先用热水或温水浸泡身体或淋浴，待充分温热后，将阴部施以冷水冲淋，待3分钟左右，阴茎、阴囊收缩后再次温水冲淋或浸浴，如此反复3～5次即可结束。一般程序为先热后冷。身体较弱者最好热、冷交替后再以一次温水浴结束。如在淋浴时配合刺激肚脐、关元、会阴等穴位，效果更佳。

✿ 秋季，哪些海鲜能助性

秋季是蟹、蚝、虾多肥美之时，许多中年男性感觉体力不支、精力不济，常借助补药养生。其实，不少海鲜就有很好的滋补功效。

海参有壮阳、益气、通肠润燥、止血消炎等功效，经常食用，对肾虚引起的遗尿、性功能减退等颇有益处。海参的食疗方法有海参粥、海参鸡汤等。

海藻类食品的含碘量为食品之冠。碘缺乏不仅会造成神经系统、听觉器官、甲状腺发育的缺陷或畸形，还可导致性功能衰退、性欲降低。因此，中年人应经常食用一些海藻类食物，如海带、裙带菜、紫菜等。

虾有补肾、壮阳的功效，尤其以淡水活虾的壮阳、益精作用最强。

带鱼有壮阳益精、补益五脏之功效，对气血不足、食少乏力、皮肤干燥、阳痿等均有调治作用。

海鲜中的鱼、虾、藻类等都含有比较丰富的蛋白质和钙等，如果把它们与含有鞣酸的水果如葡萄、石榴、山楂、柿子等同食，不仅会降低蛋白质的营养价值，而且容易使海味中的钙质与鞣酸结合成不宜消化的物质。这些物质刺激肠胃，便会引起人体不适，重者胃肠出血，轻者出现呕吐、头晕、恶心和腹痛、腹泻等症状。所以，吃了海鲜之后，不宜马上吃水果。

秋天做爱要注意补水

秋天，天干物燥，上火的人多了起来，还有人出现了口唇、手指脱皮现象，这都是体内水分流失的表现。水的主要作用是溶解和运输。做爱前补充1～2杯水，身体就有充足的水，帮助制造和运输性激素和前列腺素；增加血液，疏通血管；产生分泌物，提供润滑剂，有利于刺激阴茎充分充血勃起，阴道大量分泌润滑剂。

体内津液严重不足时，还可内服中药汤剂或膏剂滋阴生津，以补津血之不足。可将生地、西洋参、枫斗、天麦冬、杞子、白蜜、阿胶等熬制收膏，每日服2次，每次20毫升。在众多食疗药膳中，汤以其独特的烹饪和食用方式，使之具备了最佳的滋补津液的功效。

女性"下身疾病"秋季治疗正当时

秋意渐浓，夏季的酷热与烦躁渐行渐远，然而夏季遗留下的疾病却没有就此告别，如宫颈炎、盆腔炎、阴道炎等，由于天气和人为的多种因素不能得到彻底的根治。天气渐凉后，对夏季遗留的病根抓紧秋季的治疗才会更彻底。

1.阴道炎。阴道炎治疗难在反复发作。根据病情可采用中药制剂，用于阴道灌洗、上药，并配合光谱、水循环微波治疗，进行立体式全方位的综合治疗。促进阴道部位的血液循环，改善人体的营养供给，增强人体素质，促进炎症和水肿的消退，使得炎症不易复发。

2.宫颈炎。对于重度宫颈炎、宫颈糜烂，则要通过手术治疗，微波、射频消融术等，使病变组织发生凝固、变性坏死或消融，不会影响组织弹性，同时很大程度减少了病变的可能。

3.盆腔炎。对盆腔炎的治疗，首先应当查明具体的致病原因，对症下药。针对性地使用天然中药方剂，将"洗、敷、服、灌"有机地结合在一起，在消除炎症的同时，使病症及身心健康得到调治。还可采用从肛门给药的方式，因为小肠毛细血管很多，且走向和子宫相近，能帮助药物更充分地吸收，对杀死炎细胞起作用。

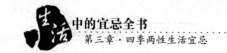 更年期妇女增进性欲

中医认为，秋天主燥，燥邪当令。燥邪致病可以出现口干、鼻干、咽干、干咳、皮肤干燥等，因此应多吃一些润肺生津的食品，对于更年期女性来讲更应如此。

更年期妇女的人体会产生一系列变化，如性欲减退，骨质疏松，生殖器官、骨盆底组织萎缩等，同时容易发生心烦、多汗、潮热等症状，故饮食中应注意健脾、养心。忌刺激、辛辣的食品；适当控制脂肪摄入，尤其是限制富含饱和脂肪酸的动物脂肪；注意摄入含钙丰富的食品；摄入含高蛋白、高维生素的食品；为减少恶性肿瘤的发病，更年期妇女饮食宜清淡，多吃蔬菜水果、多饮水，同时可以尝试一些女性助性食物。

1.猪肾2个，枸杞子30克，将猪肾去筋膜，切片，入枸杞子同煮汤，调味食用。

2.冬虫夏草5～10枚，雄鸭一只。将雄鸭去毛皮内脏，洗净，放砂锅或铝锅内，加入冬虫夏草、食盐、姜葱调料少许，加水以小火煨炖，熟烂即可。

3.肉苁蓉15克，水煎去渣取汁，和羊肉、粳米各100克同煮，肉熟米开汤稠，加葱、姜、盐煮片刻，即可食用。

四、冬季两性生活宜忌

❀ 冬季房事进补好时机

冬季气温下降势必影响人体的阳气升发，使血液循环相应迟缓，人体抵抗力下降，一些慢性病诸如慢性支气管炎、冠心病、高血压、糖尿病等容易复发或加重。这些慢性病的加重和发作则进一步削弱人体的机能活动，也影响性功能。因此在冬季，有些慢性病患者在行房后症状会加重，甚至危及生命，故有"冬至宜禁嗜欲"之戒，慢性疾病患者当慎之。

冬季进补既是一个良好的时机，但又必须正确处理。在冬季食补主要是食用甘温辛热类的食物，如羊肉、狗肉、鸽子、鹌鹑、鸡肉、牛肉等，养精蓄锐、以待阳光。药补则有人参、鹿茸、阿胶、狗鞭膏等，但是药物都有偏性，所以服药一定要对症。如今有些人稍有性功能障碍表现，就盲目服用相应的补品，这种做法是不可取的。

❀ 冬季适度性生活可减肥

冬季气温骤降，寒风凛冽，房事也应掌握"养藏"的原则。气温较低时，从人体本能保护的角度来看，活动会相对减少并需要摄取更多的热量，因此性生活也要随之减少。但适度的性生活，会给身体带来益处。

冬季容易发胖，性生活是个热量消耗很大的运动，伴随着肌肉的收缩和舒张，上下肢、腰部、臀部等处的肌肉都可获得大幅度的锻炼。

❀ 冬季性生活最好适度放缓

《内经》称"冬不藏精，春必病温"，说的是冬季气候寒冷，人体需要许多能量来御寒，而性生活会消耗人体较多的能量。在过性生活时，如果不掌握分寸，确实容易影响身体健康。但现代人的生活条件比古人好得多，因此，在冬季进行适当的性生活还是必要的。

不管次数多少，只要双方身心愉快，精力充沛，即说明性频率是合适的。当然，有一个总的原则不能忘，即身强者可多一些，而年老体弱者则应节制。对于有些性欲过于旺盛者，冬季为了避免不必要的体力消耗，则建议分床、分被而卧，减少身体接触后的刺激。如性生活过后，双方感到疲倦乏力，甚至畏寒怕冷，则说明性生活过频，应适当调整。

冬季对女性来说，会出现性欲减退的现象，这是因为冬季燥气当令使阴道干燥所致。因此，在冬季，性前嬉戏要适当延长时间，给予充分的爱抚。更年期女性会因为绝经后体内激素水平下降而引起干燥，可以在医生指导下适量补充雌激素。如果是因为饮食不均衡导致的阴道干涩，可以多吃五谷杂粮和带皮谷物，以增加皮肤黏膜弹性和水分含量。

冬季男人每天应喝2升水

冬季男性运动少，又长期久坐，非常不利于会阴部的血液循环，容易引发前列腺炎。此外，喝水少、血液黏度大、锻炼少也会引起前列腺的不正常改变。因此喝水多少，直接关系着冬季里夫妻间的生活。

不少人认为冬季寒冷，出汗少，可以少饮水，这种认识是错误的。冬天虽然人体出汗少，但组织液通过皮肤蒸发也会失去不少水分，此外呼吸时也会失水，再加上排便失水，算下来，一天排出的水分约在2 500毫升左右。冬季人体只要损耗5％的水分而未及时补充，皮肤就会皱缩，体内代谢产物滞留，人便会感到疲劳、烦躁、头痛、头晕和无力，甚至还会诱发更为严重的疾病。

因此，冬季里男人要多饮水，多排尿，将细菌毒素冲淡，及时疏通血管，促进体内垃圾排放，增强免疫力和抵抗力。此外，每天热水坐浴1次或2次，每次15～30分钟，可以增强前列腺的血液循环。

冬季，性爱流汗的男人是体虚吗

房事对男性来说是件消耗体力、精力的活动，因此，夏季流汗很正常。但很多人认为，如果男子冬季在房事过程中大汗淋漓就是虚弱的表现。其实，这是一种误解。

根据反应性行为的类型和个体的差异来划分人的性行为类型，可分为黏着型和激越型。有些人只要一进入性交状态就是兴奋和高潮前的平台状态，而另一些人在性交过程中没什么太大的快感，直到高潮时才有兴奋的感觉。黏着型的人射精慢，性交时间长，而激越型则相反。

兴奋型的人在性生活中多激越，抑制型的人则多黏着。因此，一个身体很棒的小伙子，由于他是激越型的，就可能在整个性活动中都出汗。但黏着型的人就很少出汗或仅微微出汗。因此性爱流汗绝不代表身体衰弱，而是心理作用的结果。

❀ "性"高采烈地过新年

春节长假，夫妻可以抓紧时机享受生活。其实有些菜肴虽然制作简单，却可以起到助"性"的作用，不妨一试。

1.番茄炒鸡蛋、煮鸡蛋、荷包蛋

鸡蛋是性爱后恢复元气最好的"还原剂"。鸡蛋是一种高蛋白食物，其所含的蛋白质达14.7%，主要为卵蛋白和卵球蛋白，包括人体必需的8种氨基酸，与人体蛋白质组成相近。鸡蛋蛋白质的人体吸收率高达99.7%（牛奶仅为85%）。这些优质蛋白是性爱必不可少的一种营养物质。它可以强元气、消除性交后的疲劳感，而且，它在体内还可转化为精氨酸，提高男性精子质量，增强精子活力。同时还能加快女方处女膜破裂后的愈合。

2.清蒸鳜鱼、萝卜丝鲫鱼汤、蛤蜊蒸蛋

科学研究证明，鱼肉和贝类中含有丰富的磷、锌、锰等物质，这些元素对性功能保健意义重大。对男性而言，可以增加精子数量和活力，增强体力和耐力。对女性而言，则能帮助黏液分泌、保持湿润、增添性趣。

3.葱炮羊肉

葱的营养十分丰富，它能良性刺激性欲。现代医学研究表明，葱中的酶及各种维生素可以保证人体激素分泌正常，从而壮阳补阴。

4.凉拌海带丝、紫菜汤

海藻里有含量异常丰富的碘。碘能保持人体甲状腺的功能和活力，而甲状腺实际上也控制着人对性刺激的感应程度。所以海带、紫菜、裙带菜等藻类食品应该是餐桌上的常见菜。

❀ 冬季性生活注意预防感冒

在冬季进行适当的性生活还是必要的。不过，夫妻在冬季过性生活时也应注意预防感冒。冬季气候寒冷，如果夫妻赤身裸体地过性生活，很容易引起伤风感冒，一般症状还比较重，病程也较长，对身体有很大的危害。

现代医学研究认为，性生活后全身发热排汗，毛孔最大限度地张开，人体免疫力下降，隐藏在呼吸道内的病毒和细菌乘机生长繁殖，易引起上呼吸道炎症，于是就发生了感冒。美国免疫学家用金仓鼠做试验，发现雄鼠在交尾后2小时，其免疫系统抗病毒能力下降了30%，16小时后才恢复正常水平，也为上述观点找到了实验依据。

避免酒后行房

在天寒地冻的冬季，许多人都喜欢利用喝酒来御寒。事实上，喝酒只是暂时消除了冷的感觉，并不是真正的御寒。如果酒后入房或以酒助性，那更是错上加错。饮酒后，神经系统兴奋性增强，内脏功能紊乱，性欲往往借着酒性达到极点，使人体遭受难以恢复的影响。所以，我国古代最早的医书《黄帝内经》中，就提出了对"醉以入房"的禁忌。

另外，经常饮酒者，由于会引起慢性酒精性肝损害，导致睾丸结合球蛋白增加，造成睾丸损害，以致减弱或失去产生睾酮的功能。有人对饮酒后的男子做了酒精浓度和睾酮的测定，测定结果发现，随着血液中酒精浓度的上升，睾酮下降，会影响勃起功能，导致性功能减退和暂时性阳痿。女性酗酒，则易出现性功能紊乱，阴道分泌物减少，勉强从事性活动可致疼痛，因而缺乏快感，难以出现性高潮。

❀ 身体暖了开始"做事"

一到冬天会出现手脚冰冷现象，而且不容易暖过来，很可能是肾阳虚，这就是中医所说的"畏寒"。

如果肾阳气不足，男性会出现阳痿、早泄，女性也会出现性冷淡等性功能障碍，夫妻双方就不能正常进行性生活。有些女性进入更年期，对同房的兴趣不大了，也可能是肾阳虚的表现。

如果是肾阳虚，造成性生活不协调，到了冬天免不了被动应付。长此以往，男性就容易导致性功能的减弱，女性则容易性欲淡漠，提前绝经。不仅如此，身体还可能提前出现老化的信号，如眼睛花了、耳鸣、记忆力减退、腰酸背痛等。在寒冷的季节，夫妻之间相互温暖身体，用真情和温情激发对方的"性"趣，让身体暖了再开始过性生活，就可得到应有的"性福"。

肾阳虚是虚症，必须经过较长期的治疗方能有显著疗效。可服用金匮肾气丸、桂附地黄丸或右归丸，但右归丸为纯补肾阳之品，可能较容易上火。

❀ 冬季，性事过多小心痔疮

冬季是痔疮高发时期，由于冬天气候干燥、寒冷，人体的皮肤黏膜抵抗力减弱，很容易发生痔疮。如果冬季性生活过度频繁，不但更易引发痔疮，原有痔疮患者还可诱发痔疮急性发作，甚至引起肛瘘、肛裂等严重并发症。

这是因为性生活时全身肌肉处于高度紧张状态，盆腔和会阴部肌肉会持续收缩。此外，生殖道神经感受器高度持久兴奋，局部血液循环也会发生紊乱。这就会增加肛门周围血液循环的阻力，使血液循环发生障碍。而痔疮，则是肛门周围的静脉丛突出于黏膜外（内痔）或肛门外（外痔）。若性生活过频，肛门静脉丛常发生血液循环障碍、静脉曲张、淤血，突出于黏膜或肛门外，以致不可逆转，这就发生了痔疮。

再者，性生活时的冲动、屏气、压力更容易导致局部血液循环发生各种异常变化，致使肛门、直肠组织黏膜肿胀、疼痛而发生痔疮。

平时应注意便后不要用不清洁或过于粗糙的手纸揩拭肛门，并注意勤洗下身，勤换内裤。多穿棉织品内裤，以利透气及吸收局部分泌物。坐浴及熏洗肛门是重要的，有效的防治方法，既可清洁肛门，又可改善局部血液循环，痔疮患者应经常以热水熏洗、坐浴肛门。

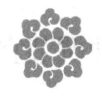

第四章

四季心理调节宜忌

一、春季心理调节宜忌

春天为何情绪不稳

春季，很多人会觉得情绪出现莫名的波动，有时候激情满怀，有时又郁郁寡欢。前者是因为强烈的阳光提升了人体内血清素的浓度；后者则是光和热刺激人产生神经递质多巴胺。

春天日照延长，气温回升，使人感觉身体健康、精力充沛。人脑中的多巴胺和去甲肾上腺素增多，所以在春天情绪更容易波动。此外，从营养学的观点来说，不喜欢吃蔬菜也对情绪不利。蔬菜中的钾有助于镇静神经，安定情绪；相反，动物性食物或食盐、味精、小苏打之中的钠会使神经兴奋。

另外，体内过剩的钠能否顺利排泄出去，钾起到很重要的作用。蔬菜摄取不足者，通常无法摄取足够的钾，因此，多余的钠无法全数排出，残留在体内，成为焦虑、情绪不稳定的主因。

春季当心隐匿性精神病

春天是精神分裂症等重症精神病的多发季节，而近年来隐匿性精神病患者却在呈逐年上升趋势。

精神病患者的典型表现是兴奋躁动、行为紊乱、胡言乱语，行为异常。隐匿性精神病人虽然没有上述症状，但突出表现为两大类别。

第一类是人际关系不好，总是觉得被人欺骗、背叛，或是无意识地不停做某一件事，或者不能良好地适应社会。此类患者需要使用抗精神分裂症药物治疗，才能有效缓解病情。如果一个平时和善的人突然性情大变、"恶向胆边生"，他可能早已患有隐匿性精神病，只是在特定的时机突然爆发。

第二类是个性异常、神经衰弱、情绪异常等，患者容易性情大变，比如爱动者变静，勤奋者变懒惰。有的患者感觉疲乏、头疼、记性变差、心慌、失眠、肠胃不好，有的则容易发怒、具有挑衅性。

柳絮容易引发抑郁症

每到三四月份，杨柳开始开花的时候，絮状花蕊便成为人体过敏反应的罪魁祸首。

但是，并非每一个人的过敏都反应在皮肤上。柳絮中所含的细小纤维被人吸入后，变成人体产生抗体的原因，而抗体发生特异性结合的时候即可增加对副交感神经的刺激，形成迅速致敏。在这一过敏时期，对自身抗敏性强的人来说，很可能只是非常轻微甚至没有过敏现象出现，可神经刺激却依然存在，而且容易转变为反映在精神状态上的躁动、抑郁、紧张和情绪消沉，进而引发抑郁症的发生。

心情不好去春游

春游在我国有着悠久的历史，古时称之为"踏青"、"寻春"或"探春"等。自唐代以来，文人雅士对此就多有描述。大诗人杜甫《丽人行》一诗中就描述了唐天宝十二年杨贵妃在都城踏青的盛况："三月三日天气新，长安水边多丽人……"把当时皇宫贵族们踏青的盛况，描写得淋漓尽致。

阳春三月，春光明媚，正是春游的大好时光。此时，或合家出游，或恋人相约，或友人相邀，到郊外田野阡陌，去寻芳觅胜，呼吸新鲜空气，荡涤肺腑污浊，可以使抑郁的人释放压力，放飞心情。置身山水之间，从心理上远离城市的喧嚣、工作的压力，自然让人的紧张和焦虑得以释放，心灵得以休息。

郁闷、易怒者在春季需要调节

中医养生谚语虽有"冬季进补，开春打虎"一说，但如果能在万物复苏的春季进补得当，其效果一点儿也不亚于冬季进补。

"郁闷压抑"和"暴躁易怒"的人，也是春季进补的重要对象。郁闷压抑的人通常表现为腹胀、脾胃不好、情绪压抑、食欲缺乏、舌淡苔白等症状，属中医范畴的"肝气郁结"型。而暴躁易怒的人，通常表现为体形过胖、心烦易怒、舌红苔黄等症状，属于中医范畴的"肝火上炎"型。针对这两种人群，中药汤剂分别给予"疏肝理气"和"柔肝清热"法调补。

除此，在春季的食疗上，郁闷压抑的人应有选择地多食芳香通气的茴香、萝卜和橘子等，同时可取黄芪10克、生姜3片、大枣5个，煎汤代茶饮。暴躁易怒的人则应多选食苦味、酸味的苦瓜及山楂等，同时可取菊花10克、决明子10克、甘草3克，煎汤代茶饮。

❀ 三月跳槽高峰期

新年刚过，三、四月跳槽高峰就已经来临，然而通过研究发现，一些渴望突破职业瓶颈的职业白领却遭遇了职场冷遇，导致过年的喜庆被一扫而光，心态越来越坏，烦躁不安、焦虑着急。

跳槽并不意味着就能够取得职业的成功，一般公司在招聘时都会考虑员工的稳定度，因为频频跳槽的人一般来说心态都比较浮躁，公司有理由认为他在别的公司待不下去，在这里也不会待久。所以，跳槽要三思而行，尤其是同一行业内部的人才流动更要谨慎，毕竟在同一个从业圈内，口碑也是一个很重要的因素，频繁跳槽的人是难以让企业放心使用的。

跳槽的原因有很多种，最主要的是提升身价和拿到高薪。提升身价主要表现为由小企业跳向大企业，在大企业中各方面福利待遇较好，同时能接受到正规和系统的培训，对以后发展有好处。

还有一部分人则为了拿到高薪，他们从大企业跳到中小型企业，而跳槽的前提则是承诺高薪。几乎所有人都羡慕高薪酬、高福利、高待遇的职位，却忽略了高压力、高负荷带来的高血压、高血脂、高血糖。

虽然跳槽的目的各有各的不同，但一定不要只用薪水和奖金来衡量跳槽的好坏。首先要看这个企业是不是正处于发展期，而且是否有很大的发展空间。其次要弄明白这份工作是不是自己希望做的工作。最后要衡量一下，接受这份工作后，会不会对自己未来的发展产生一定的帮助。

❀ "暖冬"导致精神疾病高发期提前到来

受"暖冬"的影响，原本在4～5月份才高发的精神类疾病，初春就已明显增多。这是因为人是由生物节律调节的，春季万物复苏，精神不够健康的人脑内部分生物机制受到影响，神经介质会出问题，引发精神疾患。

因此，有精神病史的患者在春季，特别是"暖冬"过后，要加强保健和治疗，以预防为主；避免过度疲劳，保证病人有充足的睡眠；家属要给予多方面的关怀和支持，尤其是在心理方面，尽量避免各种刺激因素；一旦发现自身及家人有精神方面的症状，应及时到医院就医。

❀ 春季女性更易抑郁

根据调查显示，春季里女性抑郁症患者是男性的两倍。因为妇女必须面对月经、怀孕、生育、绝经和避孕等一系列生理过程，体内激素的变化会对情绪造成影响。而且女性比男性更细致、敏感、依赖性强。春季里也更易患抑郁症。

　　那么，如何判断自己是正常抑郁情绪还是抑郁症呢？抑郁症主要有以下表现：没有明显原因的持续疲乏感，休息后也难以复原；活动缓慢，很容易为小事发脾气；经常自责，或有自卑感，自我评价过低；思考速度减慢；失眠，包括入睡困难，睡眠浅而不稳；食欲缺乏，进食减少，体重也可能明显减轻；性欲减退，对异性不感兴趣；反复出现自杀念头。

二、夏季心理调节宜忌

当心"夏季情感障碍"

　　随着气温一天天升高，不少人的心情也莫名其妙地烦躁起来，经常为了芝麻绿豆大的事就与人大动肝火，事后自己也后悔不迭。这是因为高温容易引发情绪障碍，尤其当气温超过35℃、日照超过12小时、湿度高于80％时，人的情感障碍发生率明显上升。医学上称为"夏季情感障碍"。

　　人的情绪与外界环境有密切联系，特别是高温天气会影响人体下丘脑的情绪调节中枢，人便很难控制自己的情绪。即使是身在凉爽的办公室，也会因为看到窗外强烈的光线而产生烦躁的情绪。加上工作繁忙，压力大，夏季睡眠和食欲不好，使得体内电解质代谢产生障碍，影响大脑神经活动，很容易发生情绪和行为方面的各种异常。

做运动可能是解除压力的最实际方法。做40分钟的运动，可以减少压力长达3个小时，而且越处于紧张状态，运动之后就越能感到愉悦。尽可能不要安排午餐约会，利用午餐时间让自己的心灵休息一下。之后可以去散散步，一段10分钟的轻松散步，可以让紧张的情绪得以缓解，效果可持续1~2小时。

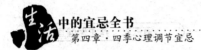 夏天早醒当心抑郁到来

夏天，许多人发现自己常常会早醒。心理医生提醒说，早醒可能是抑郁的信号。

早醒最为常见是在凌晨2~4点钟醒来，醒后不能再入睡，脑海里反复浮现着一些不愉快的往事或对前途忧心忡忡。除睡眠障碍外，抑郁症患者往往还表现出程度不同的情绪不佳，对任何事都觉得没有兴趣，做事力不从心，注意力难以集中等。病情严重时，患者甚至会产生自杀的想法。因此，若把抑郁症当成单纯的失眠来治疗，不仅会贻误病情，还可能造成不良的后果。

早醒的人由于睡眠不足，第二天就会感到疲乏、心烦意乱，办事效率低等。长期早醒的人还会出现心悸、胸闷、腰酸、腹胀，

男子还有勃起功能障碍、遗精等现象，给人的身心健康带来严重的影响。

临床研究提示，75％以上的慢性失眠者同时伴有心理障碍。如果经常反复出现早醒，同时又伴有情绪低落、精神不振、兴趣下降、悲观消沉、注意力涣散、容易激怒等症状，就应考虑可能已进入了抑郁状态或是患了抑郁症，需要找心理医生进行诊治。

🌸 夏季减压试试放松疗法

夏季工作压力普遍升温，如何有效地缓解夏季压力？首先，积极主动地重新认识压力源头，调整原来设定的目标，换一种角度思考问题。其次，寻求社会支持是对抗压力的有效缓冲器，检查对人际关系的满意度，寻求合适的朋友倾诉。第三，把家庭当做"避难所"，在工作之余让能量投入其他领域，并学会良好地管理时间。

夏季减压可采用放松疗法，合理运动、调节肌肉，使之相对松弛。

1.练习者以舒适的姿势靠在沙发或躺椅上。闭目。将注意力集中到头部，咬紧牙关，使两边面颊感到很紧，然后再将牙关松开，咬牙的肌肉就会产生松弛感。逐次——将头部各肌肉都放松下来。

2.把注意力转移到颈部，先尽量把脖子的肌肉弄得很紧张，感到酸、痛、紧，然后把脖子的肌肉全部放松。

3.将注意力集中到两手上，用力紧握，直至手发麻、酸痛时止，然后两手逐渐松开，放置到自己觉得舒服的位置，并保持松软状态。

4.把注意力指向胸部，开始深吸气，憋一两分钟，缓缓把气吐出来；再吸气，反复几次，让胸部感觉松畅。

以此类推，将注意力集中于肩部、腹部、腿部，逐次放松。最终，全身松弛，处于轻松状态，保持一两分钟。每日照此法做2遍，持之以恒，会使心情及身体获得轻松，睡前做一遍则有利于入眠。

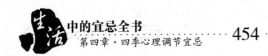

暑假给孩子补补心理课

嫉妒、怨恨、自私、叛逆、自卑等等都是青少年时期的主要心理特点，针对近年来不断上升的青少年案件，建议家长利用暑假给孩子补补心理课。放松学习带来的紧张情绪，培养健全的人格。

利用假期和孩子一起做一些他们喜欢的事情，比如让孩子计划一次出游，一切事宜都由孩子安排，家长只是跟随，不过多干涉，让孩子做主。当孩子遇到困难请家长帮忙时，再给予适当指导。这样不仅能让孩子感觉到家长的信任，也锻炼了规划事情、面对问题和解决问题的能力。

另外，很多家长都希望利用假期给孩子报一些课外班，究竟如何选择，最好还是和孩子一起商量，听听孩子的想法，看看他是否有想学习的东西，或者是另有安排，比如参加一些社区活动、志愿服务等。这样不仅能让孩子感觉到父母的尊重，也锻炼了他的自主性。

五一旅游注意心理安全

五一节外出旅游的人数越来越多，而各旅游景点发生的小规模争斗事件也明显增多，旅游者之间、旅游者和景点工作人员之间、旅游者和服务人员之间发生矛盾的几率都在增高。在旅游高峰期及过后一周内，除普通外伤有所增加外，不明原因的恶心、眩晕、肠道反应、焦虑、神经衰弱和过敏患者也都大幅增加。

显然，这些症状与旅游人数过多有关联。人过于集中在一个相对体积的环境中时，由于人体散发的热量和呼出的二氧化碳在该体积中剧烈增多，使人体出现缺氧、热量散发不出去、血液循环加快等一系列症状，引发心率加快、压力感增大、安全感丧失、自我保护意识加深，于是引发焦虑、躁狂、心肺功能紊乱等一系列的问题，也造成了旅游归来后出现的病症，统称为"旅游综合症"。

夏季当心"公路狂躁症"

现在，交通堵塞已经成为每个城市人每天都要面对的问题，于是"公路狂躁症"也就应运而生，炎炎夏季更是"公路狂躁症"

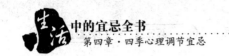

的高发季。高温天气自然容易使人产生急躁情绪，尤其男性司机往往更容易受到天气的影响，驾车时间一长，情绪不稳，一旦遇到堵车、吵架或违章、扣证时，心情极易冲动，这直接导致开车时注意力无法集中，若遇到危险情况就很难避让。因此男性司机一定要控制自己的不良情绪，可以在开车时放一些音乐调节情绪。

此外，司机吃些苦味食物，也能有效避免"公路狂躁症"。因为苦味食物中所含的生物碱具有消暑清热、促进血液循环、舒张血管等功效。夏季，司机经常食用苦味食物不仅能清心除烦、醒脑提神，也可增进食欲、健脾利胃。

夏季，不良情绪可致口臭

夏季，引起口臭的原因很多，如吃葱蒜、咸腥等食物，长期吸烟、酗酒，患有牙周炎、不注意口腔卫生、慢性鼻窦炎等因素都可产生不同程度的口臭。但是，不良的情绪也会导致口臭，这一因素往往被忽视。

关于口臭与情绪的关系，我国医学中早有描述。如清代《杂病源流悄烛》中说："虚火郁热，蕴于胸胃之间则口臭，或劳心味厚之人亦口臭，或肺为火灼口臭。"其中提到的"郁"和"劳心"都指的是人的不良情绪状态。

近年研究发现，海带中含有高效的消除臭味的物质，其消臭的效果是现有口臭抑制物黄酮类化合物的3倍，因此，患有口臭的人，常食用海带有消除口臭的作用。

❀ 梅雨季节使人更加抑郁

情感性心理障碍的发病受到季节的相关影响，一般来说，梅雨季节容易使抑郁和躁郁双重障碍的病人发病率增加，而上述两类人正是自杀的高危人群。

多变的气候对人的生理和心理影响较大，阴雨天气气压低，对人的血压、尿量等产生影响，有些人出现沮丧、抑郁情绪，抑郁症病人则会出现症状恶化，导致并发抑郁和失眠的病人大为增加。当空气湿度大于70%时，有利于病菌的繁殖与传播，还会使人们的血管压力增大和呼吸不畅，人的精神容易出现疲惫、烦躁不安、极易发怒等症状。再加上阴雨天，人们的户外活动减少，人际交往受到限制，更容易陷入沮丧的情绪中。

❀ 夏日上火容易引发癌症

夏日里容易上火，因此特别需要预防由此引发的癌症。

孤僻、抑郁、焦虑、多疑善感、易怒、暴躁的情绪等都会严重干扰人体器官的功能，引起新陈代谢的失调，使生活规律紊乱，从而容易形成病因，诱发肿瘤。而在夏日里，夜生活频繁，被动吸烟的人非常多，人体免疫力下降，加之容易上火，导致性格不正常，就容易引发癌症。

要预防性格不正常，远离由此引发的生理上的癌症，首先应该为自己规划一个科学健康的生活方式，同时注意防暑降温，适当运动，生活有规律，戒烟并远离吸烟场所。遇到不尽如人意的事情发生后，可以采用分散法转移注意力，如找朋友聊天，暂时换个生活环境，外出旅游一阵子等。

唐朝白居易在《消暑》诗中写道："何以消烦暑，端坐一院中。眼前无长物，窗下有清风。散热由心静，凉生为室空。此时身自保，难更与人同。"无论天气多么炎热，只要静下心来，在空气清新的院中、书房或卧室，安上一张竹床，或摆一木凳，或置一躺椅，或坐或倚，用这种方法使心理减负消暑，也可以使心情放松。

🌸 夏季无名火可能来自抑郁

说起抑郁，有一种情绪和行为现象很容易被大家所忽略，这就是激怒。

所谓激怒，就是很容易因一些不足挂齿的小事而大发雷霆。很多人一到夏天，都觉得自己的"无名火"特别大，常常为了一些小事发了很大的脾气，甚至会做出失控的行为，如打骂别人、砸坏物品和家具等。

夫妻双方如果一方有抑郁，另一方会为此头痛，认为配偶"不是一盏省油的灯"，会为了一些小事而损害夫妻的感情。一般来说，抑郁症患者在事后都能清醒地意识到自己的脾气太过分，也很想改变这种激怒的状态，但事实上如果抑郁症状没有根本好转，激怒的状态也难以消除。

三、秋季心理调节宜忌

❀ 入秋防"情绪感冒"

入秋后，许多人情绪低落，无缘无故地伤感，记忆力减退，对什么都不感兴趣，对自己没有信心，时常出现头痛、头昏、乏力、疲劳等症状，感到难以继续工作和正常生活。这种现象也叫"情绪感冒"。

秋天来临，万物进入收敛、萧条期，这一时期也是抑郁症的易发期。但是目前多数人对抑郁症的认识还不够，认为患抑郁症的人"整天胡思乱想"、"消极怠工"等。其实，抑郁症患者本人也不愿"胡思乱想"和"消极怠工"，但做不到。这些人大多自我要求高，追求完美，无形中给自己施加的压力较大，容易对自己的表现不满意，继而产生情绪变化。

秋季"情绪感冒"并不可怕，它像躯体感冒一样，经过心理治疗或配合适当的药物治疗是可以治愈的。抗抑郁药分为如下三类：

1.三环类抗抑郁药：为目前较常用抗抑郁药，主要有丙咪嗪、阿米替林、多塞平、氯丙咪嗪、地昔帕明等。可抑制神经末梢突触前膜对去甲肾上腺素和5-羟色胺的再摄取，从而提高受体部位的递质浓度，而发挥抗抑郁作用。

2.二环类、四环类抗抑郁药：以麦普替林为代表，其药理作用与三环类抗抑郁药类似。

3.单胺氧化酶抑制剂：又分为可逆性和非可逆性两种，可逆性以吗氯贝胺为代表，非可逆性以苯乙肼为代表，由于该类药毒性较大，现已少用。其药理作用为抑制单胺氧化酶，减少去甲肾上腺素、5-羟色胺及多巴胺的降解，使脑内儿茶酚胺含量升高而发挥抗抑郁作用。

❀ 预防"悲秋"多喝茶

宋代养生家陈直说："秋时凄风惨雨，老人多动伤感。"老人为何"秋悲"呢？现代医学研究证明，在人体大脑底部，有一种叫"松果体"的腺体，它能够分泌"褪黑素"。这种激素能促进睡眠，但分泌过盛也容易使人抑郁，气温的变化对其分泌会产生间接影响，尤其是在冷热交替的换季时节。

预防"悲秋"最有效的方法是心理调节，保持乐观情绪，不必自寻烦恼。早点起床，吃顿营养丰富的早餐。不宜整日持续工作，除了中午外，早上10点，下午3点宜放下工作，休息片刻。每日加班不宜超过两小时，因为慢性疲劳容易患抑郁症。吃过午饭，宜散步或逛逛街松弛身心，晚上到公园跳跳集体舞等。扩大生活圈子，多交工作以外的朋友，这都是松弛神经、预防抑郁症的良方。

注重养心和养肝，多喝玫瑰花或菊花茶、莲子茶，因为它们有清肝解郁的作用，长期喝对于消除抑郁很有帮助。多吃莲藕、莲子、小麦、甘草、红枣、龙眼等，这些食物有养心安神的作用，对消除焦虑、抑郁很有帮助。核桃、鱼类等含有较多磷质，也会帮人们消除抑郁。

秋季心理放松法

打哈欠、伸懒腰、深呼吸等都是人体自动的放松机制，差别在于程度不同。紧张的时候试试"大字舒服法"，只需要5分钟就可以彻底放松。

具体方法是：呈"大"字形躺在床上，再在脖子和膝盖下方枕个垫子，让自己处在舒服的姿势。深呼吸，闭眼调息，集中意志动动肩膀、手指头、脚趾头。从平躺姿势开始联想，直到坐着站着都能随意进入放松状态。

入秋当心情绪疲软

天气变得凉爽了，但许多人却犯困、精神疲乏。这是因为夏季持续高温，导致人体能量消耗透支，从而出现疲软、困乏等状况，因此入秋必须小心"情绪疲软"。

为摆脱这种"情绪疲软"状态，最好能保持充足睡眠，在晚上10点前入睡，就能防止一上班就犯困的现象；饮食上最好吃得清淡些，油腻食物会在体内产生酸性物质，加深困倦；要多吃水果、多喝水。此外，这种困乏状态和人体缺氧也有关，因此可在室内放些绿色植物，如吊兰、橡皮树、文竹等植物，来释放氧气、调节室内空气。

"一场秋雨一场寒"。气温的下降，会使人体新陈代谢和生理机能均受到抑制，导致内分泌功能紊乱，进而使情绪低落，注意力难以集中，甚至还会出现心慌、多梦、失眠等一系列症状。

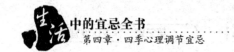 "十一"长假摆脱压力

现代都市人处于长期的精神紧张之中。研究表明，长期精神压力会削减免疫机能，使患病几率提高。无形的压力会在人的生理和心理方面引起诸多不良的反应。如头疼、疲劳、失眠、消化不良、颈痛或背痛等。心理症状主要包括紧张、焦虑、愤怒、消极、悲观等，更严重的则表现出抑郁症的征兆。长假期间吃点零食，既能减压，如果搭配得合理，还可以使身体更加健康，那么该吃什么零食呢？

碱性食物如水果、蔬菜、菌藻类、奶类等，可以中和体内的"疲劳素"——乳酸，以缓解疲劳。人体热量消耗太大也会感到疲劳，所以应多吃如豆腐、牛奶、鱼、蛋、全麦面包、谷类等。

维生素和矿物质是人体正常机能必需的营养素。由于维生素、矿物质的特性，在促进人体某些功能时，各种维生素、矿物质之间会有协同作用，某一种元素的缺乏可能影响其他维生素、矿物质的吸收、利用，因此可以定时服用维生素补充剂。

✿ 秋季"五更泻"与抑郁有关

炎炎夏日过去了，又到秋季"五更泻"高发季节。"五更泻"，顾名思义就是指发生在黎明前、五更时辰的腹泻，男性多于女性。主要症状是，每到黎明的时候，肚脐周围就会发生疼痛，肠鸣即泻，泻后则安。

五更时分正当阴气最盛、阳气未复之际，在这种特定环境下，虚者愈虚，因而形成了"五更泻"。这类病人平素还常伴有腹部畏寒、四肢不温、腰膝酸软、神疲乏力等一系列肾阳虚衰的表现。

"五更泻"有一个心因性的疾病常常被忽视，这就是心理因素所致的肠道功能紊乱，而抑郁和焦虑是其中最常见的心理因素。患有"五更泻"的人大多数患的是"心因性腹泻"，所以患者总是面黄肌瘦、疲乏无力、睡眠不足、精神萎靡、效率低下。因此，心理治疗的参与对于心因性腹泻的患者十分有效。随着心理问题的逐渐消除，腹泻的缓解和身体的恢复就有了良性循环的契机。

✿ 女性秋季晨练缓解抑郁

秋季阳光照射少，人体的生物钟不适应日照时间长短的变化，导致心律节律紊乱和内分泌失调，因而出现了情绪与精神状态的紊乱。

年轻女性和常年在室内工作的人，尤其是体质较弱或极少参加体育锻炼的脑力工作者，以及比较敏感的人，比一般人更容易产生秋季抑郁症。医学研究发现，患秋季抑郁症的女性是男性的4倍。因为年轻女性较容易攀比，心理敏感又内向，而且不愿意交流，朋友少。一旦工作不顺心，人际关系处理不好，无法更好地宣泄，就容易出现问题。

女性处于抑郁状态时，若能及时得到家人的理解和开导，很快就能恢复过来。如果发觉自己有抑郁倾向，最好的解决方法是，找和自己环境差不多的朋友接触，积极面对生活，比如参加外出唱歌或郊游等活动，千万不要一个人独处。

小心"开学综合征"

如今学校、家长对老师的要求越来越高，所以老师压力很大，加上9月初天气还很炎热，不少地方的老师出现了严重的"开学综合症"。男教师反应为头重、胸闷、精神萎靡；而一些女教师则情绪波动较大，脱发严重。

而许多学生由于学业压力过大、父母期望值太高，一旦从暑假松弛状态进入到开学紧张状态，心理张弛平衡系统就容易被打破，也会患上"开学综合症"。医治"开学综合症"关键还在于自己，不妨试试以下减压法：

1.喝杯冷咖啡：这是一杯镇静剂，又是一剂清新剂，可以让燥热的头脑冷静下来，有助于事情向好的方向发展。

2.冲个冷水澡：思维得到过滤，更重要的是全身放松，一身轻松有助于保持旺盛的体力以及生活热情。

3.体会小成功：将一件事分成几部分，从最轻松的地方做起，胜利后小小庆贺一下，有助于下一步工作的开展及积累勇气。

中秋节，找点事情做

中秋是合家团圆的日子，但是外出打工、上学、离家的人，难免触景伤情，郁郁寡欢。

中秋的时候，不妨找点事情做。喜欢做什么便做什么，当全情投入在自己最喜欢的事情上时，自然能忘掉一切，再没有多余的空间让你自叹寂寞无奈。散步、写作、做小手工、甚至弹琴等都可以，并可以借此认识到其他志趣相投的朋友。

过大的工作量只会加重孤寂感，不少人只知终日埋头工作，久而久之，减少了与他人相处的时间，只会加重个人的孤寂感。工作并不是逃避的良方，还是多看看话剧、多听听音乐会吧！

四、冬季生理调节宜忌

冬季抑郁症袭击心理创伤人群

冬季抑郁症的典型症状是睡眠增多，食欲旺盛，不喜欢与人交往，精神涣散，工作倦怠，注意力难以集中起来，情绪低落、不振。

进入冬季以后，日照时间减少。人体脑内松果体分泌的褪黑素增多，这种褪黑素直接抑制脑内神经递质"5－羟色胺"的合成。而"5－羟色胺"又叫"情绪稳定剂"，它的减少可直接或间接导致一部分人抑郁情绪的产生。

除了由节气造成的生物因素之外，心理、社会因素也是不可忽略的元凶之一。冬季气候寒冷，景物萧瑟，这样的情景与一些人受到创伤后的心理世界在某种程度上非常相似。因此人们更容易"触景伤情"，由于不能及时排遣消极情绪而最终任其发展成真正的抑郁症。

但冬季抑郁症并非真的抑郁症。只有当你出现了嗜睡、贪吃、乏力等症状，并持续2周以上时，才有可能患上抑郁症。如果并没有持续2周以上，可能只是一些暂时性的情绪低落或者疲劳表征，可尝试进行一些健身活动或增加社交加以改善。

❀ 小雪怎样吃出"好心情"

小雪节气前后，光照相对较少，此时人们的心情会受其影响，特别容易引发或加重抑郁症。因此，在饮食方面应有选择性地吃一些有助于调节心情的食物。下面推荐两款小雪节气最适合的食疗方：

1.香蕉豆浆饮：香蕉1个去皮，捣烂后加入适量熟豆浆，即可饮用。每日1～2次。香蕉有助于增加人脑内5－羟色胺的含量，豆制品中则含有植物雌激素和微量元素钙，有助于稳定人的情绪。

2.玫瑰羊心：羊心1个，红花6克，玫瑰花9克，食盐适量。将羊心切片，放入小砂锅内，加清水适量，放入玫瑰花、红花同煮，煮约15分钟，浓缩收汤。将羊心串成串，蘸上玫瑰、红花汤汁，在火上反复翻烤至羊心熟透，撒上少许食盐，即可食用。可辅助防治因季节改变而引起的失眠、心悸、胸闷等不适症状。

❀ 谨防春节心理失调症

春节来临，万家团聚。可是近年来，各种心理疾病的患病人数呈较大幅度的上升趋势。因此，在节日期间，更需防范"节日心理失调症"。

春节期间，人们利用这些日子探亲访友、交流沟通、娱乐休闲。不过，对于一些平时在高度紧张状况下工作的人群而言，并不是很适应清闲的生活。尤其是外企、私企的白领工作者，如果他们一旦停下来无事可做，反而容易出现抑郁、失落、焦躁不安等不良情绪反应。心理学上将其称之为"节日心理失调症"。

从心理学角度上讲，在高度紧张的工作状态下，作为一种应急机制，人的大脑中枢会相应建立起一套高度紧张的思维和运作模式，以使人们能够适应快节奏的工作、生活模式。如果一下子从上述状态中停下来无事可做，原来那种适应紧张节奏的心理模式便会突然失衡，加上生理和心理的惯性作用，对宽松的环境反而会感到不适应。于是，有些人便会出现抑郁、焦急、忧伤、失落甚至心悸、失眠等心理健康问题。

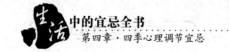 ## 春节：别为送礼愁出病

春节临近，一些人在期待假期的同时又为过节送礼愁得心神不宁，不知该给同事、上级、客户、家人、亲戚、好友、男（女）朋友准备什么礼物。于是晚上睡觉都在权衡利弊，白天上班也走神，并出现烦躁不安、精神紧张、情绪低落、头痛眩晕、注意力难以集中、易于激动、失眠多梦、食欲缺乏等多种症状，这些症状俗称为"送礼焦虑综合征"。

三类人易发"送礼焦虑症"：

1.内向型的人。这类人平常不喜欢交际，应对能力差，对于通过礼品来联络感情或维系人际关系的事感到压力很大，由此产生内心的恐惧和焦虑。

2.道德价值评价高的人。这类人道德感相对强烈，易对"送礼"产生抗拒感，为了拉拢关系而送礼背离了自己的价值观，于是产生矛盾心理。

3.过于在意别人评价的人。有些人过于看重别人对自己的评价，担心礼物不够时尚，担心送到亲朋手里对方是否喜欢，担心对方怎么看待自己，由此很不自信。

高考生心理调整的关键期

这个时期，有的学生会发现最近的学习成绩提高得不快，以前可以轻松记住的知识点，现在却需要重复好几遍才能记住。有的学生心里非常想好好学习，但就是怎么也提不起学习的劲头来，尤其是对一遍又一遍重复学习相同的知识，产生了厌倦的心态。

遇到这样的情况，可以将学习的时间作一下调整，不要长时间复习一门科目，可以将不同的科目进行交叉复习，在每门科目之间留出5～10分钟的休息时间。休息的时候可以听听励志的歌曲，也可以看看励志的小故事，激励一下斗志。如果心情郁闷烦躁，可以到操场，或者空地上大声地呼喊，唱歌，或者跑跑步运动一下，从紧张的学习氛围中暂时跳出来。

这段时期，孩子的心态也受家长的影响。最好不要谈论"万一考不好会怎么样"之类的问题，而要让孩子感觉到"只要尽力就行了！"在高考前给孩子创造一个温馨的家庭环境以及安静的复习环境，这对孩子的备考是很有好处的。但是也不要刻意改变生活习惯，因为这个阶段孩子的心理十分敏感，刻意的改变反而会给他增加心理负担。

春节恐慌困扰单身族

在别人眼里幸福祥和的春节，在单身族看来却是很难熬的。因为，春节一到意味着又要面对父母的唠叨和亲戚朋友异样的眼光，过节成了过"劫"。

现在的城市里，很多白领由于迟迟未遇到心仪的对象，或由于不具备结婚的条件，单身成了无奈的选择。而随着"择偶难"现象带来的单身潮，不少大龄单身族出于对春节的恐慌而患上了"春节自闭症"。

针于大龄单身族患上"春节自闭症"的现象，家长应更为宽容，让孩子在恋爱婚姻的道路上"随遇而安"。如果过多干预单身族的生活方式，只能催生"春节恐慌症"、"春节自闭症"等不健康的心理，甚至导致租男友、女友回家过年等与传统婚恋观念完全背离的现象出现。

冬季，焦虑引发胃病

冬季是胃病的高发期，人的情绪、心态也与胃病的发生有密切的关系，很多人患的就是"胃肠神经症"。

胃肠神经症是一组以心理因素为背景、胃肠道功能紊乱为主要表现的疾病，它的发病常与长期的紧张焦虑、抑郁、恼怒等情绪有关，导致内向、情绪不稳、自控能力差、多思善虑、适应性差的个性心理特征，容易出现紧张情绪。而对自身健康的过度关注，一有病痛就猜疑、焦虑、恐惧，也会干扰中枢神经的正常活动，并通过自主神经和内分泌系统引起胃肠功能障碍。此外，饮食不节、服药不当，会诱发胃肠功能紊乱，加重胃肠神经症的症状。这种病有一定的家族遗传性，家人有同患这种病的可能。

对胃肠神经症患者，应以心理治疗为主。要保持精神愉快和情绪稳定，避免紧张、焦虑、恼怒等不良情绪的刺激。同时要注意劳逸结合，防止过度疲劳而影响胃病的康复。鼓励患者多参加有益的活动，养成乐观自信的生活态度。在心理治疗的基础上，再对症用药。

第四篇

疾病用药
宜忌

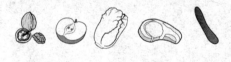

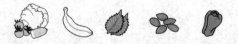

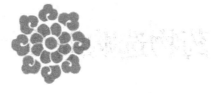

第一章

家庭药箱的管理细节

一、药物选购细节

✿ 买药不可一味求时髦

某些新药确实比老药好。特别是不少新药换代产品与老药相比，效果更佳，不良反应更小，特异性更强。这主要是由于现代科学技术的进步，特别是分子生物学突破的结果，促进了药物的提纯、增效和更新换代。

对现行时髦的新药、新方要从两个方面去认识。

一方面时髦的新药、新方之所以能够流行，常具有下列特点：一是号称是最新科技成果，国外已经流行，国内尚属首创，国内还买不到；二是号称服用相当简便，疗效神奇；三是号称无毒副作用；四是这些说法往往来自所谓专家，有一套特别玄妙的理论，而且这些理论所讲的"科学性"有些具有想当然的性质，老百姓特别容易接受。

另一方面，时髦的药物之所以流行，也有社会方面的原因。例如，新闻媒介的积极宣传，科研机构的迟迟不表态，药店的大力推荐，医院等医疗机构的睁一眼闭一眼，都使得这些时髦的药物放任自流，许多老百姓就是在动摇和观望中抱着试试看的心理上当受骗的。

事实上，有许多新药就其本身而言，一点都不新。例如扶他林，其药品成分是很老的药双氯芬酸钠，只是剂型新。市场上各种新药广告层出不穷，有的媒体在宣传时，夸大了药物疗效，对其不良反应避而不谈，以致社会上不少人认为"新药有奇效，新药比老药好。"其实，这是一种误解。药品的好坏不在"新"、"老"，而要看其对治疗疾病是否切实有效和安全可靠。

❀ 只选对的，不选贵的

一般来说，家庭用药应以疗效稳定、副作用小、适合长期服用为原则，不可片面追求越贵越好。许多购药者经常从医院带回来一大堆只有外文名字的药片和药膏，若问起来他还会喜滋滋地告诉你这是大夫特意开出来的进口药，"几百块钱一支呢"。在单位里也常会听人说某某人得了病在医院住院好多天，"是因为用了几百块钱一支的进口药才治好的"。那么是不是越贵的药治病的效果就越好呢？其实这种看法是片面的。

有很多人认为贵药都是好药，其实这种看法并不正确。因为药物的好坏要看药物治病是否有效、安全和方便，而药物的贵或贱并非是衡量药物好或不好的标准。

例如，有人牙髓肿胀和出血，只要服用维生素C即可治好，花钱并不多，但是，却有很多人非要花很多钱去买多种维生素服用，甚至还买来葡萄糖与多种维生素合用，结果是不仅花钱多，且治疗效果未必好。再如复方阿司匹林片虽然便宜，但至今仍是较好的解热镇痛和抗风湿药，不仅花钱少而且毒副作用相对来说也比较少。

显而易见，药物的贵与贱和其疗效并没有直接关系，贵药如果不对症，再贵也是毫无使用价值的。

买药不要跟着广告走

药品广告固然起到了宣传新药、使广大患者尽快熟悉了解企业的新产品的作用，但是"患者的福音"、"疾病的克星"、"一粒见效"、"有效率"等动人的语言对不谙医药知识的公众来说无疑是弊大于益的。

药品广告不是学术报告，它仅介绍适应证，并没有介绍其不良反应、用法、用量与注意事项。如此使用，盲目性必然很大。虽然近一两年药品广告上要求加上"请遵医嘱"的字样，但仍存在病人自购或到医院开药的问题。在一些发达国家，处方药的药品广告只允许刊登在医药专业期刊上，而不能随意在公众报刊上向公众做宣传。并且要详细介绍药品药效学实验、毒性实验、临床观察结果，详细说明该药的成分、性质、适应证、用法、用量、注意事项等内容。

有些医药单位，为了诱导顾客，利用病人作招牌，说某某病人用了他们的药，已达到何种效果等等。实际上这种广告的"病人"是虚构的，即使真有其人，这种宣传也是违反《医疗广告管理办法》的。有的电视广告竟然宣传病人排长队抢购该类药品的现象，大家想想看，如果真有那么热销，又何必做广告呢？

自我用药不宜求洋

近年来，进口药品在我国医疗市场上的覆盖面越来越大，这一方面是由于国外制药业确实强于我国，另一方面跟许多人迷信进口药不无关系。

对于进口药品，应该具体情况具体分析。从药品的剂型来看，由于国外药品的生产工艺先进，控释剂和缓释剂的疗效较好；而国内受工业原料和生产工艺的影响，生产的控释剂和缓释剂有时会出现药物进入体内不是释放不出来就是快速释放等状况，难以达到理想的疗效。但水剂、注射剂、一般的片剂、胶囊、软膏等剂型的药品，疗效与进口药品没有什么差别。特别是抗生素类，国产药完全可以替代进口药，进口的抗生素价格是国产的数倍，而从临床疗效和实验结果来看，效果却是一样的。

另外，中国人与外国人存在着种族差异，对药物的敏感性不一样，使用进口药品药量须慎重。

对症选药

就医学的本身而言，对症下药所反映出的正是中医的一条治疗原则——同病异治。其含义是：对于患者在疾病过程中表现出的相同症状要作具体分析，由于其病因不尽一致或完全不同，所确定的治疗原则和方法也是不相同的。与"同病异治"相对的还有"异病同治"，就是针对不同疾病表现出的相同病理结果，采取相同的治疗方法。如遗尿、脱肛、子宫下垂等，可以出现在不同疾病的不同阶段，但都有中气不足的表现，可以采用相同的方法提升中气，用补中益气汤进行治疗多有明显的效果。

药物的作用是有选择性的，任何药物都不是万灵的，都有特定的治疗范围。用药适当，事半功倍；用药不当，不但于病无补，反而会延误治疗时机，带来不必要的毒副作用，也浪费了药物。

所以在用药前，首先要对疾病的性质、轻重有所了解，明确诊断是用药的依据。除非是慢性病或旧病复发，自己对疾病非常了解，否则必须去医院请医生检查，作出明确的诊断后才能用药治疗，万万不能只看一些表面症状就主观随意用药。例如，头痛可以由许多疾病引起，如果不弄清楚病因，就随意服用止痛药，结果不但治疗不好头痛，反而会掩盖病情，延误治疗。

❀ 购买药品后请索取发票

购买药品后，应要求开具发票，写清药名等内容，并将其妥善保存，以备必要时核查。

许多药店，除非消费者主动要求，很少会主动为消费者出具发票。有的药店甚至不为消费者出具购药小票。

如果消费者购买药品不索要发票或购药凭证，容易造成一些危害，如果没有清楚无误的购药凭证，一旦所购买的药品出现问题，由于举证不明，药店常拒绝承认，消费者有理也说不清。另外，大量进货渠道不明、甚至是国家明令禁止的伪劣药品得以公然招摇过市，又在消费者得不到发票等明显证据的情况下，不留痕迹地从流通环节消失，给执法部门的查处带来很大的困难。

因此，消费者购药时一定要索要发票，要加强自我保护意识。当消费者因使用所购买的药物而受到损害时，发票是最重要最有力的证据。同时，索要发票是消费者的正当权利，同时也能减少一些不必要的麻烦。

✿ 用药需遵医嘱，药品说明书只能作参考

购药自用，首先必须在医生的指导下根据医嘱来进行。这就要求购药者能够看懂医生处方的基本含义，并根据医师处方常用符号及其意义进行服药或购药。

有些人取药时，心想反正药品都有说明书，回家看看就知道怎么用了，对医生和药剂师的嘱咐是"左耳朵进，右耳朵出"，根本就没有往心里去。不错，每种药物都有说明书，说明书上都注明了药物的使用方法和剂量。但一般说明书上所说的剂量是指成人一次使用的平均用量。老年人、儿童和肝、肾功能不良的患者就不能完全按照药品说明书上的用法、用量去服用，一定要根据医嘱来服用。

一种药物往往具有多种用途。为不同治疗目的所选用的药物剂量是不同的。也可以说，有的药物在不同的剂量时所产生的作用是不同的。如巴比妥类镇静催眠药，小剂量时可产生镇静作用，使患者安静、活动减少、缓和激动；中等剂量时可引起近似生理性睡眠，治疗失眠症；大剂量使用时则产生麻醉、抗惊厥的作用。一般

药品说明书上只标明了主要用途的用药量，而在用于其他用途时，则由医生掌握剂量。

遵医嘱服药，是保证服药者安全的唯一方法。

根据病情储备药物

家庭存放药品应根据家庭成员的健康状况来储备，如经常患肠炎、痢疾的人，应备用止痢片、盐酸黄连素片、痢特灵片、苓连片和加味香连丸等；经常胃痛、肚子痛的人，可备用胃肠止痛药物，如颠茄片、胃舒平、普鲁苯辛以及用于胃肠虚寒所致疼痛的附子理中丸等。

经常患嗓子痛、扁桃体炎症和化脓的人，可备用杜灭芬片（口含）、含碘喉症片、冰硼散和六神丸等；容易患伤风感冒的人，可备用APC片、扑热息痛片、感冒冲剂、速效感冒胶囊、桑菊感冒片、银翘或羚翘解毒片（丸）和午时茶等。

常患急、慢性气管炎或支气管炎的人，可备用四环素、土霉素片、新诺明或复方新诺明片、复方甘草片（含片）、枇杷露、止咳冲剂或糖浆、橘红止咳丸和通宣理肺丸等。

夏季容易中暑的人，可备用仁丹、十滴水、六一散、藿香正气水（丸）和清凉油等。

患有关节炎并经常反复发作的人，可备用扑湿痛片、抗风湿灵片、布洛芬片、舒筋活血片、消炎痛胶囊等。

消化不良的人可备用酵母片、干酵母片、淀粉酶片、胃蛋白酶片、胰酶片、多酶片、人参健脾丸、山楂丸和越鞠保和丸等。

高血压患者可备用利舍平片、维生素C片、复方降压片、路丁片和钩藤片等；冠心病患者可备用硝酸甘油片及冠心病保健药盒（内含5种冠心病治疗药物）等，当心绞痛发作时可立即舌下含服、吸入或口服法用药。

月经不调、痛经者可备用当归片或浸膏、妇女调经丸、益母膏等。

买药时该注意些什么

当你去药店买药时，除了告诉药店营业员你目前的症状、想要买药治什么病外，你还应该告诉他：

1.有无药物过敏及特异性体质史

如果你对某种药品发生过过敏现象或异常反应，如皮疹、发痒或者其他不适，应如实把这一情况告诉药师。你必须记住使自己产生过敏反应的药物的名称，最好能用红笔把药名写在病历首页上，以提醒药师注意。

2.肝、肾功能不良的患者

肝脏与肾脏是人体两个重要的代谢器官，药物几乎都是在肝脏代谢、由肾脏排出的。所以，肝、肾功能不良的患者一定要把这一情况告诉药师，以便药师根据情况选用对肝肾影响较小的药物，或者减小药量，或者延长用药间歇期。

3.是否处在怀孕和哺乳期

妊娠期、哺乳期或者打算近期怀孕的妇女，应当把自己的情况告诉药师。因为，临床上有不少药物是这些妇女慎用或禁用的。

游医、药贩的药不能买

在城镇和乡村的街头常见一些游医药贩，他们自吹有什么包治百病的"祖传秘方"，或自称有治疗疑难病症的"特效药"，或兜售什么"名贵药材"。这些人根本不懂得医药知识，纯粹是些谋取不义之财的江湖骗子。治病心切的人们切不可轻信这些人的花言巧语，有病不能找他们看，更不能买他们的药。

毋庸置疑，确有一些中医世家代代相传的秘方在治疗某种疾病上具有一定的独特疗效，如中外驰名的"云南白药"的配方就是来源于祖传秘方。但是要知道世上并没有什么包治百病的灵丹妙药，祖传秘方也不例外，何况骗子的假货伪品。

为了用药安全，切不可迷信"祖传秘方"，切不可随意购买街头小贩的药，以免上当，旧病未去又添新愁。

学会识别假药和劣药

在具体识别的时候应注意以下几点：

1.从药品批准文号上

药品批准文号是卫生行政部门或药品监督管理部门允许企业生产某药品的法定文号，必须在成品外包装上予以清楚标明，否则即为假药。除药品批准文号外，药品包装上还必须注明生产企业名称、注册商标、产品批号。"三无"药品，即无批准文号、无注册商标、无生产厂家的药品，亦为假药。

2.从药品效期上

药品的效期分有效期和失效期。药品的有效期是指药品在规定的贮藏条件下质量符合规定的期限。药品的使用说明书上应注明有效期限。药品的失效期是指药品从生产制造之日起或自检验合格之日起到规定的有效期满的时间。一般注明了有效期的药品，在它的瓶贴或盒贴标签上除了标明生产批号外，还注有失效期。超过有效期（达到失效期）的药品，即为劣药。识别药品是否超过有效期要结合药品的生产批号和有效期限判断。

3.从药品外观性状上

识别药品外观性状是判断药品是否变质的一个很重要的方法。主要通过观察片剂、胶囊是否受潮粘连，或出现松片、裂片、变色，或有斑点、发霉等现象。

❀ 买到假劣药品该怎么办

不少病人买到假劣药品后不知道该怎么办，有的消费者有理讲不出，有的消费者在假劣药品造成损害时，拿不出证据，无法进行索赔。

病人在发现或怀疑所购药品为假劣药时，不要自己去找药品零售者，以免药品被售药者"调包"，难以取证，消费者难以维护自己的合法权益，应立即向当地药品监督管理部门报告。国家食品药品监督管理局、财政部联合制定的《举报制售假劣药品有功人员奖励办法》鼓励公民以书面材料、电话或其他形式向食品药品监督管理部门举报生产、销售假劣药品的违法犯罪行为。

❀ 慎重邮购药品

近年来，一些假劣药品制造者为牟取暴利，打着"××研究所（院、中心）"、"××医科大学"、"××医院"等机构的名义在报刊、因特网上进行宣传或非法在街头散发传单等印刷品，用"权威认证"、"国家级新药"、"中药保护品种"抬高身价，以"攻克××病治疗难关"、"××病的福音"、"让××病消失"、"根治××病"等名义为诱饵吸引病人，引诱病人邮购药品。这些药品开始服用时似乎疗效很好，但停药后病情就会马上加重，有时还会出现原来没有的症状，再次服用时症状有所缓解，但长期服用后可引起更为严重的后果，甚至死亡。

邮购假劣药品者，地址大多在某省某县城，通信地址多为某邮政信箱，收款人多为个人或普通商业企业，药品以治疗癫痫、关节炎、哮喘、牛皮癣、肿瘤、糖尿病等难治性疾病为主，药品中往往非法掺有一至数种不良反应严重的、需要在医师指导下服用的西药处方药成分，长期服用可引起严重后果，如"复方川羚定喘胶囊"中含有泼尼松（即强的松）、地西泮（即安定）和氨茶碱等，长期大剂量地服用，会使病人产生强烈的依赖性，造成骨质疏松、"满月脸"、向心性肥胖等；治疗癫痫的药中含有丙戊酸钠、卡马西平、苯妥英钠等；治疗糖尿病的药中含有格列苯脲（即优降糖）、苯乙双胍（即降糖灵）等；治疗牛皮癣的药中含有泼尼松等。这些药品如同用毒鼠强生产出来的鼠药一样，严重地危害着病人的用药安全和身体健康。

不要被医药促销的花言巧语所迷惑

在一些药店里，营业员的人数较多，病人进去后会受到一部分"营业员"的热情接待，问病人需要什么药，然后滔滔不绝地介绍某个厂家生产的药品的众多"优点"。

其实，这些"营业员"有的是厂家促销员（驻店促销员），有的被聘为厂家的医药代表（销售员），目的是在药店进行促销活动或推销。他们会向病人发放药品宣传单，介绍药品时往往进行误导，讲其他厂家药品的"缺陷"，夸大自己药品的"优点"，将其疗效说得神乎其神。这种促销或推销方式违反了药品管理的有关规定，千万要警惕，不要上当。

不要购买已经淘汰的药品

为保证用药安全有效，就要不断对已上市的药品进行评价、遴选，保留质量好的、淘汰质量次的药品。归纳起来，淘汰药品的主要原因是：

1.药品有效，但毒副作用大，能使患者产生不可逆转的危害。如非那西丁片、双醋酚汀片、灭虫宁片、辛可芬片（注射液）、驱虫净片（盐酸四咪唑）、金霉素片、合霉素、双氢链霉素、磺胺噻唑（ST）、心得宁片（注射液）、山道年片（酚酞片、甘汞片）。

2.药品有一定疗效和毒副作用，但已有了可以替代这类药品的新药。

3.药品无效或疗效不确切，药厂已长期不生产，在临床上医生也已经不用了。如复方硫酸亚铁丸、维他赐保命片剂（针剂）、安度补脑汁、樟脑注射液、胆汁注射液、巴比妥片、百浪多息注射液等。

4.药品的组方不合理，疗效不确实。如三合维生素片、三磺乳剂、心绞宁片、克泻利宁片、黄连素针剂、灰黄霉素软膏、灰黄霉素药水等。

淘汰药品的方式不外两种，一是自然遴选，由于临床医师和患者本人，总是选质量好的药品，久而久之，质量差的品种必然无厂家再生产，从而自然淘汰；但药品淘汰最主要的方式是国家医药主管行政部门在广泛听取各方面意见的情况下，发文撤销符合上述任何一种淘汰原因的药品的批准文号。撤销批准文号的药品不得再生产、销售和使用。

🌸 选择药物不能望文生义

许多人到药店买中药，只凭药盒上的药名望文生义来判断是否购买，而不是仔细阅读功能主治，这样很容易错用误用。有人看到有"人参"二字便以为是补剂，其实不然。如"人参健脾丸"并无补益和起死回生之功效，这种中药只能治疗寒湿痹痛、四肢麻木和手脚痉挛等病症。

又如"人参归脾丸"和"人参健脾丸"，二药虽只有一字之差，作用却风马牛不相及。"人参归脾丸"是补血益气药，用于气血虚弱、体倦乏力、失眠健忘和月经过多；而"人参健脾丸"则是健脾消食药，用于脾胃虚弱、消化不良、胃腹胀满等。

有的患者与他人吵架后，心绪抑闷，便要买些"开胸顺气丸"，其实"开胸顺气丸"是用于中医所讲的气郁不舒、胸膈胀满，主治食物积滞、呕吐便秘等。

根据我国药典规定的命名原则，药品的命名应避免采用可能给患者以暗示的有关解剖学、生理学、病理学或治疗学的药品名称，因此医生和患者绝不能对药品名称望文生义。

如今药物市场出现的药品名称繁多，有的药物名称非常吸引人，如三九胃泰、胃复康、胃必治……好像这些药物，只要有胃病的人吃了就能"泰"、能"康复"、能"必治"；又如中成药的"肥儿丸"、"肥儿散"等等，这些药确能对某种病起一定疗效，但并非能治如药名所指的全部病症。

购药时应注意药物含量

人们到药店自行买药时，除了要确定药品是否适合自己病情外，买药时还要特别注意标注的药物含量。

1.同一种药品有多种含量规格

同一种药品，为了适合不同的年龄或不同的病情，往往制成不同的规格。

2.含量规格不同，价格自然也不同

一般情况下大含量规格的药品要比小含量规格的单价要高。所以，买药时，一般情况下，只要不影响使用，使用大含量的要比小含量的经济划算。

3.更换不同规格必须调整用量

前后用药更换规格后一定要注意调整服用剂量。

4.不同的含量规格，可能用途不同

一般同一种药品含量规格不同，服用时只要注意换算服用量就行了，治病效果是一样的。但也有例外，含量规格不同，所治疾病也不同。

如何识别保健食品和药品

我国《药品管理法》指出：药品是指用于预防、治疗、诊断人的疾病，有目的地调节人的生理功能并规定有适应证、用法和用量的物质，包括中药材、中药饮片、中成药、化学原料及其制剂、抗生素、生化用药品、放射性药品、血清疫苗、血液制品和诊断药品等。

由此可知，药品是含有药效成分的物品，其主要作用是治疗疾病，有严格的适应证。目前，国家药品批准文号格式为"国药准（试）字+1位汉语拼音字母＋8位阿拉伯数字"。其中"准"字代表国家批准正式生产的药品，"试"字代表国家批准试生产的药品。字母共分7个，分别代表药品的不同类别：H表示化学药品、Z表示中药、S表示生物制品、B表示保健药品、T表示体外化学诊断试剂、F表示药用辅料、J表示进口分包装药品。8位阿拉伯数字的前2位代表原批准文号的来源，其中10代表原卫生部批准的药品，19和20代表2002年1月1日以前国家药品监督管理局批准的药品，其他数字代表各省、自治区、直辖市的行政代码。

此外，药品一般都有一定的毒副作用，若使用不当，可对人体造成不同程度的损害。

保健食品不同于药品，它仍属食品的范畴，含有的有效成分虽对人体生理功能具有调节作用，但这种作用较小，不能用于治疗疾病。保健食品在2003年7月前由国家卫生部或各省、自治区、直辖市审批，核发批准文号，批准文号格式为"（省份）卫食健字[年份]4位数字"，进口保健食品的批准文号格式是"卫进食健字××号"。2003年7月以后由国家食品药品监督管理局审批，核发批准文号，批准文号格式为"国食健字G年份＋4位数字"，进口保健食品的批准文号格式是"国食健字J××"。

服药分清"复方"与"复合"

在常用药品中，"复方××"和"复合××"都有很多种，"复方"和"复合"都表示这种药物制剂是由几种成分所组成的。但两者含义大有不同。

"复方"和"复合"都有几种药物混合组成的意思，故其英文都可表达成"Complex"，拉丁文都可写成"Copositae"。但"复合"是指由几种同类别的药物组成的制剂，当然还可能允许有其他类别的药物，但仅有同类药物组成以构成复合之意，所以在制剂的命名上以复合成分为主。复合一词后的药名就一定是指同类药物类别名。比如，复合B族维生素片，它是由维生素B_1、维生素B_6、维生素B_2复合而成的，整个制剂还包括烟酰胺，D-泛酸钙，但以复合维生素B命名。又如，复合酶，它由从麦芽中提取的多种酶组成，这些酶都具有膦酸酯酶活性，可看成一类，故也构成复合之意而得名。

"复方"是指几种不同类别的药物混合而成的制剂。其后的药名是指方中的主药。如：复方氨基比林注射液，它是由氨基比林和巴比妥及安替比林组成的，其主药是氨基比林，因此而得名。又如：复方苯海拉明滴鼻剂，它是由盐酸苯海拉明、盐酸麻黄碱、氯化钠等不同类别药物组成，主药是苯海拉明。故"复方"与"复合"是不同的，患者在用药时应严格区分，力求准确无误。

🏵 如何选用外用药

一些小的外伤和皮肤炎症，如擦伤、扭挫伤、切割伤、水火烫伤以及皮炎、湿疹、虫咬伤等，一般都可在家用红药水、紫药水、碘酒、高锰酸钾及肤轻松软膏等治疗。如果应用不当，有时非但达不到目的，反而会引起中毒反应，因此要学会准确地使用外用药物：

1.红药水又叫红汞，它的2%溶液可用于皮肤割伤、擦伤、小伤口及黏膜等的消毒杀菌，但不能用于大面积伤口，否则容易造成汞中毒。对汞过敏者禁用。如果药水中出现过多沉淀物，则疗效大为降低，不宜再用。

2.碘酒又叫碘酊，为棕黄色，有强大的杀菌力，但也有刺激性，因此碘酒常用于疖子、皮肤擦伤、毒虫咬伤等。其中，疖子每天用碘酒擦1～2天大都可消失。对于已经破损的皮肤及伤口、黏膜不宜使用，否则会发生疼痛。

3.紫药水又叫龙胆紫，杀菌力很强。使用前需将受伤部位洗干净，然后擦上紫药水，再用消毒纱布包扎起来。但它对黏膜和破损的皮肤刺激性较大，而且还有毒性，所以千万别用在黏膜和破损的皮肤上。贮存的紫药水如果颜色变浅，有很多沉淀物，就不能用了。

4.高锰酸钾常用于皮肤黏膜、伤口的消毒和治疗，但必须在2小时内用完。如果变成褐紫色，则失去消毒作用。

5.酒精以70%浓度杀菌力最强，主要用于体温计消毒，如果酒精度过高，反而影响杀菌效果。

6.肤轻松软膏有抗过敏、抗炎症及止痒作用。先将皮肤洗净擦干，然后取肤轻松少许于患处轻揉，每天用2～3次。

二、家庭药箱的使用与管理

使用非处方药一定要仔细阅读说明书

每一种药品都标有药品服用说明，如用法、用量与禁忌。而说明书上常常标有"禁用"、"忌用"和"慎用"等字样。禁用药是指某类人或患有某种疾病的人绝对禁止使用的药；忌用药是指用后可能带有明显的不良后果，某种疾病患者不能使用的药。慎用药是指在用药时必须小心谨慎，应随时观察病人用药后的反应，若反应不佳，应立即停药或减量。

因此，不可随意服用非处方药。尽管非处方药相对来讲是较为安全的，但如果长期、大剂量服用，则会向不安全转化，而且会出现严重的毒副作用。

有时药物具有双重身份，既是处方药又是非处方药。只是非处方药的适应证有限制，且服用剂量小，服用天数不能超过7天。

因此服药前应必须严格按照药品说明书，掌握好适应证及剂量，注意不良反应及禁忌症。

总之，不管内、外科药，都不能盲目使用。必须看服用说明，最好在医生的指导下服用。

选用非处方药物之前一定要了解自己的身体情况

由于非处方药可以不经医师开处方，就能直接从药房或药店等处购买，而一般老年人又不具备医学专业的疾病诊断和药学专业的用药知识，所只能根据对疾病的自我认识使用药物。因此，非处方药的安全性、有效性与通俗明了的药物标签，就显得格外重要。

实行药品分类管理后，人们可以"大病上医院，小病去药店"，但大家要记住，选用非处方药前，应对自己的身体状况有所了解，即除了目前的小伤、小病外，是否还有一些其他疾病。

因为有些非处方药对某些疾病是禁用的，如有胃、十二指肠溃疡的患者选用阿司匹林来退烧是不适宜的，因阿司匹林可加重胃、十二指肠溃疡，甚至引起胃肠出血。因此身体是否还存在其他疾病或脏器功能损害，如青光眼、糖尿病、高血压、癫痫、肝肾功能不全等，都是在选用非处方药时需要注意的几种常见疾病。

服药前多问问注意事项

俗语说"是药三分毒"，"世界上没有无毒的药品"。非处方药虽然经过专家严格遴选，但其仍然是药品，在使用时同样要十分谨慎，切实做到：

1.充实并提高自我药疗的知识：这是自我医疗、自我保健的基础。可参加老年大学保健班，购置医学书籍、杂志、报刊，不断提高自己的医学、药学知识水平。

2.自我判断疾病症状：首先必须明白，不是所有疾病、所有症状都可以"自我诊断、自我药疗"的。非处方药仅仅适用于一些或一类轻微疾病或症状，即所谓"小病小伤"，根据自己已有的经验和医学知识加以判断。须知自我判断不准，若盲目购药，有害无益。如果自我不能作出判断，或遇上"大病大伤"、急症、危重症，还是到医院诊治为好。

3.正确选用药品：选用药品至关重要。如果自己不懂，最好查看书本有关药品适应证的介绍，或者到药店去询问执业药师或售货员，挑选对症、适用的药品。须知非处方药来源于处方药，虽然安全有效，但必须对症。

4.查看外包装和药品说明书：药品外包装（最小包装单位）应注明药品名称、成分、适应证、用法、用量、生产厂家、非处方药专有标识等，绝不能购买无批准（注册）文号、无注册商标、无生产厂家的"三无"产品。不买包装破损或封口已被开封过的药品。

5.准确服用：严格按照说明书的要求，结合自己的性别、年龄、体重、疾病轻重、精神状态，掌握用法、用量、次数、疗程。其中有两条特别重要，一是药物剂量，用量过小达不到治疗目的；

用量过大增加毒副作用，乃至中毒。所以要从小到大，逐渐达到最高允许量。二是牢记禁忌症，不可贸然用药，应请医师诊治，接受医师用药指导。

❀ 有的药物可影响毛发生长

有些药物，病人使用一段时间后，会影响到毛发的生长，使病人增加了痛苦。事实上，这种对毛发的影响，停药后常可恢复正常，病人不要过度忧虑，应乐观处之。出现多毛的常见药物有：

抗癫痫药：如苯妥英钠等，通常使用2～3个月后，先在四肢发生多毛症，后面部及躯干也出现同样情况。

降血压药：如米诺地尔（长压定、敏乐定），也会导致多毛。

利尿药：如乙酰唑胺等，可使下肢及背部长黑毛。

疫苗：如伤寒菌苗等，在接种部位会引起多毛症。

激素药物：如雄性激素中的甲基睾丸素、丙酸睾丸素、苯乙酸睾丸素等，少女及绝经期妇女应用后，最易引起多毛症。药物引起的多毛症，一般在用药后几个月才会出现，而且都是暂时性的，在停药2～3个月后，即会逐渐消失。

❀ 慢性病人用药应坚持

长期以来中国人对于吃药总是怀有某种忌讳的心理，所以不到万不得已不会用药，一旦见效，立即停药。这当然有它合理的一面，但它不利的一面是，由于没有坚持用药，许多病人不仅得不到应有的治疗，而且会导致前功尽弃，甚至出现了反弹或者是耐药性。所以，在这里对购药者提出一个重要的建议，那就是如果病情确实需要吃药，一定要坚持按疗程吃，按医嘱吃。

一些慢性病人在面对劝他吃药的亲人和朋友也时常说："没关系，我这是老毛病，多少年不吃药也扛过来了。"他们常常以一种心里有数、满不在乎的态度对待吃药，有时间就吃一次，没有时间就不吃；记起来了就吃一次，忘记了也就算了；家里人叮嘱了就象征性吃一次，转过身来又把吃药的事丢在脑后。有的病人几十年一贯如此，他们认为治病主要在于养，而不在于用药，宁可把许多时间和金钱用在购买保健品上，用在买鸡买鸭的食补上，也不愿意去医院开取自己需要的药物。有的人以自己忙碌为理由；有的人认为自己命大，吃不吃药无所谓；有的人认为吃药见效不大，吃不吃病还是老样子，这些看法其实是最危险的。

专家告诫：长期坚持服用药物控制病情是慢性病人康复的重要前提之一，忽略了这一点，无疑是在拿自己的生命开玩笑。

用药也有个体差异

一方治好一人，就以为这方能治所有人，很多人都有这种想法，这是不科学的。如有些人用某药治好了某种病，于是凡有人得了这种病，都叫其用这种药。由于个体差异，各人对同种药物的耐受性相异，乃至高度敏感，也常会引起不良反应。个别病人服后引起过敏，临床时有报道。因此，有病看医生，是对身体最好的保护。

我们知道，每种药物都规定了一定的治疗剂量，但应用时往往要根据病人的不同情况而予以调整。比如经常喝酒的男性患者，麻醉时要多加剂量才能手术，而从不沾酒的女性病人，只需很小的量就进入麻醉状态了，这就是用药个体化。那么，在哪些情况下需要用药个体化呢?

1.老人、儿童、妇女因生理情况不同，需要用药个体化。老年人人体功能减退，药物在体内吸收、代谢、排除的能力下降，故用药剂量要调整为青壮年用量的3/4。儿童对药物反应差异主要表现在体重，因此药品说明书上多以体重来计算药量。婴幼儿、新生儿由于器官发育不全，用药更得小心。妇女在月经期、怀孕期和哺乳期必须注意生理变化对药物的影响及用药禁忌。

2.因每个人体质间的差异，对药物的敏感性不同，故对特异性体质的人，用药应个体化。给不同病人服用常规剂量的保泰松、安替比林等药物，其血药浓度可差10～36.3倍。

3.病人的肝脏、肾脏功能异常时，用药量要加以调整，以免出现毒性反应。有烟、酒嗜好者或对某些药物有依赖性、耐受性者，用药也必须个体化。

家庭存药别用纸盒

引起药品变质的原因除时间因素外，就是环境因素。能促使药品变质的环境因素主要有湿度、温度、空气、光线等。因此，家庭保存药品就要按照不同药品的要求，有针对性地采取相应措施。

防潮。许多药品可吸收空气中的水分潮解变质，如溶化、发霉、粘连等，这样的药品如阿司匹林、胃蛋白酶、胰酶、酵母片、苯妥英钠片、葡萄糖酸钙等及一些含糖多的片剂、冲剂、中药丸剂、浸膏片等。

冷藏。温度过高会使某些药品变质，这样的药品应低温保存。如丙种球蛋白、利福平眼药水等，应放在冰箱中冷藏。易挥发的药品，如某些芳香水剂，不宜放冰箱中保存，可置阴凉处；栓剂也应置阴凉处保存，以免变形。

密闭。有些药品久置空气中可失去结晶水而风化，如枸橼酸、硼砂、硫酸镁等，这样的药品应密闭保存。

避光。有些药品在光线作用下，会促其变质。这样的药品，片剂应装在棕色瓶中，针剂应在盒内覆以黑纸来保存。

很多家庭用空纸箱盛装药品，这是不可取的。因为纸箱会吸潮，不利于药品的保存，所以建议大家用质量比较好、没有异味的塑料箱保存药品。有条件的，最好能用药店出售的家庭急救箱，它中间有很多分格，不仅对空间的利用比较好，而且可以对药品进行合理的分类，方便查找、取用。

定期清理家中药箱

家庭药箱要定期进行清理，以防止药品在贮藏过程中因保存不当而引起的质量变化或过期失效。2003年以来，全国开展了"清理家庭小药箱"活动，结果发现居民用药时不检查有效期的情况较为常见，各地普遍存在家庭保存过期药品现象，如上海每个家庭平均有30%～40%的药品超过有效期，深圳和广州每个家庭平均回收过期药62粒，总共回收药品80万粒。上海家庭中的过期药大多是医保改革前从医院开出来的，不但浪费了巨大的医疗资源，还危及到自身的用药安全。

所以，家庭药箱应当定期清理，一般每3～6个月清理一次，不但可以防止使用超过有效期的药品，而且可以检查出虽然没有超过有效期、但因保存不好而变质的药品，如用纸包裹或用纸袋包装的拆零药品，沾水后易发生溶解、霉变、开裂等，直接影响了药品的含量和质量，应随时对这些药品进行处理。

为防止药品过期失效，可在药箱内设置药品目录，目录内注明药品名称、购药时间、失效期，用药时打开药箱就可发现是否有超过有效期的药品。

用药途径不可随意选择

得了病后，不仅药不得随意滥用，用药途径也不能随便选择，为什么呢？首先是病情决定用药途径。注射剂量准确、显效快，适用于危急重症及不能口服用药的患者；口服给药安全、方便，是常用的给药方法，缺点是吸收不完全，显效慢，不适于危急重症的抢救；局部用药虽可通过吸收分布全身治疗各种疾病，但显效慢，多用于治疗局部疾病。

各种给药途径显效快慢不同，应根据病情选择。一般能口服用药的就不用注射；慢性病需长期用药的，也应首选口服，如革兰氏阳性球菌引起的上呼吸道感染，应首选口服青霉素V甲片、羟氨苄青霉素片或头孢氨苄等，口服不能控制病情时再改用注射用的青霉素制剂；危急病症或重症一般是选用注射剂控制病情后再改用口服制剂。

其次是药物的理化性质及药物学特点决定给药途径。药物的理化性质不同，制剂不同，决定给药途径不同。如吡哌酸，在水、醇等常用溶媒中溶解度都很小，就不宜制成注射剂；胰岛素、糜蛋白酶等，口服易被破坏失效，只能制成注射剂；青霉素曾有过口服片剂，因青霉素结构中的内酰胺环对酸不稳定，在胃内易被胃酸破坏，以至今天不再把青霉素制成口服制剂。

❋ 过敏体质用药应注意的细节

过敏体质的人有的对某些药物特别敏感，可发生药物性皮炎，甚至剥脱性皮炎，也易发生药物性肝炎。

过敏体质病人用药，须注意以下细节：

1.了解过敏史

过敏体质病人要了解自己的过敏史，就诊时应主动告知医生，以利于正确开药。

2.进行皮肤过敏试验

青霉素类抗生素、破伤风抗生素等易引起过敏反应，轻者出现皮疹等皮肤过敏反应，重者可引起过敏性休克，如抢救不及时，可危及生命。

3.注意选药

尽量不用易出现过敏的药物，如青霉素类抗生素、解热类镇痛药等。过敏体质者使用中药注射剂也易发生过敏反应，要慎用。过敏体质的小儿不宜接种疫苗。

4.改变用法

如使用组织胺丙种球蛋白时，过敏体质病人首次注射的剂量要适当减少，然后逐次增加。

5.防止交叉过敏反应

如对青霉素过敏的人，对苯唑西林、阿莫西林等其他青霉素也过敏。所以过敏体质要避免使用与导致过敏的药物为同一类或主要化学结构相似的药。

6.用药后注意观察

药物过敏反应不仅发生在用药的当时，不少发生在用药后几小时甚至几天或几十天。因此，过敏体质者在用药过程中要注意观察，出现过敏反应要立即停止用药。

一药多名，用时要审清

一位患者接过药剂师发的药时疑惑地问："大夫给我开的非那根，这怎么是异丙嗪，是不是发错了？"药剂师回答："没错。"是的，这个药有两个名字。实际上许多药物岂止是两个名字，有的甚至是四个、五个。为什么同一种药有这样多的名字呢？这就得搞清药物是如何命名的。药物命名主要根据以下几个原则：

1.以药命名。若是西药则根据药品的化学结构命名，也称为药品的化学名。如对氨基酸水杨酸钠、硫酸亚铁。若是中药则以药品中主要药材名加上剂型名命名，如木香槟榔丸、益母草膏等。

2.以药物效能命名。如西药胃舒平、降压灵等。如中药跌打丸、活络丹、安神补心丸等。

3.药病结合。这类命名是将药物名称与疗效结合起来命名，西药里这类命名比较少，如溶菌酶。中药里以此法命名的比较多，如银翘解毒丸、藿香正气水等。

4.译名。引进国外企业生产的药物可以根据拉丁文名、英文名等译成中文，由于翻译时有音译、意译或音、意结合译等形式，一些进口药就有了不同的名称。如麦迪霉素或美地霉素，杜冷丁又写作度冷丁。

5.通用名称。我国药品管理法规定，载入《中国药典》以及部颁药品标准等的药品名称为法定名称，即通用名称，这个名称不得作为商标注册。

6.商品名称。药品生产企业在生产药品时，可以根据实际需要，在法定的通用名称之外，另外拟定商品名。我国的进口药品大都有自己的商品名，国内的生产企业，为了树立品牌，也开始使用商品名。

用进口药要注意什么

近年来，国内市场"进口药"越来越多，而这些药物的使用剂量标准是根据外国人对该药的反应制定的。虽然医生采用一般传统的低剂量方法，但有时仍引起不良后果。在国际上还没有制定出相应的人种剂量时，服用"进口药"一定要慎之又慎。

一般说来进口的"洋药"大多是我国暂时还不能仿制的新产品，尽管少数新药经临床进一步验证有时也获得了较好的疗效，但其中很大一部分的实际效果很有限，而且毒、副作用往往需要4～5年的时间才能清楚地知道。

因此，对于新的"洋药"在缺乏足够的认识的情况下，轻率地推广使用，是欠妥的。如利福平是1970年前后出现的新的抗结核药，刚问世时，有的西方国家宣传它抗结核效果达到几乎理想的地步，认为利福平不仅可治结核病，还能抗病毒、抗耐药金葡菌、抗麻风、抗癌等等。而实际上利福平抗结核效果也不过与异烟肼相同，而且结核杆菌对它易发生耐药性，并有可能引起癌扩散和导致再生障碍性贫血、肝脏病变等毒性反应。又如肝炎用药乳清酸，开始时因轻信国外宣传，曾在临床上广泛使用，国内药厂也纷纷生产，后来根据药理试验和临床观察，证明该药疗效既不可靠，又有一定毒性，滥用情况才得以遏止。

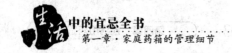

❀ 当心药名一字之差

在你的家庭小药箱里，有各式各样的常用药。你也许已发现有些药名仅一字之差，而作用却迥然不同。如果拿错了，那是很危险的，请一定要注意，看清楚才能使用。

例如：地巴唑与他巴唑仅一字之差，"地"与"他"字形也特别相似，很容易看错而误用。地巴唑为降血压药，可用于轻度高血压、肋血管痉挛。他巴唑又名甲硫咪唑，为抗甲状腺药，主要用于甲状腺机能亢进、甲状腺危象、甲状腺机能亢进的手术前准备及术后治疗。

安定、安宁、安坦也只有一字之差，但安定和安宁是治疗失眠、焦虑不安等症。安坦是治疗各种震颤麻痹症，能改善僵直、运动障碍等症状，一定不能搞错了。

利舍平与利血生，前者是降血压的药物，后者是促进白细胞增生剂，用于防止各种原因所致的白细胞减少，以及再生障碍性贫血等。

可拉明与阿拉明。可拉明又称尼可刹米，为中枢兴奋剂，能兴奋延脑呼吸中枢，用于脐疾病或中枢抑制药物中毒所致的中枢抑制；阿拉明即间羟胺，为抗休克的血管活性药，适宜于各种休克及手术时低血压，二者切勿弄错。

优降宁与优降糖。前者为降血压药，后者为口服降血糖药。用于轻、中型糖尿病病人。

❀ 六种情况不宜购药自用

药能治病，用之不当，也会致病，甚至送命者也不罕见。为确保安全用药，应严格遵守"药品六不用"。

1.肝、肾功能差的患者，对一些可损害肝、肾的药物，不用。如肝炎患者，不可服用氯丙嗪、苯巴比妥等镇静药；肾功能不良患者则禁用庆大霉素等药物，否则会使肝、肾功能进一步恶化。

2.诊断不清者，不用。用药如用兵，诊断如调查了解敌情，在敌情未明之前不可轻易出兵，用药亦如此。诊断未明就用药，一易用错，二会掩盖症状，反给确诊造成困难。

3.不了解药品的名称、性能、用法、用量、副作用时，不用。用药必须十分慎重，用之前要对所用的药物有所了解，才能正确应用，防止出现差错及用药过程中发生不良反应。有些人连药名都不看，拿起来就用，这样极易出现危险。

4.不是从正规的医院、卫生所或药店购来的药品，不用。近年来，各地卖假药、野药者甚多，走街串户的冒牌医生也有，从这些来历不明的人手中买的药，很不可靠，要谨防上当。

5.对某些可危害胎儿的药物，孕妇不用。苯巴比妥、眠尔通、氯霉素、链霉素、四环素、安乃近、阿司匹林、黄体酮以及一些抗癌药等，孕妇用后可危害胎儿，甚至引起畸形。孕妇用药一定要慎重，必须在医生的指导下用药。

6.曾对某种药物发生过敏反应者，今后对该种药物尽量不用。一般情况下，人体对某种药物发生过敏反应后，再次使用时，还会发生更为严重的过敏反应。因此，原则上不可再次使用此种药物。

❀ 正确掌握给药间隔

用药间隔根据药物在体内的消除速度（半衰期）确定，一般一个半衰期就等于一个给药间隔，如周效磺胺的半衰期约150小时，故每周给药1次。有些药物的半衰期很短（如青霉素），或半衰期很长（如洋地黄毒甙）就不适用这一规律。再如肾上腺素很快在体内被酶解，不符合药物代谢动力学的一般规律，这时只能按照临床维持作用时间及时补予。

给药间隔还需考虑药物作用的方式，如青霉素为繁殖期杀菌剂，半衰期为30分钟，大可不必每30分钟给药一次，必须在一次杀伤性打击后，给残余细菌一个休养生息的机会，待恢复到繁殖期再一次用药才有效力。因此，青霉素的给药间隔应为4～6小时。又如庆大霉素为静止期杀菌剂，半衰期约为2小时，但药物有效浓度可维持8小时，故每8小时给一次药最为适宜。若按半衰期给药，药物在血浆中总保持着较高的浓度，极易引起中毒。

❀ 同一药品的不同剂型不可同时用

任何一种药品，在一定范围内都存在明显的量效关系，为保证用药安全有效，任何一种药品都规定有常用量（一般以一次平均量和一日平均量表示），在此范围内，多数人会产生明显的治疗作用，而不致产生严重的毒副作用。

所以，对绝大多数药物来说，除非特殊需要，一般不主张、甚至严禁不同剂型的同一药品同时使用，以免造成使用过量，出现严重的毒副反应。基于同样的道理，同类药品也不主张同时使用。

药品的禁用、忌用与慎用

在药品的说明书上，经常可看到"禁用"、"忌用"、"慎用"的字，它们之间虽然只是一字之差，但含义完全不同。

1.禁用

就是禁止使用的意思。如某些人对青霉素有过敏反应，那么青霉素对他们来说就属禁用药品。如吗啡有抑制呼吸中枢的作用，所以支气管哮喘、肺源性心脏病患者禁用。

2.忌用

是指使用后，很可能发生不良反应。如雷米封对肝脏细胞有损害作用，所以肝功能不全的病人忌用。再比如，怀孕3个月以上的妇女忌用非那根，因为它可导致胎儿畸形。忌用药品，应尽量避免使用。

3.慎用

指在用药时谨慎小心，用后要密切注意有无不良反应，如有，就应立即停止使用。如阿司匹林对胃刺激较大，胃溃疡患者就应慎用。慎用药品最好在医务人员监护下使用。

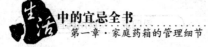
服用非处方药也要注意有期限

很少有患者注意到，用非处方药物自疗，也有一个时间限度。如果吃了三五天症状没有明显改善，就必须上医院检查了，而不是一味地延长服药期限，否则极易延误病情。

一般来说，退热药、止咳药、胃肠道用药和止疼药由于使用最为广泛，患者尤其要注意其使用期限。

1.止咳药只能吃一星期

如果是普通感冒引起的咳嗽，通常7至10天不用药也可以痊愈。因此，如果服用止咳药5天后症状还没有明显改善，就必须要提高警惕了。很有可能是其他较为严重的疾病引起的咳嗽，比如肺部的炎症、结核甚至是肿瘤。常用的止咳药物有可待因、咳安宁、川贝枇杷膏、愈美片、咳必清等，使用期限为5~7天。

2.服退热药别超过3天

一般感冒引起的发热不应该超过3天，若3天之后体温还没有恢复正常，意味着病情较为严重和复杂，必须上医院接受进一步检查。体温在39℃以下最好不要使用退热药，即使使用，也不应超过3天。常用的退热药有阿司匹林、泰诺林、布洛芬、牛磺酸等。使用期限为3天。

3.止痛药的期限

疼痛在生活中很常见，很多人并不在意，但突然发生的疼痛往往是很多疾病的征兆，包括高血压在内的慢性疾病、癌症、胃肠道炎症和异位妊娠等等。常用的止痛药有解热镇痛药、山莨菪碱等。使用期限为解热镇痛药不超过5天，胃肠解痉药不超过1天。

三、家庭药箱使用禁忌

用药也"男女有别"

临床用药只分儿童剂量、成人剂量和老年人剂量，而忽略了性别的差异。这是由于药物在人群中的个体差异掩盖了性别差异，造成人们审视的盲点。然而，事实使患者不得不去重新考虑——用药是应该"男女有别"的，主要体现在以下几个方面：

应该说性别对药物的反应在性质上并无大差异，但女性多数对药物较为敏感；另外，妇女体重也较男子为轻，脂肪占体重的比例高于男性，而体液总量占体重的比例低于男性，这些因素都可影响药物的分布。

在生理功能方面，女性的月经、妊娠、分娩、哺乳期等特点，用药也体现出特殊性。如在月经期和妊娠期，禁用泻药和抗凝血药物，以免引起月经过多、流产、早产或出血不止；在妊娠的最初2个月内，用药应特别谨慎，禁用抗代谢药、激素等能致胎儿畸形的药物；临产时禁用吗啡等可抑制胎儿呼吸的镇痛药。另外，女性病人如用雄性激素或同化激素较易发生第二性征的改变。

在男女用药差异的问题上，男女体内药物动力学存在差异，并且年轻女性药物代谢更快。药物代谢的性别差异一部分可能是由于激素的作用造成的，其他因素还包括饮食、体重、抽烟、其他药物、日照时间、年龄等。

西医也讲究忌口

忌口，是指病人在治疗用药期间需要避免吃某些食物的禁忌。不少人认为，中医才讲究忌口，而西医则不必要，其实西医也讲究忌口。

举例来说：

1.肝胆疾病患者应忌食脂肪性食物。

2.动脉硬化、高血脂症患者需忌食肥肉、鱼籽、动物内脏等。

3.水肿病人忌多盐饮食。

4.肛门疾病患者要忌食辛辣食物。

5.皮肤病人，特别是过敏性、瘙痒性皮肤病患者，必须根据具体情况禁饮酒，禁吃鱼、虾、牛、羊、狗肉及蛋、面粉制品等"发物"。

6.某些疑难杂症患者也要注意饮食，例如白癜风病人极需补充酪氨酸与酪氨酸酶（以合成皮肤中的黑色素），而酪氨酸的活性又与铜、锌、铁等元素有关，故病人应补充上述微量元素，多吃一些富含酪氨酸与矿物质的食物。

7.服用四环素、土毒素、红霉素等时，应忌食牛奶、奶酪等奶制品；服用钙糖片、乳酸钙等钙类药时，应忌食菠菜，因菠菜中草酸较多，容易与之形成草酸钙而难以吸收，会降低疗效。

8.服用驱虫药四氯乙烯、山道年时，应忌酒和高脂肪饮食，否则会加重药物的副作用。

9.服用降压药优降宁时，应忌食红葡萄酒、干酪、扁豆等含酪胺丰富的食物，否则可使体内酪胺增高，引起高血压危象，甚至可导致生命危险。

总之，"忌口"有一定的科学道理，病人及其家属应遵照医嘱去做，会对治疗有所帮助。

存药宜用"元配"

口服的液体药剂容易变质，不适宜长时间贮存。针剂大多作用时间短，药理作用强烈，要求无菌操作，使用不方便，也不宜家庭贮存。那么如何做好家用药的贮存保管工作呢，应注意如下几点：

1.分门别类，做好标记

散装药应按类分开，并在药瓶（盒）上贴醒目标签，写清楚药物名称、主治病症、用法用量等，对于标签脱落或模糊不清的，应及时补贴，并标明失效期，不要凭记忆认为是某药而用错药，造成危害。

2.最好使用原包装，方便识别和掌握用法用量

原包装完好的药品，可以原封不动地保存。或者将药装进干净而且干燥的小瓶里，并将药物的名称、用法、用量等写清楚贴在

瓶上。家庭小药箱 3 ~ 6 个月就应该检查一次，及时清理过期或变质的药，以免服用后不仅不能治好病，而且还可能导致中毒。同时要注意内服药和外用药应分类存放，以免造成相互污染。药品应该按照说明书上规定的储藏条件保存。

3.药物应在避光、干燥、低温、阴凉、密封状态下保存。有些药片所含成分对光敏感，受光线照射时间长，会因光解作用产生新的化合物。如维生素C由白变黄再到棕红色，就生成了新的有害物质；硝苯地平（心痛定）分解之后生成亚硝基化合物而有致癌作用，其他如氨茶碱、普萘洛尔（心得安）等也容易变色而失效。

4.药品必须专柜保存。家庭有小孩或精神方面疾病的患者，应加锁保存，不能把药放在较为容易拿到的地方，以免误服而发生意外事故。

此外，内服和外用药品应分开存放，以免误用。

变了色的药片不能吃

有很多药品（药片）如果放置时间久了，就会出现颜色的变化，有的由白色变成黄色或黄褐色，还有的变成淡棕色。这些现象均说明药片已发生了某种化学变化。这些变化可由空气中的氧气、日光的照射及其他原因引起。

有的药物变色仍可继续使用。药品片剂有包衣片和未包衣的压制片之分。包衣片的颜色并不代表药物的颜色，只要药片内部药物色泽未见异常，仅是包衣外观褪了色，有花斑或失去光泽，还是可继续使用的。

变了色的药片应慎重并有选择地使用。如白色的维生素C，在光线和氧气的作用下，转化为去氧抗坏血酸，呈黄色，此时并不妨碍服用，因为去氧抗坏血酸服用后，在胃酸的作用下还可以还原成维生素C。如颜色过深，变成棕黄色，则表示去氧抗坏血酸已进一步水解生成了酮右罗酸，就不能再服用了。类似情况的还有氨茶碱片、维生素B_6片、复方芦丁片、异烟肼片、甲基睾丸素片等，在药片颜色轻微变化时可继续服用，颜色变化加深时，就不宜再用了。

对普通患者来讲，掌握上述原则比较困难，所以对已变色的药片还是以不用为佳。

没过期的药品也要小心服用

众所周知，只要发现药品过了有效期，不论药物包装有没有打开过，都不能再服用了。那么，在有效期内的药品是否都可以使用呢？

通常，各种不同的药品根据其性质和稳定性都规定了不同的贮存条件，如密闭（封）于干燥、阴凉处保存，避光、密闭保存，2℃～10℃保存，以及防冻保存等。

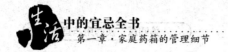

对于绝大多数药品而言，只要按照说明书上标明的条件存放，是不会变质的，可以放心使用。但是，我们不要把药品包装盒上的保质日期当成唯一的"保险"，即使是在有效期内，一旦从外观上发现药片断裂了，或者药片颜色发生变化等异常情况，药物也不应再服用了。

在保质期内的药品，如果没能按照保存说明要求的条件来保存，也会使药物失效。比如糖尿病患者使用的胰岛素，它保存的温度条件是 2℃～8℃，必须放在冰箱里。心脏病患者使用的硝酸甘油，一般是放在棕色小瓶中，而且瓶口的密封要非常好。

❀ 正确理解服药时间的"饭前"和"饭后"

为什么有的药要空腹服，而有的药要饭后服呢？多数药物的常规用法是每日3～4次，以维持药物在体内必要的有效浓度，保证药物效果。但是对于某些药物，其服用时间上有特殊的要求，例如空腹、饭后等，应根据用药目的各不相同，药物吸收、排泄的时间不同，以及药物对胃肠道有否刺激而决定。

有的药物在饭前30分钟服用为宜。如氢氧化铝、次碳酸铋等，饭前服用可充分作用于胃壁；鞣酸蛋白饭前服可较快地进入小肠而起止泻作用；颠茄莨菪、阿托品、普鲁本辛、痛痉宁等饭前服用发挥作用快；抗酸药如碳酸氢钠、氧化镁、碳酸镁等饭前服易发挥药效；用于抗肠道感染的磺胺、抗生素，如无胃肠反应，在饭前服疗效好；另外，肠溶糖衣片和肠溶胶囊，为避免食物阻碍，使药物较快地进入肠内，也可饭前服用。

绝大多数药物宜在饭后服用（饭后15～30分钟），尤其是对胃肠有刺激性的药物，一般都在饭后服用，如阿司匹林、水杨酸钠、消炎脂、保泰松、四环素、硫酸亚铁、三溴片、黄连素、灰黄霉素、维生素A、维生素D、B族维生素等。

不要轻易服用他人赠送、转送的药物

在日常生活中常出现一种现象，将自己吃不完的药品给家人服用或转赠他人服用，或者接受他人赠送、转送的药品治疗疾病。

这种现象一方面是友谊的体现，同时也是勤俭节约的习惯。并不是所有赠送、转送的药品都不能用，而是不能乱用，要使用的话应该注意以下几个方面：

1.对于处方药品切不可乱用，一定要咨询医生或药师，特别是抗生素、心血管类药物，随意使用，可能出现严重后果。

2.对于非处方药品要仔细阅读药品说明书并明确自患何病，要根据症状对症用药，不可盲目服用。

3.对于进口药品，特别是直接从国外带进来的、没有中文说明书的药品，必须弄清楚该药的名称、性质、适应证、用法用量等。另外，外国人和中国人存在种族差异，他们身材高大，服用的剂量对中国人来说往往偏大，建议最好向医生或药师咨询。

4.对于名贵中药材，要认真确认是否为真品，是否变质。

5.对于一些补品和保健品，不可随意服用，并非所有人都适合服用保健品，要根据中医理论和身体的状况有选择地服用。

第二章

规范用药细节

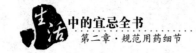
一、家庭用药有讲究

用药必须按疗程

　　用药治疗疾病，除了要有适当的剂量、合理的间隔时间和保持有效的用药浓度外，还要连续使用一段时间，才能见效。这段时间称为疗程。疗程有长有短，而疗程的确定除了各种药物有相应的规定外，还要视疾病和治疗需要而定。有人应用一个疗程，有的人要应用几个疗程，但总的要求是要疗程足够。

　　疗程常与治疗效果密切相关，如用足量的异烟肼、链霉素和对氨基水杨酸钠治疗活动性肺结核，治疗6个月有80％左右痰菌转阴；治疗9个月痰菌转阴为85％～88％；治疗1年痰菌转阴者几乎达100％。

　　病人要获得比较理想的效果，一定要遵照医生的处方，在规定疗程下进行治疗。

　　对待疗程，切不可自作主张。不能稍见症状缓解或好转就马上停药，应该坚持服完疗程，有的还要再维持一段时间。对药物的更换，也应使用到疗程结束，切不可刚服用几天还没到规定的疗程，见无明显疗效，以为药物不灵而停药，或频频更换其他药。疗程没到而效果不佳，并不说明该药治疗效果不好，很可能是时间未到故效果尚未显示。如应用精神药物，要在达到治疗量后，维持观察2～4周，若确实无效，才能更换其他药。频频更换用药，常会延误治疗时机。

调料也会影响药效

日常生活中，油、盐、酱、醋、糖、酒等是少不了的调料。在服用中、西药时，则应注意这些调料对药物的正副作用，以充分发挥调料的正面效用，避免负面作用。

1.油

植物油如花生油、豆油、芝麻油、菜子油、茶油，可增强降血脂药物的疗效，而大多数动物油如猪油、牛油、羊油，因为会加快脂肪在体内的储存，增加血脂，因而影响降血脂药物的疗效。

2.盐

盐的主要成分是氯化钠，起调整体液和细胞之间酸碱平衡的作用。吃盐过多可导致高血压，同时，食盐可降低利尿药、降压药、肾上腺皮质激素等药物的疗效。

3.酱

酱中含有大量钙、镁离子。因此，在服用四环素族抗生素及抗结核类药物时，可形成新的化合物，不易吸收而降低药效。同时在服用伏降宁、闷可乐等治疗心血管疾病及胃肠道疾病的药物时，不可多吃酱油，不然会引起恶心、呕吐等副作用，降低药效。

4.醋

醋为酸性调料。在服用碳酸氢钠、碳酸钙、氧氧化铝、胰霉

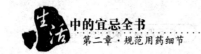

素、红霉素、磺胺等碱性类药物时，若食醋则可发生酸碱中和，使药效丧失。醋与红霉素同服时，可降低后者的抗菌效果；与磺胺类药物同服时，其溶解度会降低，可在尿路中形成磺胺结晶，导致血尿和尿闭。

5.糖

服中药不可滥加糖。一是因为糖能抑制某些退热药的药效，干扰矿物元素和维生素的吸收；二是服健胃药时不可加糖，因为某些健胃药就是借助苦味起刺激作用，刺激消化腺分泌消化液；三是糖，特别是含铁、钙元素较多的红糖，容易与中药中的化学成分如鞣质、蛋白质等起化学反应，失去药效；四是糖能分解某些药物的有效成分；五是有些病人不宜吃糖，如患糖尿病、高血脂、脂肪肝、化脓性疾病的病人等。

用药也要讲究姿势

讲究用药姿势，一是能充分发挥药物的治疗效果；二是能避免或减轻药物的不良反应。现实生活中，有些老年病人常在临睡前服消炎痛、氨茶碱、硫酸亚铁、复方新诺明、泼尼松等西药或者服用咽喉片、六神丸等中成药，结果发生胸腹剧烈疼痛。这是为什么呢？经内镜检查可发现食道内有局部溃疡现象。究其原因是由于服药后马上躺下睡觉，加之干吞药片，或者饮水太少，老年人唾液分泌和吞咽能力显著降低，药物黏附在食道狭窄处的管壁上，在局部溶解、渗透、刺激黏膜，造成损害。这就是用药姿势不当的教训。

下面介绍几种简易正确的用药姿势。

心绞痛发作后舌下含服硝酸甘油片，其疗效与体位也有一定关系。平卧位（躺在床上或地上）服药，会增加静脉内血流量，加重心脏负担，使发病时间延长，心绞痛加剧；若站着服药，因头部缺血，易导致眩晕无力、面色苍白，甚至摔倒，出现意外。所以，服用硝酸甘油片最好采用坐位姿态，将身体靠在椅背或沙发上可提高疗效。

滴眼药水时，病人应采用仰卧或坐位，头向后仰，两眼向上，用一只手的拇指与食指将上下眼皮轻轻分开，或将下眼皮向下牵拉，使之形成一个"小口袋"，另一只手持药瓶，滴管离眼皮3～5毫米，滴药2～3滴，再闭上眼睛，并轻轻转动眼珠即可。

一般口服药宜采用站位和坐位，并多饮水，以利药片尽快进入胃中溶解吸收，发挥药效。

❀ 看生物钟服药很重要

正常人的体温、心率、呼吸、血压、激素分泌等变化有一定规律，这种昼夜周期节律性变化称之为生物钟。

一些疾病的发生也与生物钟相似，呈现周期性的规律变化，掌握疾病的这种规律性变化，采用因时给药，则可收到事半功倍之效果。

1.高血压：正常人血压有生理性曲线变化，即夜间下降，白昼上升。现已知血压在早晨8～9时和下午5～6时最高，故应在早晨8

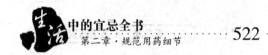

时和下午5时用降压药效果最好。

2.冠心病：上午6～11时冠状动脉血流明显减少，是心肌供血不足的高峰，此时也最容易发生心绞痛。故上午用药更有效。

3.急性心功能不全：主要指急性左心功能不全，其表现为呼吸困难，多发生于夜间熟睡时，因此治疗用药最佳时间为凌晨3～4时。

4.支气管哮喘：人在熟睡时，人体皮质激素水平最低，哮喘也多发生在此时，故夜间用糖皮质激素疗效显著。而白天使用氨茶碱则比夜间使用更好。

5.消化性溃疡病：经动态测定胃酸分泌在上午5～11时最少，下午2时到第二天凌晨最高。故用西咪替丁等H2-受体阻断剂治疗时，可在每日下午或临睡前服药。

6.糖尿病：糖尿病病人由于胰岛素分泌能力低下，通常在上午5～9时血糖水平升高，在凌晨4时对胰岛素最敏感。故糖尿病病人应在早晨5～6时注射胰岛素或用其他降血糖药，则疗效最佳。

服用口服药物应注意的细节

很多人都在吃药，但似乎没有人注意到服药还要讲求什么方法。实际上服药是很有讲究的，如果服用方法不对，会造成食道损伤，甚至影响疗效。近年发现，食管发炎、溃疡及晚期食道狭窄的患者，有的就是由于服药方法错误而引起的。口服药物要经过狭长的食道才能到达胃里，为避免损伤食道，应掌握口服药的正确服用方法。

服药应采取站位或坐位，不要躺着服药，也不可服药后立即躺下，至少要保持坐姿数分钟。久病卧床或吞咽困难的患者，应尽量服用液体制剂。

服药饮水应该至少100毫升，不能只喝一两口水，也不能干吞药物。

尽量避免夜间服药，尤其是片剂和胶囊。

肝脏病、心脏病患者口服药物应格外注意，如果不是肠溶衣片，可把药片研成粉末服用。

不受饮食影响的药，可在就餐中服用。

哪些药物嚼碎服才能获得最大疗效

一些药品都是整片（或整粒）吞服的，进入胃内崩溃溶解，通过吸收分布到作用部位而发挥治疗作用。但有些药物，服用时要先把它嚼碎，然后再用温开水送服，其目的是使药物能尽快溶解，加快人体对药物的吸收，更好地发挥和增强疗效。如硝酸甘油片、冠心苏合丸嚼碎后含服，可扩大吸收面积，比整粒含服奏效更快。

酵母片（食母生）嚼碎服用，可使药物均匀分布在胃内食物中，增强消化作用。胃舒平嚼碎服用，可使药物在胃中尽快扩散，起到保护溃疡面的作用。

为此，在服药前，要仔细阅读药品说明书，或在配药前询问清楚，以免整片吞服。

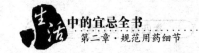 **慎用补血药**

目前，补血药（科学地讲应为治疗贫血药）是广告中经常出现的药品之一。然而，补血并非听信广告然后就能补好那么简单，因为贫血的产生可能有多种原因，如果不对因治疗，盲目地服用补血药是有害而无益的。

我国缺铁性贫血较为多见，因此市场上多以铁制剂作为补血药。一些人出现头晕乏力、面色苍白、心悸气急、眼花耳鸣等症状后，往往自认为患了贫血，于是就自行购服补血剂，结果往往延误了贫血的最佳治疗时机。

硫酸亚铁一般在饭后服用，可减少其对胃肠道的刺激，但仍会出现胃部不适、恶心、呕吐、腹泻等不良反应，偶尔可导致便秘。

富马酸亚铁可用于治疗各种缺铁性贫血。但对铁过敏者或有消化道溃疡及溃疡性结肠炎、肠炎者禁用。

枸橼酸铁铵由于是三价铁，无刺激性，适用于儿童及不能吞服药片的病人。因其吸收差，不适用重症贫血的病人。服药后，患者应漱口，或以吸管吸服，以保护牙齿。腹泻病人慎用。

其他治疗贫血的药物还有叶酸、维生素B_{12}等，此药可能引起过敏反应，甚至过敏性休克，故不宜滥用。

铁剂并不是对所有的贫血患者都适用，比如对于某些患溶血性贫血的患者来说，服用含铁剂的营养补品后，症状还可能加重。

因此，自己随便服用补血品的做法是不可取的，应先到医院检查，由医生制定治疗方案。

把握用药缓急，保证药物疗效

常听患者说："我已经住院好几天了，还没给我用药，天天只是做检查。"也有的病人说："我已去了几家医院，打针吃药都1个月了，病情还没见好转。"他们说的都是事实，这其中存在一个用药缓急的尺度的问题。

对于前者，医生处于慎重考虑阶段，在未诊断前不用药是科学、慎重和负责任的表现。乱用药虽能给医院增加收入，但对患者很不利，不仅增加经济负担，还可致医源性或药源性疾病。

此外，有时用药后药物可干扰实验室检查，导致化验值不准确，所以在诊断不清时，无特殊情况下不用药不是坏事，患者应该理解才是。

对于后者则是普遍现象。治病用药不外是对症和对因治疗，在未搞清病因时就对症治疗往往带有盲目性，可掩盖症状，妨碍诊断。当然，还有其他病因，如当时认为诊断正确，用药后效果也明显，但出院后不久又发病，经仔细反复检查发现当时诊断不全面，主要病因未排除，治疗效果自然不巩固。所以，准确的诊断和必要的检查是必不可少的。

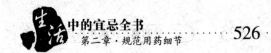 如何处理剩余的药品

看病吃药，病好了，多余的药品怎么办？一丢了事，虽然简单，但太可惜，浪费资源。建议有选择性地保留一部分，以备今后使用。

哪些药品该留，哪些药品不该留，简要说明如下，以供大家参考。

1.需服用时间较长，所剩无几且不到一个疗程的药品，通常可以弃之。

2.极易分解变质的药物不能保留。

3.有效期短，放不了多长时间就要到期的也没必要再留。

4.没有包装的药品，量多的可另用药瓶盛装贮存，量少的弃之。

5.无有效期、失效期的药物，好坏无依据，以弃之为妥。

6.不常用的药不留，不了解作用和用途的药不留。

7.注射液、眼药水等灭菌制剂，保存不当易影响质量，弃之为好。

要保留的药品，必须进行如下处理：放在完好的瓶内，贴好标签，注明药名、用途、用法、用量，然后密闭保存。

哪些药物会引起高血压

目前，医生在临床治疗中发现有许多药物可引起血压升高，如果长期服用会引起高血压，严重者可发生心、肾并发症，引起不

良后果。有些人在治疗某些疾病时，所用的药物也会引起高血压。已经证实能引起高血压的药物有：

1.麻黄碱或肾上腺素：主要用于治疗哮喘病，这两种药物都可以使血压升高。

2.糖皮质激素：可的松、强的松（泼尼松）、氢化可的松等，使用范围广泛，治疗气喘、风湿热、风湿性关节炎、肾炎、系统性红斑狼疮及顽固性皮肤病等时，长期使用，会使血压上升。

3.咖啡因：是一种兴奋药，用于止痛和治疗神经衰弱，久用有升压作用。另外，含有咖啡因的药物，例如复方阿司匹林，长期使用也可引起血压的轻微上升。

4.避孕药：长期服用避孕药，可使血压升高。据统计每年其收缩压和舒张压分别增加4毫米汞柱和12毫米汞柱。有高血压家族史、每日摄取食盐过多的妇女，长期服用避孕药更容易发生高血压或其他病症。

5.其他药物：如消炎痛久服可使血压升高，利他林、甲状腺素制剂、碳酸氢钠等，均可导致高血压。

服用降压药有三忌

高血压病人服降压药要注意以下"三忌"：

1.忌睡前服药

有些高血压病人习惯在睡前服降压药，以为服药后血压会下降，可以舒舒服服地睡觉。殊不知，睡前服药，2小时后血药浓度

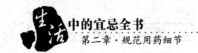

达高峰，而人体本身血压在此时也下降，从而导致血压大幅度下降，会诱发脑血栓形成、心绞痛和心肌梗死等。因此，高血压病人一定要按规定时间服药，除已知有的病人半夜血压过高可睡前服药外，应尽量避免睡前服药，如需要在晚上服用，也应安排在睡前3～4小时。

2.忌剂量过大

人体的动脉血压是血液流向组织器官的动力，对保障各组织器官所需要的血流量具有重要意义。如服降压药剂量过大，使血压骤降，全身各组织器官供血不足，尤其是脑、心、肝、肾等重要器官，可因缺血或缺氧而发生功能障碍，甚至造成不良反应。

3.忌突然停药

长期服用降压药的高血压病人，如果突然减量或停药，可使血压反跳而引起一系列反应，称为降压药停药综合症。主要表现为血压突然急剧升高、头昏、头痛、乏力、出汗等；有的因血压骤升而并发冠状动脉痉挛、心肌梗死或脑血管意外，危及生命。这是由于部分降压药经长期服用后使人体产生依赖性，突然停药，血压反而升高所致。

❀ 血压降至正常也应坚持治疗

高血压病由于病因复杂，往往无法根治，只能对症降压治疗。因此，病人大多必须坚持终身治疗。如服降压药后，血压降至正常水平，只能说明这时选用的降压药和服用的药量基本合适，使血压得到了控制，但并不意味着高血压病已被"治愈"，或心、脑、肾、血管受影响发生的病变已恢复正常。因此，仍应坚持治疗。当血压平稳一个阶段后，可以适当减量维持。

一些轻度高血压病患者在气候转暖，尤其在盛夏之际，血压不经治疗降至正常，这时可短期减少药物或停药，但应反复自测血压。天气变冷或发现血压升高，应随时加药或调整用药。

长期服用某些降压药物的病人，不能随意突然停药，如长期大剂量服用可乐定者，突然停药会发生血压骤然升高，即所谓的血压"反跳"，从而造成严重后果。长期服用受体阻滞剂如倍他乐克，突然停服有发生心动过速、心肌梗死的危险。因此，若要停服这类药物，必须逐步减量才能最后停药。

感觉病好也不要立即停药

一般情况下，疾病经过药物治疗，在病情稳定后是可以停药的。但有些病人不遵医嘱，单凭感觉随意停药，结果造成复发或出现停药后的不良反应，甚至加重病情。可见，停药也有学问，不能随意停药。

人们治病服药不能永无休止，总得停下来。如何适时停药却很有学问，停药过早，有可能使疾病复发或病情反跳；停药过迟，既浪费药品，又会给人体带来不良反应，甚至旧病未除再添新病。何时停药，怎样停药，应该由医生根据病情和药物作用科学地决定，病人切忌自作主张。

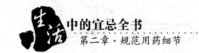
一般来说，疾病痊愈之后便可停药。但是有些病、有些药则在疾病得到控制后却不能突然停药，必须经过一个逐渐减量的过程，以巩固疗效或使人体逐步适应，摆脱对药物的依赖性，如病情无反复，才能最后停药。若操之过急，盲目骤停，会致旧病复发，甚至引起更大的危险。

也有些药物突然停用会出现戒断症状或停药综合症，使病情急剧恶化。如长期服用镇静安眠、抗抑郁药时，突然停药，病人可出现焦虑、失眠、厌食、惊厌、震颤、心动过速、直立性低血压等严重的"戒断症状"。还有些药物停药后出现中毒症状，如氯丙嗪、巴比妥类药物常常在停药后2～3周出现中毒症状。

当然停药过迟对身体也极为不利，一是可造成蓄积中毒，二是产生耐受性，甚至成瘾。

久服心痛定不宜突然停药

心痛定（硝苯地平）是治疗老年性高血压合并冠心病和脑供血不足等疾病的第一线药。有些心脑血管病的病人，曾戏称它为"救命的地平线"。

一般说来，心痛定没有严重的毒副作用。但近年来发现，长期应用这类药物，如果突然停药，可以发生严重的停药综合症，其表现为心绞痛复发或频繁发作，甚至发生心肌梗死，严重危及生命。

发生停药综合症的原因，是心痛定系钙离子颉颃剂，能抑制钙离子从细胞外流向细胞内，使血管扩张，血压下降。如长期使用，细胞内钙离子耗尽，细胞内外的钙离子浓度差距大大增加，在这种情况下突然停药，细胞膜上的钙离子通道被打开，大量的钙离子迅速涌进细胞内，使全身血管急剧收缩，引起冠状动脉痉挛而诱发心绞痛及心肌梗死，甚至致命。

那么，怎样才能防止停药综合症的发生呢？首先，服用心痛定要从小剂量开始，每次只服半片或1片（10毫克），再逐渐增加到常用量，一日总量应控制在6片以内。如需要停药，则应在10日内逐渐减量。

怎样合理使用止痛药

疼痛是身体受到损害的信号，是很多疾病的一种表现。疼痛可以采取多种治疗手段，如睡眠、针灸、理疗、药物等，但首选的常常是使用止痛药物治疗。止痛药主要包括麻醉性和非麻醉性两类，应合理选择，使之既达到止痛目的，又能减少副作用。

1.麻醉性止痛药

以吗啡为典型代表，包括杜冷丁、强痛定、镇痛新等。此类药物主要用于剧烈难忍的锐痛，如创伤性疼痛（严重创伤、烧伤、骨折等）、内脏剧痛（心绞痛、肾绞痛、胆绞痛等）、癌性疼痛。

因此，对于剧烈疼痛，应该首选强痛定或镇痛新，无效可考虑使用杜冷丁，因杜冷丁止痛范围广，对任何一种剧烈疼痛几乎都有效果。为避免产生成瘾性，尽量用小剂量，次数少一些。只有对**晚期癌肿病人，可不必考虑成瘾问题，提倡按需供给。**

2.非麻醉性止痛药

这类药物指的是解热镇痛药。常用的有去痛片、阿司匹林、安乃近、消炎痛、扑热息痛、布洛芬、炎痛喜康等。此类药物用于疼痛不太大的钝痛，如牙痛、头痛、风湿关节痛可用阿司匹林；类风湿关节炎可用消炎痛、布洛芬等；肥大性关节炎服用消炎痛、炎痛喜康、布洛芬；痛经及牙痛，一般选用去痛片，亦可选用布洛芬类药物。此类药物品种繁多，应用广泛，可根据病情正确选择，合理应用。

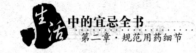 莫让游医点黑痣

一般来说，黑痣无论长在身体的哪一部位，都不会有疼痛及发痒的感觉，既不影响日常生活，也不妨碍工作。但是，黑痣如果长在面部，它就会影响人的面容美观；要是长在脖子、手部等处，因它容易受到摩擦，会使极少数黑痣由良性发生恶变，成为黑色素瘤。当然，这是用不着害怕的，因为长黑痣的人很多，只要经常注意黑痣的异常变化，勤到医院求医检查，就一定会早期发现黑痣的癌变，早期根治。

身体皮肤上有黑痣，只要它不疼不痒，没有异常变化又不影响面貌美观者，那就不需要害怕。

应当指出的是，有些年轻人爱美心切，面部一旦长出黑痣，不但不到医院让医生检查，反而到街头或庙会上找那些骗人的野医抹药除病。殊不知野医除痣使用的药物都是由强酸性及强碱性物质

配制而成的，也就是用生石灰及食用碱，加上酒精浸泡配制而成。皮肤如果抹上这种物质，在强烈的刺激下不仅会感到疼痛难忍，而且皮肤上的黑痣本来是良性的，在受到强烈刺激的情况下，反而会有由良性迅速转变成恶性黑色素瘤的可能，而且还给面部留下比原来的黑痣更为难看的疤痕。

因此，让无证游医抹药除痣的危害性极大。特意告诫面部长痣的人们，应到医院治疗，切记"莫让游医点黑痣"。

用药别忘了自己做笔记

"无论吃什么药，都应该写入自己的用药笔记中"，这句话是每个医师都想大声呼吁的。

真正吃药做笔记的人很少。其实，每一个患者都应该做用药笔记，特别是有长期慢性病、每天都要服药的患者，更要做笔记。而且，如果有条件，最好从一出生就开始记用药笔记，一直到老，这样可以了解全部的用药过程，以及出现过问题的药物。如糖尿病患者，应记录每天胰岛素或口服降糖药的使用情况，几点用了药，吃了多少饭，饭前饭后的血糖是多少，用完药以后是否出现了低血糖，有没有加餐，除了降血糖的药物还吃了哪些别的药物等。医生看到这样的一本记录，就很容易了解患者的血糖变化特点，判断目前用药是否合理，从而给出下一步的药量调整建议。

因此，从这一点上可以说，患者就是自己最好的医生。

通常，病人都会嫌麻烦不愿意做用药笔记，"我也不总生

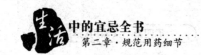

病，就临时吃一两次药，做笔记多麻烦啊！"许多出现药物不良事件的患者，其中不少是因为错误用药。"久病成医"，长期吃药的人往往会很在意用药安全，出问题的多是偶尔用药的人。

🌸 服药警惕营养失衡

医学研究发现，许多药物在长期服用过程中，会阻碍人体对其他营养素的吸收、合成、代谢、排泄过程，从而引起营养失衡。因此，长期服药者须当心药物性营养不良。

长期服用泻剂、液状石蜡，会增加肠蠕动致使肠内食物排泄加快，不利于营养素的消化吸收。

长期服用抗酸药、含鞣酸的药物，会使人体内的铁盐沉淀，阻碍铁的吸收，引起缺铁性贫血。

长期服用激素类药物，如强的松等，会使血钾下降，增加钙、磷的排泄。

阿司匹林、巴比妥类药物，可加快维生素在尿中的排泄速度，苯妥英钠、苯巴比妥等药物可加速维生素D的分解。

总之，预防药物性营养不良，关键是合理选用药物，避免滥用，切勿长期大剂量使用同一种药物。

🌸 外出旅行常备哪些药品

人们在外出旅行时，难免有个头痛脑热，为了防治方便，应带些简单药品。当发生一些小病小伤时能自行处理，做到早治早愈，避免酿成大患。需要携带的药品要根据旅行地点、季节、时间长短和本人健康情况而定。一般可从以下几方面考虑：

1.防治晕动症药

最常用的是乘晕宁，于乘车、船、飞机前半小时服用，每次1～2片，每片50毫克。

2.防治胃肠道感染药

出外旅行，饮食卫生很难要求，稍不注意就会腹痛、腹泻、呕吐，因此可带些黄连素、氟哌酸等。

3.感冒药

由于旅途疲劳和对气候的不适应，很容易患感冒，应带些可解除不适症状的药。

4.抗过敏药

因环境改变会出现"水土不服"，特别是过敏体质者，身上可能出现许多红色疹块，通常是荨麻疹，可带些氯苯那敏、息斯敏等药。

5.外用药

外出游山玩水难免有个磕磕碰碰，因此要带点消毒纱布、脱脂棉、创可贴、止痛膏（或喷雾剂）、消毒药水（乙醇棉球、碘）等。

6.防暑药

夏季外出易中暑，应带上风油精、藿香正气水等防暑药，还应带上防蚊虫叮咬和止痒消肿的药物，如无极膏。

7.止痛药

如撒利痛、去痛片和解痉止痛药颠茄等。

8.其他药品

有些特殊疾病的患者，应随身携带自己常用的药品，如高血压者应备降压药。

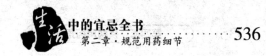 眼药水滴得过频伤眼睛

许多有眼病的患者对眼药不能正确保管和使用，使疾病得不到最好的治疗，甚至对眼睛造成伤害。因此，需了解眼药的合理使用。

1.每次1~2滴，不宜过多。为了提高药物的稳定性，增强疗效，近年来一些药厂常将药品制成片剂或散剂，这些片剂、散剂在使用时，必须将其加入溶媒中充分溶解后再滴眼。不将这些药片或散剂溶入，滴的只是缓冲溶媒，无治疗作用。若将这些药片口服就更加大错特错了。

2.滴眼药水首先要注意姿势。滴药时头应后仰（平卧），用手将眼睑下拉，将滴管靠近眼部，滴入药液1~2滴，每日3~4次。若一次滴得太多，眼结膜囊内也贮存不下，白白浪费。

3.药水一般都含有防腐剂，滴的次数过于频繁，会对眼球表面造成伤害，药水滴入眼后，应轻轻闭上眼休息三四分钟，以延长药水与眼球接触的时间，增进药效。眼皮眨动会增加药水的排泄速度，降低药效。点药后宜按住内眼角三四分钟，以避免药水经由泪孔流入鼻泪管引发副作用。

4.几种眼药勿同时滴用。若病情需要几种眼药同时使用，需间隔一定时间交叉滴眼，勿同时滴用。若滴眼液和眼药膏同时使用，应先用滴眼液，间隔一定时间后再用眼药膏。因为眼药膏是以凡士林为基质制成的，若同时应用，难以奏效。

警惕药物对胃的伤害

许多药品能引起消化道的不良反应，如恶心呕吐、腹胀腹泻、食欲缺乏及中上腹疼痛等。这是由于药品对消化道有刺激之故。然而，某些药品还能对胃肠产生严重损害，如引起或加重胃、十二指肠溃疡，诱发胃穿孔或大出血而致严重后果，应引起警惕。

水杨酸类和非固醇类止痛消炎药如阿司匹林、消炎药等，有消肿、退热、止痛等作用，临床上应用十分广泛。此类药品能直接干扰胃黏膜上皮细胞合成糖蛋白，使对胃黏膜有保护作用的黏液质和量发生改变。胃黏膜上皮失去保护后，在胃酸和胃蛋白酶的直接消化作用下，极易受损伤。此外，前列腺素能维护胃黏膜细胞的完整，但阿司匹林等能抑制前者的生成，从而影响胃黏膜的完整性，可导致炎症、糜烂和溃疡。

研究发现，每天服阿司匹林3克，约半数以上病人大便潜血阳性，每天失血量达2～6毫升，少数人可超过10毫升。即便在就餐时服药，也不能减少出血量。因此，长期大量应用阿司匹林等药除引起溃疡病外，还可因长期隐性出血引起贫血。与碱性药物如碳酸氢钠同服，虽能减轻黏膜损伤，但药效也随之下降。同类药品还有保

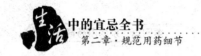

太松、安乃近、炎痛喜康、炎痛静、抗风湿灵及布洛芬等。

利舍平能耗竭交感神经介质，使副交感神经活动处于相对劣势，从而促进胃酸分泌和增强胃肠蠕动，长期服用对原有胃、十二指肠溃疡的病人可致溃疡复发或引起出血及穿孔。属于此类的药品有降压灵及各种复方降压制剂，如复降片、安达血平、降压净等。

轻度失眠尽量不吃安眠药

人生有三分之一的时间在睡眠中度过，长期失眠会给人们带来痛苦，合理地应用安眠药是必要的。但是有的失眠患者不坚持综合治疗的方法，单纯求助于安眠药，以致长期服用，形成依赖甚至成瘾，这样做对人体是十分有害的。

大多数安眠药在体内主要是经过肝脏、肾脏代谢，长期服安眠药会增加肝、肾负担，出现肝肾功能损害，表现肝肿大，肝区痛，黄疸水肿，小便量少，化验小便有蛋白和红细胞。

如果病人每晚服用安眠药，一般连续使用2～3个月即可产生耐药性。有的人开始只吃一片药就能安静入眠，后来吃两片、三片至四片才能入睡，用量越来越大，最后加大剂量也无效了。

解决上述问题的办法是，对于失眠这一症状要首先明确诊断，不能见失眠就吃安眠药，必须找出引起失眠的原因。某些因咳嗽、高热、疼痛等所致的失眠，单用安眠药很难奏效，应注意不能滥用。对确实必须服用者，剂量须从小量开始，全疗程不能超过一个月。如还需连续用药，可更换类似的另一种药。

胃有九怕，用药须小心

当胃内食物排空后，它又恢复到原来的大小，这时胃壁肌肉出现强烈收缩，胃里残存的少量液体和气体被赶来赶去，发出"咕噜"的响声，由于胃壁感受器受到强烈收缩的刺激，引起饥饿的感觉，这就是"饥饿收缩"。胃的这些功能，受许多因素影响。因而，总结出胃的九怕：

1.怕精神紧张：长时间的抑郁、忧郁或精神创伤后，易患胃、食管反流性溃疡病。

2.怕过度劳累：无论体力劳动，还是脑力劳动，过劳会引起胃肠供血不足。胃酸过多而黏液下降，使胃黏膜受损伤。

3.怕酗酒过度：酒精本身可损伤胃黏膜，还可引起脂肪肝、肝硬化和急性胰腺炎，加重胃损伤。

4.怕嗜烟成瘾：吸烟会刺激胃酸和胃蛋白酶的分泌，增加对胃黏膜的损伤。

5.怕饥饱不均：饥饿时胃酸、胃蛋白酶相对分泌过多，若暴饮暴食又使胃扩张过度、食物停留时间过长，造成胃损伤。

6.怕细菌感染：已查明幽门螺杆菌是胃溃疡和十二指肠溃疡患者的重要病因之一，幽门螺杆菌可通过餐具、牙具及密切接触传染给别人。

7.怕夜间进食：夜间进食是最坏的习惯，尤其是入秋后，夜长，夜宵不仅造成睡眠不足，还可因夜食刺激胃酸分泌增加，诱发**溃疡病**。

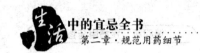
8.怕亚硝酸盐：亚硝酸盐是致癌的罪魁祸首，臭鱼烂虾及腐败的食品易引起胃癌。

9.怕乱用药物：是药三分毒，不少药物如阿司匹林、消炎药、强的松及许多抗生素等都会伤胃。

手足裂口涂药不要"见好就收"

皮肤角质层干燥，水分减少，以及慢性炎症等，使角质层弹性降低，是手掌、脚底裂口的直接原因。患手癣、脚癣、手部慢性湿疹等，经常发生这个症状。若裂口深达真皮，可引起剧烈疼痛。

对手足皲裂应采取预防和治疗相结合的办法，要注意保护皮肤，秋冬季节外出或在室外工作应穿戴厚的鞋袜和手套。要尽可能地减少洗手次数，洗手后要及时擦干并涂擦无刺激性的液性油脂或护肤膏，如凡士林、羊毛脂、鱼肝油膏、硅霜、植物油类或市售护肤油膏、油包水剂型的乳、霜、膏等。

对已发生的手足皲裂，应根据程度不同采取不同的治疗方法。一般多用角质分离剂，如5%~10%水杨酸软膏、5%乳酸（胺）软膏等。这类外用药有很强的保湿功能，能使角质层含水量增加，使之恢复弹性，使过度增生的角质层脱落，裂口愈合。患处涂抹药物后，用薄膜封包，让局部水分不能蒸发，十分潮湿，效果会更好。封包不宜过久，以4~8小时为宜。手脚裂口患者应尽量少接触各种去污清洁剂、消毒液等。当裂口愈合后，就要用适当药物治疗引起裂口的基础疾病。

使用外用药也要注意安全

外用药通常用来治疗皮肤病。药物用在身体的外表，并没直接进入身体内部，似乎是很安全的。其实外用药也会引起全身和局部反应，有的反应还是比较严重的。

首先，外用药可以通过皮肤和黏膜吸收。特别是发炎、浸润、烧伤、破损的皮肤对药物的吸收能力更强。身体大面积烧伤后用外用药与内服药已经没有区别了，其毒性及副作用会使人出现中毒的症状。

其次，外用药引起局部过敏反应。这是药物中的过敏源直接作用于皮肤上而引起的。如伤湿止痛膏贴敷于皮肤，常引起瘙痒、红肿、出疹子等局部皮肤的过敏反应。

第三，外用药物的刺激性直接作用于皮肤，引起皮肤发炎、灼伤、溃烂等非过敏性反应。

第四，外用药一般不易被皮肤吸收，故往往浓度较大、毒性较强、刺激性剧烈。故不宜或禁止口服，如误服会引起严重后果。

因此，外用药也应注意使用安全。为保证外用药的使用安全，必须对症选药。以皮肤病用药为例，应根据皮肤病的损害程度选择适当的剂型。如急性皮肤病出现红肿、水泡和丘疹时，应选择洗剂或粉剂；如果已大片糜烂和流水，则应选用水溶液湿剂，不要使用软膏；如炎症已消退，有成片糜烂及少量渗液，宜选用糊剂；慢性炎症，皮肤干燥、增厚、粗糙、变硬，宜用软膏或乳剂等。

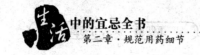
痰多患者服药有禁忌

得了伤风感冒、气管炎或肺炎等呼吸道感染时，几乎都会出现咳嗽、多痰现象。有时痰液相当黏稠，不但难以咳出、令人难受，而且还会妨碍呼吸，可以采用如下一些方法来加以克服。

药物祛痰最为常用，也是较有效的方法之一。

西药可选用氯化铵，它能刺激胃黏膜，反射性地引起支气管黏液分泌增加，使痰液稀释，易于咳出。剂量为每次0.3~0.6克，1日3次。服药前用水稀释或配入合剂服用。

必嗽平，能使痰液中的黏多糖纤维分解和断裂，以降低黏度，使痰液变稀，易于咳出，使支气管、气管得以保持通畅。剂量为每次8~16毫克，1日2次。

痰易净，可使痰液中黏蛋白分解。从而使痰液稠度下降，易于咳出，以改善呼吸状况，剂量按医嘱服用。

中药化痰药物也别具一格，但需辨证施治。如有发热、痰黄且黏稠属热症，可用竹沥油，每次15克，1日3次。

猴枣散，每次0.36克（1瓶），1日2~3次。若病人怕冷、不发热、痰白黏、苔白腻则属于寒症，宜用半夏露，每次10毫升，1日3次；或胆星、丝黄、黛蛤散各等份组成的药剂，每日3克，分2次冲服，祛痰效果均较好。

痰液中包括黏液、浆液、水、电解质、炎症细胞以及呼吸道上皮的脱落细胞、病原微生物等，如果有痰，应该及时排出体外。发生呼吸道炎症时黏液分泌增多，痰量就会增多，此时治疗切忌止痰，忌用镇咳药物。

❀ 输液时要注意观察药物反应

输液，俗称打吊针，是临床一种常用的用药方式，具有显效快的特点，常用作抢救、补充液体和供营养之用。

但输液也易出现不良反应，一定要注意观察。一是观察病情变化，发现异常情况及时调整用药方案。二是要观察药物反应，如缓发的过敏反应、热原反应等。

热原是指经高压灭菌后未除净的死亡的菌体及细菌的代谢产物，制剂虽经热原检查合格，但热原检查仅是一种限度检查，热原检查合格也不是说就绝对没有热原，只是说热原的量没有达到使人体致热的程度而已。当输注液体的量大时，进入体内的热原量也有可能逐渐增多，继而出现寒战、发热、大汗淋漓，严重者出现恶心、呕吐、头痛、腰痛、四肢关节痛以及皮肤灰白等症状，即热原反应。发作的时间一般在静脉输液15分钟～5小时。也就是说输液后随时都有可能发生热原反应。

为防止热原反应使病情加重，甚至出现生命危险，家属陪护病人大输液时除注意观察有无气泡、回血、输液完没完之外，一定还要注意观察上述情况，一旦发现异常情况及时报告医生，以便采取措施。

❀ 药物皮试不能少

有一些药物因为在生产过程中杂质含量难以完全除去，或性质不稳定，贮藏过程中易发生分解而产生杂质，或药物本身对人体而言是一种外源性物质，使用后即可出现过敏反应。因而，规定在使用前要在皮肤上进行过敏试验，试验阴性（即不过敏）者方可使用，阳性（即过敏）者禁用。许多人认为如果第一次皮试时不过敏，以后就不会过敏，因而在以后的使用中不再进行皮试，或只在注射时皮试，口服时不皮试。

殊不知，这是一种错误和有害的观念，因为通过皮试来保障用药安全只是相对的，第一次皮试不过敏并不代表以后不会过敏，我国有青霉素皮试时不过敏者在注射时却出现了过敏的报道，也有先前青霉素皮试不过敏者而在后来使用口服青霉素类药时因未进行皮试而出现了过敏的病例，还有嗅到含青霉素的空气和在皮试时发生过敏性休克者。

漏服药物不要随意补服

忘了服药或者没有按时服药，使体内得不到及时的药物补充，影响了血药浓度，致使药效降低。如果病人及其家属一旦发现漏服了，那么要不要补服呢？

这要看具体情况而定，一般药物的间隔时间为4～6小时，可按下列情况处理。

1.服药的间隔一般为4～6小时，如果漏服，发现时若在间隔时间的1/2之内，可以按量补服，下次服药仍可按照原间隔时间。

2.如已超过1/2的时间，则不必补服，下次按时吃药即可。

3.发现漏服马上补上，下次服药时间依此服药时间顺延。此法较前法好些。

4.漏服药物后千万不可在下次服药时加倍服用，以免引起药物中毒。

5.抗生素药物务必按时按量服用，"三天打鱼两天晒网"不但消灭不了病菌，反而会增加细菌的耐药性。

因此，病人及其家属务必牢记在心，不要漏用。

药物治疗应当有连续性，即按时服药。但因工作繁忙等原因，经常有忘记按时服药的情况发生。一般来说，漏服1次药物对大多数人来说影响不大，可立即补服，但对于有些疾病则需要谨慎对待，不能马虎，否则会有危险。如激素类药可的松、氢化可的松、泼尼松、倍他米松等激素类药，漏服可能会导致疗效降低、疾病复发或病情反跳加重，漏服后是否补服应根据具体给药方式来决定。因此，漏服药物时要视情况决定能否补服，不能一概而论。

二、家庭用药使用禁忌

药物应以白开水送服

服药不用茶水送服。茶在中国历史悠久，很多人都喜欢饮

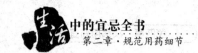
茶。饮茶虽然可以提神醒脑、防病治病（如饮茶可以助消化、解油腻、利尿、治便秘，长期饮茶可以预防龋齿、冠心病、高血压、动脉粥样硬化和癌症），但是茶叶中含有多种结构复杂的化学成分，如茶碱、鞣酸、咖啡因、可可碱等，能与某些药物发生理化反应，对抗或干扰药物作用，影响药物的吸收，使药物的疗效降低、失效甚至发生不良反应，所以吃药应忌用茶水送服。

饮料不能送服药物。汽水、果汁、果茶等多数饮料的主要成分是糖、有机酸（如枸橼酸、维生素C、苯甲酸）、碳酸氢钠、鞣质、香精等，这些成分如与药物混合，不仅会影响药物的吸收和疗效，而且会使许多药物提前分解和溶化，对胃黏膜产生刺激作用，加重药物的不良反应。例如：饮用酸性饮料，可使尿液酸化；饮用碱性饮料可使尿液碱化；四环素类药物在酸性环境下易吸收，而服用碱性饮料则影响吸收，还会降低四环素类药物疗效；含大量鞣质的果汁饮料会与某些药物结合成不溶性沉淀物。

服药时需多喝温水或凉白开水。服药时应多饮水，以利于药物在人体内的利用与排泄。服用磺胺类药物必须多饮水，因为磺胺通过肾脏排泄，易在尿中析出结晶，出现管型蛋白尿、血尿，损害肾脏。发热时服用对乙酰胺基酚，若少喝水既不利于发汗降温，还会因发汗过多引起虚脱。所以服药时应多喝水。

睡前勿用止咳药

有些患有咳嗽病的患者，喜欢在睡前服用止咳药，认为这样可以防止夜间咳嗽而不影响睡眠，其实这种做法不好。

止咳药主要作用于咳嗽中枢、呼吸道感染器和感觉神经末梢，抑制咳嗽反射，虽然止咳药止住了咳嗽，但它造成了呼吸道中痰液的潴留，容易阻塞呼吸道。入睡后副交感神经的兴奋性增高，导致支器管平滑肌收缩，使支气管腔变形缩小。在越发狭窄的管腔里，加上痰液的阻塞，会导致肺通气的严重不足，造成人体缺氧，出现胸闷、呼吸困难等。结果，不仅不能通过服用止咳药来安然睡沉，反而会因此加重身体的不适。

因此，咳嗽病人切忌盲目使用止咳药，痰浓稠者宜用化痰类止咳药。那些有中枢抑制的病人，服止咳药时更需谨慎。

服用糖浆后能否立即喝水

有的患者一咳嗽就习惯喝点止咳糖浆，可喝完后又觉得嘴里有药味，必须喝水才能缓解。但又担心喝完糖浆后，马上喝水会稀释了药物成分，影响药效。

事实上，这样的担心没有必要。止咳糖浆多用来祛痰、镇咳、缓解呼吸道炎症，多数为复方制剂。如可卡因糖浆、复方可待因糖浆，适用于剧烈、频繁、刺激性的干咳。愈咳糖浆以止咳为主。敌咳糖浆、复方甘草合剂、复方咳必清糖浆、信宁咳、复方百部止咳糖浆、半夏露等，均有止咳祛痰的作用。非那跟（异丙嗪）

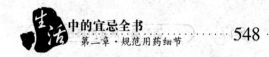
伤风止咳露、宁嗽露兼有止咳祛痰、平喘作用。因此，患者须根据各自不同的病情选用相应的止咳糖浆。

但糖浆喝下后，并不是在呼吸道起作用，而是进入人体内，在胃肠道里发生作用。糖浆只有在进入消化系统后，才能抑制咳嗽中枢，产生镇咳效果。从某种意义上说，喝完糖浆后接着喝水，还能在一定程度上帮助糖浆进一步稀释，更有助于吸收。

不过，少数镇咳药含有局部黏膜保护的药物成分，如甘油，它会附着在咽部起保护作用，以减少咽部黏膜引起的咳嗽。这种情况，最好在吃药后，多隔一段时间再喝水，以保证药效。

❀ 不宜用牛奶送服药物

有一些病人在吞药片或胶囊时，不用开水，而是用牛奶，这是不对的。

因为牛奶中含有比较丰富的钙、铁等离子，同某些药物发生化学反应后，生成稳定的难于溶解的结合物，这样，药物的有效成分难以被肠道吸收，有些药物还会被牛奶所破坏而失效。

牛奶与药物同服时，不仅会在药物表面形成一层薄膜，阻碍药物的正常释放，而且牛奶在胃黏膜表面也形成一层薄膜，影响胃黏膜对药物的吸收。等到牛奶形成的薄膜被胃液消化破坏，药物也得以释放时，胃黏膜的最佳吸收期已过去了，因而会影响药物的疗效。再者，牛奶中含有丰富的蛋白质，其中5／6为酪蛋白。而酪蛋白在胃内极易变成较大的凝块，不易被消化。有些药物如钙剂有促进这种凝块形成的作用，所以钙剂如与牛奶同服，不仅影响药物的疗效，而且会加重胃的负担。所以，在服药时，不宜用牛奶送服。

❀ 不宜用果汁饮料送服药物

许多人吃药时嫌苦，常用饮料送服。尤其是有的家长怕孩子不愿吃药，常用饮料代替温开水送服，其实，这是不科学的。

因为多数饮料（包括汽水、果汁、果茶等）的主要成分是糖、有机酸（如枸橼酸、维生素C、苯甲酸）、碳酸氢钠、鞣酸、香精等。这些成分如与药物混合在一起，不仅会影响药物的吸收和疗效，而且使许多药物提前分解和溶化，对胃黏膜产生刺激作用，加重药物的不良反应。

果汁口味甜爽，并含有多种维生素及微量元素，是儿童极好的饮料。有些家长往往把一些苦味药同果汁一起给孩子服用，这样做是不妥当的。果汁不宜与健胃药、止咳药及一些磺胺药物同用。某些健胃药是通过药物的苦性来刺激食欲帮助消化的，与果汁同用达不到这个目的。止咳的药物也是一样。

另外，由于果汁中含有大量维生素C，呈酸性，如将一些不耐酸的或碱性的药物与果汁同服，不仅会降低药效，还会引起不良反应。如磺胺药与果汁同服，会使小儿的尿中有结晶析出，加重肾脏的负担，对患儿的健康不利。

因此，服药时切不可用饮料送服。

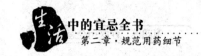 用药期间切忌饮酒

在社交场合、喜庆宴席、逢年过节时，总要在桌子上放几瓶酒，禁不住主人的劝说，有些病人在服药后也喝上了几杯，出现中毒反应。

许多药物与酒（包括含酒精的饮料）可发生相互作用，会引起各种不良后果。

1.饮酒增加了药物对肝的毒性作用。如服用抗结核药物如利福平、异烟肼后再饮酒会增加对肝的毒副作用，导致转氨酶升高及黄疸的出现。

2.饮酒促进了药物的肠吸收，增加了药物对人体的毒性作用。抗肠道寄生虫的药物山道年、血防乳干粉就属此类。

3.酒精与药物发生作用后，使其毒性加强。在服用痢特灵后饮酒，可引起皮肤潮红、瘙痒、头痛、恶心、胸闷、呕吐、烦躁、心悸等中毒症状。服用镇静药水合氯醛后饮酒，所产生的毒性严重时可致人死亡。

4.饮酒会使药物中毒的极限剂量降低。在服用强心甙后饮酒，可使洋地黄的极限剂量降低，使患者更容易中毒。

5.饮酒还会助长药物的蓄积中毒。

因此，对于身体状况较差、正处于服药阶段的患者来说，无论在什么情况下都以不饮酒为宜。

服药期间，禁止吸烟

众所周知，吸烟对健康的危害性极大，而吸烟期间同时服药更会影响药物的吸收，降低疗效。原因在于香烟中的尼古丁（烟碱）等成分能影响药物吸收，同时又可促进肝细胞内的药物代谢酶分泌量增加，加速药物的破坏和排泄。

据医药研究认为，吸烟会降低药物的疗效。因为口服或注射药物是由肝脏代谢，而抽烟则会增加肝脏对药物代谢酶的活力，使药物的浓度降低。如胃溃疡者在服用甲氰咪呱时吸烟，会妨碍溃疡愈合，易使胃出血。吸烟的糖尿病人比不吸烟者要多注射20％左右的胰岛素才有同等疗效。美国一家医院还发现，服用某药物半小时后吸烟者，药物在血液内的有效成分仅有1.21％～1.8％，而不吸烟者则达21％～24％。

为了健康的身体，建议吸烟者应尽早戒烟，特别患病服药期间，禁止吸烟。